LEVENSBEËINDIGEND HANDELEN DOOR EEN ARTS
OP VERZOEK VAN DE PATIËNT

LEVENSBEËINDIGEND HANDELEN DOOR EEN ARTS OP VERZOEK VAN DE PATIËNT

ONDER REDACTIE VAN

mr. dr. J. Legemaate
dr. R.J.M. Dillmann

Bohn Stafleu Van Loghum
Houten/Antwerpen 2003

©2003 Bohn Stafleu Van Loghum, Houten
Alle rechten voorbehouden. Niets uit deze uitgave mag worden verveelvoudigd, opgeslagen in een geautomatiseerd gegevensbestand, of openbaar gemaakt, in enige vorm of op enige wijze, hetzij elektronisch, mechanisch, door fotokopieën, opnamen, of enig andere manier, zonder voorafgaande schriftelijke toestemming van de uitgever.
Voorzover het maken van kopieën uit deze uitgave is toegestaan op grond van artikel 16b Auteurswet 1912 j° het Besluit van 20 juni 1974, Stb. 351, zoals gewijzigd bij Besluit van 23 augustus 1985, Stb. 471 en artikel 17 Auteurswet 1912, dient men de daarvoor wettelijk verschuldigde vergoedingen te voldoen aan de Stichting Reprorecht (Postbus 3060, 2130 KB Hoofddorp). Voor het overnemen van (een) gedeelte(n) uit deze uitgave in bloemlezingen, readers en andere compilatiewerken (artikel 16 Auteurswet 1912) dient men zich tot de uitgever te wenden.

ISBN 90 313 4004 9
NUR 871
D/2003/3407/080

Ontwerp omslag en lay-out: Peter Walvius bNO, Nijmegen

Eerste druk, 1998
Tweede, herziene druk, 2003

Bohn Stafleu Van Loghum
Het Spoor 2
3994 AK Houten
www.bsl.nl

Belgiëlei 147-a
2018 Antwerpen

INHOUD

Lijst van auteurs   VII

Lijst van afkortingen   IX

Inleiding
J. Legemaate en R.J.M.Dillmann   1

1   Euthanasie: de morele legitimatie van de arts   11
    R.J.M. Dillmann

2   De wettelijke regeling van levensbeëindiging op verzoek
    en de inhoud van de zorgvuldigheidseisen   28
    J. Legemaate

3   De werkwijze en de ervaringen van de toetsingscommissies   48
    G.A.M. Widdershoven

4   Consultatie en kwaliteitsbewaking: SCEN   61
    E.H.J. van Wijlick

5   Objectivering van de zorgvuldigheidseisen inzake het verzoek
    en het lijden: aanpak, valkuilen en verslaglegging   77
    G. K. Kimsma

6   Euthanasie in de praktijk: waar moet de arts op letten?   107
    B.V.M. Crul

7   De schriftelijke wilsverklaring   118
    M.C.I.H. Biesaart

8   De weigerende arts   134
    C. Spreeuwenberg

9   Levensbeëindigend handelen in een institutionele context   147
    F.C.B. van Wijmen

10 Verpleegkundige dilemma's bij euthanasie 168
    B.A.M. The

11 De relatie tussen palliatieve zorg en medische beslissingen
    rond het levenseinde: feiten en ontwikkelingen 180
    L. Deliens, R. van Bokhoven en G. van der Wal

12 Is er toekomst voor de pil van Drion? 191
    B.E. Chabot

Bijlage Relevante wetgeving 214

LIJST VAN AUTEURS

MR. M.C.I.H. BIESAART,
beleidsmedewerker gezondheidsrecht, KNMG, Utrecht.

DRS. R.F.M. VAN BOKHOVEN,
senior adviseur, Integraal Kankercentrum Amsterdam; programmacoördinator Centrum voor Ontwikkeling van Palliatieve Zorg, Amsterdam.

B.E. CHABOT,
ouderenpsychiater, hoofd behandelzaken psychiatrisch ziekenhuis De Geestgronden, Bennebroek.

B.V.M. CRUL,
hoofdredacteur *Medisch Contact* en huisarts.

DR. L. DELIENS,
senior onderzoeker vakgroep Sociale Geneeskunde/EMGO-Instituut VU Medisch Centrum, Amsterdam; docent gezondheidswetenschappen, Vakgroep medische sociologie, Vrije Universiteit Brussel.

DR. R.J.M. DILLMANN,
directeur Orde van Medisch Specialisten, Utrecht.

G.K. KIMSMA,
huisarts en filosoof, universitair docent Centrum voor Ethiek en Levensbeschouwing VU Medisch Centrum, Amsterdam; lid Regionale Toetsingscommissie Zuid-Holland-Zeeland.

MR. DR. J. LEGEMAATE,
juridisch adviseur en beleidscoördinator gezondheidsrecht, KNMG, Utrecht.

PROF. DR. C. SPREEUWENBERG,
hoogleraar integratie zorg aan chronisch zieke patiënten, Universiteit Maastricht.

MR. DR. B.A.M. THE,
cultureel antropoloog en jurist, senior onderzoeker vakgroep Sociale Geneeskunde/EMGO-Instituut VU Medisch Centrum, Amsterdam.

PROF. DR. G. VAN DER WAL,
hoogleraar sociale geneeskunde, vakgroep Sociale Geneeskunde/EMGO-Instituut VU Medisch Centrum, Amsterdam; programmaleider Centrum voor Ontwikkeling van Palliatieve Zorg, Amsterdam.

PROF. DR. G.A.M. WIDDERSHOVEN,
hoogleraar ethiek van de gezondheidszorg, Universiteit Maastricht; lid Regionale Toetsingscommissie Noord-Brabant-Limburg.

DRS. E.H.J. VAN WIJLICK,
projectleider SCEN-project, KNMG, Utrecht.

PROF. DR. F.C.B.VAN WIJMEN,
hoogleraar gezondheidsrecht, Universiteit Maastricht.

Lijst van afkortingen

AHV	Amsterdamse Huisartsenvereniging
ALS	amyotrofische lateraal sclerose
APZ	algemeen psychiatrisch ziekenhuis
BW	Burgerlijk Wetboek
CAL	Commissie aanvaardbaarheid levensbeëindigend handelen van de KNMG
EVRM	Europees Verdrag tot bescherming van de rechten van de mens en de fundamentele vrijheden
HR	Hoge Raad
KNMG	Koninklijke Nederlandsche Maatschappij tot bevordering der Geneeskunst
KNMP	Koninklijke Nederlandse Maatschappij ter bevordering der Pharmacie
LHV	Landelijke Huisartsen Vereniging
MBL	medische beslissing rond het levenseinde
MC	Medisch Contact
MS	multiple sclerose
MT	Medisch Tuchtcollege
NVVE	Nederlandse Vereniging voor Vrijwillige Euthanasie
OM	Openbaar Ministerie
PAAZ	psychiatrische afdeling van een algemeen ziekenhuis
Rb	Rechtbank
Riagg	Regionale instelling voor ambulante geestelijke gezondheidszorg
SCEA	Project Steun en Consultatie bij Euthanasie in Amsterdam
SCEN	Project Steun en Consultatie bij Euthanasie in Nederland
Stb.	Staatsblad

TK	Tweede Kamer
TVGR	Tijdschrift voor Gezondheidsrecht
VN	Verenigde Naties

INLEIDING

J. Legemaate en R.J.M. Dillmann

Het is ruim dertig jaar geleden dat in Nederland een brede discussie over euthanasie en hulp bij zelfdoding (hierna: euthanasie) op gang kwam. De aanleiding werd gevormd door de zogenaamde zaak-Postma. Een Friese huisarts had haar ernstig zieke moeder op haar uitdrukkelijk verzoek dodelijke medicatie toegediend. In februari 1973 oordeelde de rechtbank Leeuwarden over deze zaak. Mede naar aanleiding van verklaringen van een deskundige, de toenmalige inspecteur voor de volksgezondheid in Friesland, formuleerde de rechtbank een aantal eisen. De arts die aan deze eisen voldoet, zo impliceerde de rechtbank, is gerechtigd op een uitdrukkelijk verzoek om euthanasie in te gaan. Voorts stelde de rechtbank vast dat de gemiddelde medicus in Nederland het niet meer als juist aanvaardde het leven van een patiënt te rekken tot het bittere einde. De rechtbank accepteerde de handelwijze van mevrouw Postma en veroordeelde haar tot een voorwaardelijke gevangenisstraf van een week[9]. In het verlengde van deze uitspraak kwam in Nederland een uitvoerige discussie over euthanasie op gang, niet alleen onder medici, juristen en ethici, maar met name ook in brede lagen van de bevolking. Uiteindelijk leidde dit in 2002 tot een wettelijke regeling van euthanasie en hulp bij zelfdoding[5,13]. Dit boek beoogt een analyse te geven van de belangrijkste onderdelen van de wet en van de daarmee samenhangende vraagstukken.

Verschillende ontwikkelingen

In de periode 1973-1998 heeft zich een aantal belangrijke ontwikkelingen voorgedaan met betrekking tot euthanasie en andere medische beslissingen rond het levenseinde[10,16]. Hierna geven we een korte typering van deze ontwikkelingen.

DE AANVAARDBAARHEID EN DE JURIDISCHE GRONDSLAG VAN EUTHANASIE

In de jaren na 1973 concentreerde de discussie zich in eerste instantie op de aanvaardbaarheid van euthanasie en op de door een arts in acht te nemen zorgvuldigheidseisen. Een belangrijk moment vormde de publicatie in 1984 van het euthanasiestandpunt van de artsenorganisatie KNMG. In dit standpunt werd afstand genomen van een eerder standpunt uit 1973, waarin de KNMG zich afwijzend opstelde ten opzichte van euthanasie. In de tekst uit 1984 omschreef de KNMG de voorwaarden waaronder een arts tot gerechtvaardigde euthanasie zou kunnen overgaan. Deze voorwaarden waren gedeeltelijk ontleend aan de rechtspraak en werden in latere uitspraken van rechters bevestigd. Deze voorwaarden zijn: een vrijwillig en weloverwogen verzoek van de patiënt, een situatie van onaanvaardbaar en uitzichtloos lijden, consultatie van een onafhankelijk arts en uitvoerige schriftelijke verslaglegging[8]. Met betrekking tot de definitie van euthanasie werd aanvankelijk een onderscheid gemaakt tussen passieve euthanasie (d.w.z. het stoppen of niet instellen van een medische behandeling) en actieve euthanasie (d.w.z. het toedienen van dodelijke medicatie). Begin jaren tachtig van de vorige eeuw werd dit verwarrende onderscheid door de meeste deelnemers aan het debat verlaten. Sindsdien wordt onder euthanasie verstaan: 'opzettelijke levensbeëindiging door een arts op uitdrukkelijk verzoek van de persoon zelf'.

In de periode 1973-1984 ontstond eveneens duidelijkheid over de juridische acceptatie van euthanasie. Euthanasie was en is immers een strafbaar feit. De door de Hoge Raad voor het eerst in 1984 geformuleerde uitweg uit dit dilemma hield in dat een arts die kon aantonen zich aan de zorgvuldigheidseisen te hebben gehouden, zich mocht beroepen op overmacht. In een dergelijk geval mocht de arts de plicht om op verzoek van de patiënt een einde te maken aan ernstig en onomkeerbaar lijden zwaarder laten wegen dan de plicht om het leven te behouden. De arts pleegde dan formeel een strafbaar feit, maar werd niet vervolgd of gestraft. Deze in de rechtspraak geaccepteerde constructie vormde de juridische basis voor euthanasie en hulp bij zelfdoding tot de inwerkingtreding van de Wet toetsing levensbeëindiging op verzoek en hulp bij zelfdoding op 1 april 2002.

DE WETTELIJKE REGELING VAN EUTHANASIE

Vanaf 1984 ontstond een debat over de wettelijke regeling van euthanasie. Dit is de periode waarin werd gezocht naar een adequate vorm van regulering van euthanasie. Reeds in 1984 diende D66 een wetsvoorstel in dat was gericht op de legalisering van gevallen van euthanasie waarin door de arts was gehandeld conform de zorgvuldigheidseisen. Voor dit wetsvoorstel bestond in de Tweede Kamer een meerderheid die werd gevormd door D66, PvdA en VVD. Aangezien deze drie partijen in die periode nimmer gezamenlijk een regering vormden, maar voortdurend in wisselende combinaties regeerden met het CDA, was het politiek niet mogelijk de papieren meerderheid voor het D66-voorstel te materialiseren. Uiteindelijk werd het D66-voorstel verworpen en werd in 1994 een procedurele wettelijke regeling van kracht. Deze regeling handhaafde de strafbaarheid van euthanasie, ging niet inhoudelijk in op de zorgvuldigheidseisen, maar verplichtte een arts wel om elk geval van opzettelijke levensbeëindiging (dus zowel euthanasie als levensbeëindiging zonder uitdrukkelijk verzoek) te melden.

Kort na het van kracht worden van deze nogal paradoxale regeling trad het zogenaamde Paarse kabinet aan, bestaande uit de partijen die ooit sympathie hadden betuigd aan het wetsvoorstel van D66. Dit kabinet bleek zich in eerste instantie terughoudend op te stellen. Nog in januari 1997 kondigde het kabinet aan voorlopig niet tot legalisering van gerechtvaardigde euthanasie (d.w.z. euthanasie met inachtneming van de geldende zorgvuldigheidseisen) te willen overgaan. Wel werd, onder bepaalde voorwaarden, door het kabinet een toekomstige legalisering in het vooruitzicht gesteld[7]. Voor de korte termijn stelde de regering een aanpassing van de huidige meldingsprocedure voor, bestaande uit het installeren van multidisciplinaire toetsingscommissies, met daarin een arts, een jurist en een ethicus. Hiermee beoogde de regering het strafrecht enigszins op afstand te zetten en de meldingsbereidheid van artsen te bevorderen. In maart 1998 stemde de Tweede Kamer met deze voorstellen in. Al zeer kort daarna deed zich met betrekking tot legalisering een belangrijke nieuwe ontwikkeling voor. D66, VVD en PvdA dienden gezamenlijk een initiatief-wetsvoorstel in dat ertoe strekte euthanasie door een arts die aan de zorgvuldigheidseisen heeft voldaan, buiten het Wetboek van Strafrecht te brengen. Naar aanleiding van het regeerakkoord van het tweede Paarse kabinet (1998-2002) besloot de regering het initiatief-wetsvoorstel in enigszins gewijzigde vorm over te nemen. In 2001 haalde dit aangepaste wetsvoorstel de parlementaire eindstreep. In 2002 trad de regeling in werking en had Nederland, achttien jaar na de eerste poging van D66, zijn euthanasiewet. Anders dan wel wordt gedacht is er in deze wet formeel gezien van legalisering geen sprake. Zie daarover nader hoofdstuk 2.

EMPIRISCH ONDERZOEK VAN DE PRAKTIJK

Tot het begin van de jaren negentig van de vorige eeuw was er over euthanasie en andere medische beslissingen rond het levenseinde veel gezegd en geschreven, maar was er nauwelijks inzicht in de kwantiteit en de kwaliteit van de praktijk. Als het ging om schattingen van het aantal jaarlijkse gevallen van euthanasie werden zowel door Nederlandse critici van het euthanasiebeleid als door buitenlandse media zeer hoge aantallen genoemd, echter zonder enige empirische fundering. In 1991, 1996 en 2003 hebben op initiatief van de overheid onderzoeken plaatsgevonden naar de kwantiteit en kwaliteit van de praktijk betreffende zogenaamde 'medische beslissingen rond het levenseinde'[12,15,16]. Hieronder worden verstaan beslissingen inzake het staken of niet instellen van een medische behandeling, beslissingen inzake pijn- en symptoombestrijding, euthanasie, hulp bij zelfdoding en opzettelijke levensbeëindiging zonder uitdrukkelijk verzoek. De onderzoeken betreffen een moeilijk te onderzoeken praktijk, maar zijn zowel qua opzet

als methodologie bepaald vindingrijk te noemen. Vrij algemeen wordt aanvaard dat deze onderzoeken, ondanks de daaraan verbonden mitsen en maren, een goed beeld geven van de Nederlandse praktijk. De kerngegevens uit het in 2003 voltooide onderzoek zijn:
- Jaarlijks wordt aan artsen ongeveer 9700 maal door een patiënt een verzoek om euthanasie of hulp bij zelfdoding op afzienbare termijn gedaan.
- Het merendeel van deze verzoeken komt niet tot uitvoering. Euthanasie komt jaarlijks in ongeveer 3300 gevallen voor en hulp bij zelfdoding in 500 gevallen.
- In twee derde van de ingewilligde verzoeken is de huisarts de behandelend arts, in vrijwel alle overige gevallen een specialist.
- In 54% van de gevallen wordt euthanasie en hulp bij zelfdoding door de arts gemeld.
- Jaarlijks is er in ongeveer 900 gevallen sprake van levensbeëindigend handelen zonder verzoek van de patiënt.

De in de afgelopen jaren uitgevoerde empirische onderzoeken hebben geleid tot een duidelijke onderscheiding tussen de verschillende soorten beslissingen rond het levenseinde (MBL). Dit onderscheid is niet alleen van belang in het kader van onderzoek, maar ook vanwege de juridische implicaties. Het staken of niet instellen van een behandeling en pijn- en symptoombestrijding moeten worden onderscheiden van actieve levensbeëindiging (al dan niet op verzoek). De twee eerstgenoemde MBL behoren tot het normaal medisch handelen en worden beheerst door de algemene juridische regels (handelen conform de professionele standaard en met toestemming van de patiënt of diens vertegenwoordiger). Deze MBL hebben in beginsel geen strafrechtelijke gevolgen en leiden ook niet tot een meldingsplicht. Een dergelijke MBL kan tot gevolg hebben dat een patiënt komt te overlijden, maar het gaat dan om een neveneffect en niet om handelen dat strekt tot actieve levensbeëindiging. Maar dat neemt niet weg dat er een grijs gebied is tussen 'normaal medisch handelen' en 'actieve levensbeëindiging', bijvoorbeeld in de situaties waarin in het kader van pijnbestrijding zodanige doseringen van medicatie worden gebruikt dat het eigenlijke doel (pijnbestrijding) ondergeschikt wordt gemaakt aan het bespoedigen van de dood van de patiënt. Strikt genomen is dit geen normaal medisch handelen meer, maar actieve levensbeëindiging.

Een recente ontwikkeling is die inzake de terminale sedatie. Hiermee wordt bedoeld het vrijwel doorlopend in slaap houden van de patiënt met het doel het lijden te verlichten, echter zonder het vooropgezette doel het leven te beëindigen[14]. Dit kan een optie zijn in gevallen waarin symptoombestrijding onvoldoende succes heeft. Tussen terminale sedatie en euthanasie bestaan overeenkomsten (verzachting van lijden), maar ook belangrijke verschillen. Hetzelfde geldt voor euthanasie en pijnbestrijding. Het is belangrijk deze goed in het oog te houden om grijze gebieden en verwarring over de toepasselijke wettelijke regels en procedures te voorkomen.

WILSONBEKWAME PATIËNTEN

Het begrip euthanasie heeft in de loop van de jaren in de Nederlandse discussie de betekenis gekregen van levensbeëindigend handelen door een arts *op verzoek van* de patiënt, maar daarnaast hebben ook medische beslissingen rond het levenseinde van wilsonbekwame patiënten aandacht gekregen. Al in 1985 installeerde het Hoofdbestuur van de KNMG de Commissie aanvaardbaarheid levensbeëindigend handelen (CAL). De CAL kreeg de opdracht een standpunt voor te bereiden ten aanzien van levensbeëindiging bij patiënten die niet in staat waren daartoe een verzoek te doen. Het CAL-traject zou een periode van twaalf jaar in beslag nemen. In deze periode publiceerde de CAL discussienota's over pasgeborenen met ernstige afwijkingen, patiënten in een vegetatieve toestand, patiënten met dementie en psychiatrische patiënten. In 1997 verscheen het eindrapport van de commissie[3]. In de empirische onderzoeken uit 1991 en 1996 naar de praktijk van medische beslissingen rond het levenseinde wordt ook aandacht besteed aan levensbeëindigend handelen bij wilsonbekwame patiënten. Naar aanleiding van het onderzoek uit 1991 werd aan de meldingsprocedure een speciale categorie van gevallen van actieve levensbeëindiging door een arts toegevoegd. Naast de CAL hebben de afgelopen jaren ook andere beroeps- en wetenschappelijke organisaties rapporten en standpunten gepubliceerd over deze problematiek.

Opzettelijke levensbeëindiging door een arts bij een wilsonbekwame patiënt vormt een problematiek die duidelijk meer omstreden is dan levensbeëindiging op verzoek. Er zijn inmiddels in de rechtspraak gevallen van opzettelijke levensbeëindiging bij een wilsonbekwame patiënt aanvaard, maar de criteria hiervoor zijn nog niet geheel uitgekristalliseerd. Daarenboven is de problematiek van de strafrechtelijke context op dit gebied gecompliceerder dan bij euthanasie en hulp bij zelfdoding. Deze context heeft ertoe geleid dat artsen met betrekking tot dergelijk handelen – en het melden ervan – zeer huiverig zijn. De sinds 1994 bestaande meldingsplicht met betrekking tot opzettelijke levensbeëindiging zonder verzoek heeft de afgelopen jaren nauwelijks tot melding geleid. De huidige procedure houdt in dat de arts meldt aan de gemeentelijk lijkschouwer, waarna deze de zaak ter beoordeling aan de officier van justitie voorlegt. Al een aantal jaren geleden kondigde de regering een aanpassing van deze meldingsprocedure aan, bestaande uit het installeren van landelijke multidisciplinaire toetsingscommissies. Deze aanpassingen zijn tot op heden (medio 2003) echter niet gerealiseerd. Dit boek concentreert zich op levensbeëindigend handelen op verzoek van de patiënt, maar het is onvermijdelijk dat in sommige onderdelen – zoals het hoofdstuk over schriftelijke wilsverklaringen – ook de nabijgelegen problematiek van levensbeëindiging bij wilsonbekwamen aan de orde komt.

DE KWALITEIT VAN HET MEDISCH HANDELEN

De laatste jaren komen steeds meer de toetsbaarheid van de arts en de borging van de kwaliteit van diens handelen centraal te staan. Nu de zorgvuldigheidseisen voldoende zijn uitgekristalliseerd, de juridische situatie relatief helder is en de beide genoemde onderzoeken inzicht hebben gegeven in de omvang van de praktijk en in de goede en slechte kanten daarvan, ontstaat het klimaat dat nodig is om te kunnen werken aan continuering en verbetering van de kwaliteit van medisch handelen betreffende euthanasie en andere medische beslissingen rond het levenseinde. Het gaat er daarbij om twee doelen met elkaar te combineren: enerzijds het verkrijgen van inzicht in en controle van levensbeëindigend handelen door artsen (maatschappelijke toetsing), anderzijds het bewaken, bevorderen en borgen van de kwaliteit van dat handelen (kwaliteitstoetsing)[2]. Op het terrein van de kwaliteitstoetsing spelen initiatieven en projecten van de beroepsgroep een belangrijke rol. Het voorbeeld bij uitstek is het door de KNMG en de LHV gestarte project Steun en Consultatie bij Euthanasie in Nederland (SCEN), dat gericht is op de professionalisering van de functie van de onafhankelijke consulent. Het SCEN-project voorziet in een regionaal netwerk van ervaren consulenten en steunpunten waar artsen die een verzoek om euthanasie of hulp bij zelfdoding krijgen met vragen terechtkunnen. Het SCEN-project is momenteel gericht op huisartsen, maar een uitbreiding naar verpleeghuisartsen en medisch specialisten is in voorbereiding.

HET RECHT OP ZELFBESCHIKKING EN DE ROL VAN DE ARTS

Parallel aan de discussies binnen de medische beroepsgroep in de periode 1973-1998 ontstond een breed maatschappelijk debat. Hieraan is in belangrijke mate bijgedragen door de activiteiten van de Nederlandse Vereniging voor Vrijwillige Euthanasie (NVVE), die in 1998 vijfentwintig jaar bestond. Vanuit de NVVE is vele malen het belang van het zelfbeschikkingsrecht van de burger in zaken van leven en dood vooropgesteld. Als een gevolg hiervan zijn in de samenleving opvattingen naar voren gekomen over een recht op euthanasie of hulp bij zelfdoding. In deze gedachtegang worden door de huidige zorgvuldigheidseisen de mogelijkheden voor een burger om zelf het moment van een waardige dood te kiezen, onnodig beperkt. Voorstanders van een recht op zelfbeschikking in gevallen van euthanasie en hulp bij zelfdoding propageren ruimere mogelijkheden om het moment van de eigen dood te kiezen, bijvoorbeeld in situaties waarin betrokkene 'klaar met leven' is. De opvattingen hierover in de samenleving zijn duidelijk verdeeld, en het is maar de vraag of de beoogde verruiming ooit gerealiseerd wordt. Wel komt nu reeds de vraag op hoe deze ontwikkeling zich verhoudt tot de rol en verantwoordelijkheden van de arts. In gevallen waarin een verzoek om levensbeëindiging voortvloeit uit een ernstige, onbehandelbaar gebleken ziekte van betrokkene, ligt de inwilliging van een dergelijk verzoek in het verlengde van de rol en de verantwoordelijkheden van de arts. Het gegeven dat een arts nimmer verplicht kan worden op een dergelijk verzoek in te gaan, doet daaraan niets af. Naarmate echter de redenen van een persoon om een verzoek tot levensbeëindiging te doen minder of zelfs helemaal geen oorsprong vinden in de in eerste instantie op behandeling gerichte bemoeienis van een arts, komt de legitimatie van diens handelen ter discussie te staan. Behoort een arts ook aan dergelijke verzoeken medewerking te verlenen, omdat hij nu eenmaal de sleutel van de medicijnkast beheert; stuiten we hier op een absolute grens van de euthanasiediscussie of ligt juist een verruiming van deze grens voor de hand, nu 'doe-het-zelfmethoden' steeds gemakkelijker uitvoerbaar worden? De afgelopen jaren speelde deze discussie zich voornamelijk af rond de zogenaamde 'pil van Drion', waarmee wordt gedoeld op de mogelijkheid voor (in het bijzonder) oudere mensen om op een door henzelf te kiezen moment dodelijke middelen te kunnen gebruiken[1]. Door de NVVE wordt deze vorm van zelfbeschikking sterk gepropageerd. Duidelijk is wel dat de huidige wetgeving hiervoor geen ruimte geeft. In zijn uitspraak in de zaak-Brongersma uit 2002 heeft de Hoge Raad benadrukt dat de huidige wetgeving alleen ruimte laat voor levensbeëindigend handelen door een arts in gevallen waarin betrokkene een medisch geclassificeerde somatische of psychische ziekte of aandoening heeft en diens lijden in overwegende mate daaruit voortvloeit. Naar verwachting zal deze uitspraak de maatschappelijke discussie over ruimere (wettelijke) mogelijkheden voor levensbeëindiging op verzoek, al dan niet met betrokkenheid van een arts, eerder stimuleren dan dempen.

Internationale ontwikkelingen

Internationaal gezien is er anno 2003 nog steeds sprake van een zeer wisselend beeld. Er bestaat nog steeds veel internationale weerstand tegen ontwikkelingen als die in Nederland. Nog in het najaar van 2002 nam de algemene vergadering van de World Medical Association een resolutie aan waarin stelling werd genomen tegen betrokkenheid van artsen bij actieve levensbeëindiging. Ook in 2002 organiseerde de Raad van Europa over dit onderwerp een workshop, gericht op een mogelijke aanbeveling over euthanasie en hulp bij zelfdoding. Tijdens deze workshop werden zeer uiteenlopende visies gepresenteerd. Er zijn steeds meer empirische aanwijzingen dat in andere landen dezelfde praktijk bestaat als in Nederland. In enkele staten van de Verenigde Staten en in delen van Australië hebben discussies over wetgeving plaatsgevonden, nog slechts in een enkel geval met resultaat

(Oregon). Belangrijk is de totstandkoming en inwerkingtreding van een euthanasiewet in België, in september 2002. De Belgische wet is qua uitgangspunten goed vergelijkbaar met de Nederlandse[4,11]. In Engeland is door belangengroeperingen een Patient Assisted Dying Bill opgesteld, die mogelijk in 2003 zal worden geïntroduceerd in het House of Lords. Zwitserland trekt de aandacht als een land waar euthanasie verboden is, maar dat liberale wetgeving heeft met betrekking tot hulp bij zelfdoding, zelfs als daarbij niet-artsen zijn betrokken[6]. In het algemeen lijkt het erop dat de discussie over de wenselijkheid van wetgeving, zij het voorzichtig, ook buiten Nederland voet aan de grond begint te krijgen. De vraag is wel of in deze andere landen de voorwaarden bestaan die in de Nederlandse gezondheidszorg zo cruciaal zijn, waaronder het ontbreken van financiële pressie op de patiënt en zijn familie en de betekenis van de veelal langdurige relatie tussen patiënt en (huis)arts.

De opzet en inhoud van dit boek

Dit boek verschijnt kort nadat de wetgever levensbeëindiging op verzoek door artsen in bepaalde gevallen buiten het strafrecht heeft gebracht. In dit boek wordt ingegaan op de inhoud en gevolgen van de nieuwe wetgeving en op een aantal daarmee samenhangende kwesties.

In de eerste vier hoofdstukken komt de ethische en de juridische context van levensbeëindigend handelen aan de orde. In zijn bijdrage gaat *Dillmann* in op de morele legitimatie van de arts in het geval van euthanasie, en concentreert zich daarbij op de zorgvuldigheidseis betreffende het ondraaglijk lijden. *Legemaate* geeft een overzicht van de inhoud van de in 2002 tot stand gekomen wet en behandelt in dat kader de inhoud van de thans geldende zorgvuldigheidseisen. Vervolgens gaat *Widdershoven* nader in op de werkwijze en ervaringen van de door de wetgeving voorgeschreven multidisciplinaire toetsingscommissies. *Van Wijlick* besteedt aandacht aan de voorwaarden voor een goede consultatie door de onafhankelijk arts en aan de rol van het SCEN-project daarbij.

Vervolgens wordt in de hoofdstukken 5 tot en met 11 ingegaan op een aantal specifieke vraagstukken. Dit zijn vraagstukken waarmee artsen die een verzoek om euthanasie of hulp bij zelfdoding krijgen indringend kunnen worden geconfronteerd. Er zijn zorgvuldigheidseisen, maar kunnen die in de praktijk eigenlijk wel voldoende worden geoperationaliseerd en geobjectiveerd? De mogelijkheden en valkuilen met betrekking tot het verzoek van de patiënt en het criterium 'ondraaglijk lijden' worden belicht door *Kimsma*. Vervolgens gaat *Crul* in op allerlei praktische punten waarmee een arts die ingaat op een verzoek om euthanasie geconfronteerd kan worden: de schriftelijke wilsverklaring, afspraken over de uitvoering van euthanasie, de keuze en het verkrijgen van het euthanaticum, het omgaan met familie et cetera. Daarop volgt een bijdrage van *Biesaart* over de betekenis van schriftelijke wilsverklaringen, zowel met betrekking tot beslissingen om behandeling te weigeren als met betrekking tot een verzoek om levensbeëindiging. In zijn bijdrage aan dit onderdeel bespreekt *Spreeuwenberg* de positie van de weigerende arts. Een arts is niet verplicht aan een verzoek om levensbeëindiging te voldoen. Hoe echter met een weigering om te gaan, in relatie tot de patiënt? *Van Wijmen* schetst de vragen en dilemma's die kunnen ontstaan bij levensbeëindigend handelen door een arts in een institutionele context. Hoe verhoudt zich dan het instellingsbeleid tot de professionele autonomie van een arts? *The* staat stil bij de rol van de verpleegkundige en de dilemma's die daarbij aan de orde kunnen zijn. Ten slotte beschrijven *Deliens, Van Bokhoven en Van der Wal* de relatie tussen palliatieve zorg en de verschillende medische beslissingen rond het levenseinde. Hoe liggen de verhoudingen tussen deze verschillende beslissingen van de arts en welke ontwikkelingen hebben zich met betrekking tot de palliatieve zorg voorgedaan?

In het slothoofdstuk gaat *Chabot* in op de discussie inzake 'de pil van Drion' en op de mogelijke scenario's waartoe een dergelijk zelfdodingsmiddel zou kunnen leiden. In welke mate zal de discussie verschuiven van levensbeëindiging met doktershulp naar een vrijere visie op het zelfgekozen levenseinde, en wat zijn daarvan de eventuele gevolgen?

In de bijlage is een overzicht van de relevante wet- en regelgeving opgenomen.

Literatuur

1. Blad JR en Bogert PC. Beschikbaarheid van zelfdodingsmiddelen – Kan Drions wens veilig worden vervuld? Delikt en Delinkwent (2002) 5:446-472.
2. Bosma J en Wal G van der. Kwaliteitsborging en toetsing achteraf van euthanasie en hulp bij zelfdoding. Amsterdam: Vrije Universiteit, 1997.
3. Commissie aanvaardbaarheid levensbeëindigend handelen (CAL) van de KNMG. Medisch handelen rond het levenseinde bij wilsonbekwame patiënten. Houten, 1997.
4. Deliens L, Wal G van der. Overeenkomsten en verschillen tussen de euthanasiewetten van België en Nederland. Nederlands Tijdschrift voor Geneeskunde (2003) 4: 169-74.
5. Hartogh, G den. Regulering van euthanasie en hulp bij suïcide: hoe succesvol is het Nederlandse model? Tijdschrift voor Gezondheidsrecht 2002;4:232-50.
6. Hurst SA, Mauron A. Assisted suicide and euthanasie in Switzerland: allowing a role for non-physicians. British Medical Journal 2003;326:271-73.
7. Kabinetsstandpunt uit januari 1997 betreffende de evaluatie van de meldingsprocedure euthanasie (Tweede Kamer, 1996-1997, 23877, nr. 13).
8. KNMG. Standpunt inzake euthanasie. Utrecht, 1995 en 2003.
9. Leenen HJJ. Handboek gezondheidsrecht 1 – Rechten van mensen in de gezondheidszorg. Houten: Bohn Stafleu Van Loghum, 2000.
10. Legemaate J. 25 Jaar euthanasiebeleid: tijd voor legalisering. Tijdschrift voor Geneeskunde en Ethiek (1998) 1:14-18.

11. Legemaate J. Vergelijkbaar maar niet hetzelfde – Wetgeving voor euthanasie in Nederland en België. Medisch Contact 2002;50:1855-58.
12. Maas PJ van der, Delden JJM van en Pijnenborg L. Medische beslissingen rond het levenseinde. Den Haag, Staatsuitgeverij, 1991.
13. Ter Kuile BH. Nederlandse euthanasiewetgeving. Rotterdam, 2002.
14. Verhagen EH, Eliel MR, Graeff A de, Teunissen SCCM, Sedatie in de laatste levensfase. Nederlands Tijdschrift voor Geneeskunde 1999;52:2601-03.
15. Wal G van der en Maas PJ van der. Euthanasie en andere beslissingen rond het levenseinde: de praktijk en de meldingsprocedure. Den Haag, Sdu, 1996.
16. Wal G van der, Heide A van der, Onwuteaka-Philipsen BD, Maas PJ van der. Medische besluitvorming aan het einde van het leven. Utrecht, De Tijdstroom, 2003.
17. Weyers H. Euthanasie – Het proces van rechtsverandering. Groningen, 2002.

Hoofdstuk 1

EUTHANASIE: DE MORELE LEGITIMATIE VAN DE ARTS

R.J.M. Dillmann

Inleiding

De reden om in te gaan op een verzoek tot euthanasie is nooit enkelvoudig. Altijd spelen er verschillende overwegingen, waarvan sommige terug te voeren zijn op de medische toestand van de patiënt, terwijl andere geworteld zijn in de relatie tussen arts en patiënt. Het uitdrukkelijke verzoek van de patiënt is daarbij voor de arts eigenlijk nooit een voldoende reden; het gaat erom dat er ook sprake is van een ondraaglijke situatie of, volgens de gecanoniseerde zorgvuldigheidseisen, van 'ondraaglijk lijden'. De draaglijkheid van het lijden kent echter geen objectieve maatstaf. Geen wonder dat er nogal eens artsen zijn die worstelen met de vraag of er nu – naar hun overtuiging – voldaan is aan deze zorgvuldigheidseis. Het gebrek aan objectieve maatstaven leidt er dan wel eens toe dat de vraag of er nu sprake is van ondraaglijk lijden verschillend wordt beantwoord. Die verschillen kunnen tweeërlei zijn: de arts oordeelt anders dan de patiënt, of de arts oordeelt anders dan een andere arts. Van beide situaties zijn natuurlijk voorbeelden bekend. Voor sommigen leidt deze bevinding tot de conclusie dat de eis van 'ondraaglijk lijden' ondergeschikt moet worden gemaakt aan de aanwezigheid van een uitdrukkelijk verzoek. Kortom: als de patiënt zegt dat er sprake is van ondraaglijk lijden, past het de arts (of anderen) niet om daarover een andere opvatting te hebben. Deze benadering ('...aan hem, en aan hem alleen komt dat oordeel toe...') is bijvoorbeeld de dragende gedachte geweest in het voorontwerp voor euthanasiewetgeving van de NVVE uit 1996.

Dat een oordeel moeilijk is, soms niet consistent blijkt, of anderszins aan kritiek bloot kan staan, hoeft echter helemaal niet te betekenen dat we zonder zo'n oordeel kunnen. In het eerste deel van mijn betoog zal ik aangeven dat een oordeel over de ondraaglijkheid van het lijden – hoe moeizaam en feilbaar ook – rechtstreeks samenhangt met de morele fundering van de rol van artsen bij euthanasie. In het tweede deel zal ik ingaan op de mogelijkheden om het oordeel 'ondraaglijk lijden' nader te omschrijven. Uiteraard niet met als doelstelling een objectieve maatstaf te formuleren, maar wel met als doel een nadere onderbouwing te geven aan het proces van weging dat voorafgaat aan de inwilliging van een verzoek om euthanasie.

Opvallend is dat – ondanks de langdurige discussie over euthanasie – op dit punt lange tijd weinig verheldering kon worden gegeven. Dat heeft verschillende oorzaken. In de eerste plaats is de discussie over de zorgvuldigheidseisen lange tijd gevoerd in een juridische context, ter verdediging van een arts die tot de uitvoering van euthanasie was overgegaan. Daarmee mag aangenomen worden dat de betreffende arts ook meende dat er sprake was van 'een ondraaglijke en uitzichtloze situatie'. De omgekeerde situatie, namelijk dat een arts geen moreel bezwaar heeft tegen euthanasie, maar wel tegen euthanasie in dit specifieke geval, is natuurlijk niet binnen een rechtszaak aan de orde gesteld. Toch zal het nader in kaart brengen van die situaties meer licht kunnen werpen op de betekenis van het begrip 'ondraaglijk lijden'. Met de komst van de Wet toetsing levensbeëindigend handelen (in werking vanaf 1 april 2002), en de instelling van de regionale toetsingscommissies is daarin gelukkig verandering gekomen. De regionale toetsingscommissies gaan in hun jaarverslagen (er zijn er nu drie verschenen) ook in op de casuïstiek zoals die zich voordoet. Op die manier kan het inzicht in de verschillende omstandigheden en in de verschillende afwegingen verder groeien.

In de tweede plaats heeft het debat zich decennialang op hoofdlijnen afgespeeld en is er pas in de laatste jaren belangstelling geweest voor de meer 'medisch-praktische' kanten van euthanasie. Ook hier de rol van het recht: dat deed ons concentreren op de principiële kanten – het waren immers meestal proefprocessen die dienden om de rechtsopvattingen te doen uitkristalliseren. Ook vanuit de ethiek is er maar weinig belangstelling geweest voor het nader analyseren van de betekenis van een begrip als 'ondraaglijk lijden'. Bij dit laatste speelt naar mijn mening – en ik sluit me daarin aan bij Den Hartogh[4] – dat binnen de ethiek het oordeel over de draaglijkheid van het lijden te veel ondergeschikt is gemaakt aan de wens van de patiënt. De wens tot meer aandacht voor de meer praktische kanten van euthanasie, alsmede de ook in medische kringen gevoelde behoefte om de kwaliteit van het medisch handelen in dit vlak te verhogen, heeft onder meer geleid tot het SCEN-project van de KNMG. Tezamen met de instelling van de regionale toetsingscommissies is hiervan een sterke kwaliteitsimpuls uitgegaan.

In de derde plaats stuiten we op de grenzen van de wijze waarop in Nederland euthanasie 'geregeld' was. Het feit dat tot eind jaren negentig van de vorige eeuw praktisch alle gemelde gevallen opgevangen werden binnen het sepotbeleid van het Openbaar Ministerie heeft hier evident negatieve gevolgen gehad. De oordeelsvorming binnen het sepotbeleid kan immers niet een doorwrocht medisch karakter hebben (er waren geen artsen bij betrokken, ook de inspecteur voor de gezondheidszorg meestal niet), en leidde niet tot een inhoudelijke terugkoppeling naar de betrokken arts. Evenmin werd er in algemene zin verslag gedaan van de morele afwegingen in de verschillende gevallen die ter toetsing hebben voorgelegen. Dat betekent dat er geen mogelijkheid was voor een moreel leerproces op dit punt, voor artsen noch juristen. Zo bleef het begrip 'ondraaglijk en uitzichtloos lijden' ten onrechte onduidelijk, doordat de toetsing van de zorgvuldigheid inhoudelijk eenzijdig was door de institutionalisering binnen het Openbaar Ministerie.

In de vierde plaats valt op dat ook de artsen zelf zich afzijdig hebben gehouden. Ik sluit niet uit dat dit te maken heeft met uiteenlopende opvattingen en ervaringen binnen de beroepsgroep. De ene arts zal zich gemakkelijker aansluiten bij een uitgesproken opvatting van een patiënt dan de andere. Bovendien blijken veel artsen – gelukkig – maar in beperkte mate ervaring te hebben met euthanasie. De worsteling met een begrip als 'ondraaglijk lijden' blijft dan vaak moeilijk. Dit is bijvoorbeeld ook de ervaring van de groep SCEN-artsen. In het jaarverslag van de regionale toetsingscommissies over 2001 blijkt dat uit de daarin beschreven casuïstiek[14]. In dit opzicht mogen we veronderstellen dat de wijze waarop maatschappelijk wordt omgesprongen met euthanasie (en verwante vraagstukken) in een nieuwe fase is terechtgekomen. De aandacht verschuift van de algemene principiële vraagstellingen naar de wijze waarop die principes in de praktijk waargemaakt kunnen worden. Interessant is dat daardoor nieuwe vragen opduiken op een terrein dat wel eens als 'afgerond' is beschouwd.

De rol van de arts bij euthanasie

De rol van de arts bij euthanasie (en hulp bij zelfdoding) is ook nu nog niet vanzelfsprekend. Dat blijkt bijvoorbeeld wanneer grensgebieden ter discussie worden gesteld, zoals het ter beschikking stellen van dodelijke farmaca aan gezonde ouderen 'voor het geval dat', het assisteren bij levensmoeheid, of het bieden van hulp bij zelfdoding bij patiënten met een (ernstige) psychiatrische aandoening. Op deze terreinen is een al snel polariserende discussie ontstaan over de spanning tussen het recht op zelfbeschikking van de patiënt, en de rol van de arts als hulpverlener. Koerselman is daarvan een duidelijke exponent, wanneer hij de arts-patiëntrelatie ziet afglijden indien de mogelijkheid van hulp bij zelfdoding (in de psychiatrie) niet radicaal van de hand wordt gewezen. Een verschuiving in de rol van de arts van behandelaar naar hulpverlener maakt namelijk dat de arts geen professionele grenzen meer kan stellen en meegezogen wordt in een 'rituele opheffing van de machteloosheid'. De richting is duidelijk: het verlenen van medische hulp mag en moet, maar uitsluitend binnen de grenzen van de medisch-therapeutische mogelijkheden.[8]

Daarmee toont Koerselman zich een pleitbezorger voor een herwaardering van de morele fundering van de rol van de arts in deze situaties. Niet voor niets trekt hij een parallel met het voorkomen van seksueel contact tussen arts en patiënt: niet de hulpvraag van de patiënt staat daar voorop, maar het oneigenlijke motief – en het eigenbelang – van de arts. Op deze manier wordt de rol van de arts binnen kristalheldere grenzen gedefinieerd als medisch therapeut, als weldoener met medische middelen. Het gevolg van deze kristalheldere grenzen kan echter ook opgevat worden als een onbarmhartigheid, zoals Den Hartogh[3] en Chabot in dit boek terecht betogen.

Er zijn immers patiënten bij wie een categorische afwijzing van een verzoek tot hulp bij zelfdoding (of euthanasie) tot ernstig leed zal leiden, een leed waaraan de arts niet gemakkelijk voorbij zal kunnen gaan. Dat maakt duidelijk dat het probleem in de benadering van Koerselman niet zit in zijn impliciete pleidooi voor de herwaardering van de rol van de arts als medisch therapeut, als medisch weldoener, maar in de door hem getrokken kristalheldere grens tussen wat mag en niet mag.

Die problematiek is precies zo aanwezig wanneer we de vraag proberen te beantwoorden of de arts een rol heeft bij de beoordeling van het lijden van de patiënt. Indien de rol van de arts als medisch professional het uitgangspunt vormt, ook bij een verzoek tot euthanasie, staat het bewerkstelligen van het goede voorop. Daaruit kan voortvloeien dat de arts het tot zijn opdracht rekent zijn patiënt 'het bittere einde te besparen' (Kuitert[9]). Op dat moment staat barmhartigheid als norm centraal (zie ook Pabst Battin[12]). Kuitert[9] is daarin stellig: 'De reden voor de dokter om aan de wens van de patiënt te voldoen kan slechts een professionele zijn: de dokter begrijpt zijn patiënt niet alleen, maar stemt, op grond van zijn oordeel over de situatie, in met diens verzoek' (p. 65). Daarbij is het centrale element in de afweging van de arts de uitzichtloosheid van de situatie, die 'een zekere mate van constateerbaarheid' bezit. Daarmee is gezegd dat er voor deze patiënt geen mogelijkheden voor verbetering van diens toestand meer over zijn. In het verlengde van deze redenering verbindt Kuitert[9] haar met de vraag naar de legitimatie van medisch behandelen: 'Er wordt alleen mee gezegd dat ook de dokter weet dat hij het leven van zijn patiënt niet langer kan beschermen of verlengen zonder van zijn geneeskunst een contraproductieve factor te maken' (p. 65). Het is hiervandaan maar een kleine stap naar de volgende: op het moment dat medisch handelen haar legitimatie verliest, kan de vraag naar levensbeëindiging aan de orde komen. Dit is tevens de centrale stelling van het rapport van de KNMG-commissie inzake medisch handelen rond het levenseinde bij wilsonbekwame patiënten.[7] Er is echter geen reden om die stelling niet ook voor euthanasie als zodanig in te nemen.[1] De implicatie daarvan is dat er minstens twee overwegingen aan de orde zijn: 1 medisch handelen is niet meer gelegitimeerd omdat geneeskunst een contraproductieve factor is geworden, en 2 medisch handelen is contraproductief omdat het een ernstig en ondraaglijk lijden slechts kan verlengen, en de patiënt geen perspectief meer kan bieden. Pas daarna – na die afweging door de arts – kan de vraag naar euthanasie of actieve levensbeëindiging aan de orde komen. Daarmee wordt niet voorbijgegaan aan het verzoek van de patiënt, want dat blijft van belang, bijvoorbeeld wanneer euthanasie niet gewenst is. De verhouding tussen het verzoek en het lijden (autonomie en weldoen) is echter daarmee omgekeerd aan wat Den Hartogh de 'heersende leer' heeft genoemd. Niet het verzoek van de patiënt heeft moreel gesproken het grootste gewicht, maar het lijden van de patiënt. Daarin schuilt de noodzakelijke voorwaarde: in het begrip barmhartigheid.

Daarbij is verondersteld dat er een relatie is tussen arts en patiënt omdat er – eerder – medisch iets te doen was voor de patiënt. Op een gegeven moment blijkt echter medisch niets meer mogelijk, of is wat er mogelijk is nog maar marginaal te achten. De overgang van het verlenen van medische hulp naar het inwilligen van een verzoek om euthanasie vergt echter de overschrijding van een ook voor artsen fundamentele morele norm. De nood van de patiënt kan van deze overschrijding – met een beroep op barmhartigheid – een deugd maken, ook al laat deze de arts vaak met vertwijfeling en schuldgevoelens achter. Daaruit komt het beeld naar voren dat de arts weliswaar in kan gaan op een verzoek tot euthanasie, en dat kan doen zonder een morele norm te overschrijden zolang zijn handelwijze maar in het verlengde staat van de bestaande therapeutische relatie met de patiënt. Hier blijkt ook uit dat een adequate palliatieve zorg een belangrijke basis is om euthanasie moreel te kunnen funderen. Op die manier is de overschrijding van de norm het leven te respecteren moreel te legitimeren met een beroep op barmhartigheid jegens de patiënt. Onderdeel van deze legitimatie is het oordeel van de arts over de ondraaglijkheid van het lijden: is het lijden afwezig – of eenvoudig af te wenden – dan is een beroep op barmhartigheid immers onmogelijk.

Deze redenering heeft een belangrijke consequentie die nadere overweging verdient. Stel: een patiënt weigert een weinig ingrijpende manier om zijn situatie te verbeteren, of wijst een ingrijpende maar uiterst effectieve ingreep af, maar verzoekt wel om euthanasie. Kan daarbij vervolgens de arts concluderen dat medisch handelen niet meer gelegitimeerd is, dat er sprake is van ondraaglijk en uitzichtloos lijden, en op grond daarvan overgaan tot de uitvoering van euthanasie? Hier raken het autonomiebeginsel en het principe van weldoen met elkaar in strijd. Consequent redenerend kan de arts hier niet overgaan tot euthanasie: de weigering van de patiënt een reële behandeling niet te ondergaan creëert een situatie die op zichzelf afwendbaar is. De arts wordt niet door zijn onmacht met de rug tegen de muur geplaatst, maar de weigering van de patiënt doet dat. Gesteld dat de arts wel tot uitvoering van euthanasie overgaat, dan zou daarmee – indirect – de arts een instrument van de patiënt geworden zijn, en zou hij aan een eigen morele afweging niet toe kunnen komen. Overigens mag niet onderschat worden welke interpretatieproblemen er in de praktijk kunnen bestaan bij een begrip als 'reële behandelingsmogelijkheid'.

De uitspraak van de Hoge Raad inzake de zaak-Brongersma staat in het verlengde van de hierboven gevolgde argumentatie. Centrale overweging in deze casus was of de huisarts van Brongersma gelegitimeerd was om te assisteren bij zelfdoding nu de patiënt geen medische (somatische of psychische) aandoening had, doch leed aan het leven zelf. De Hoge Raad, in het verlengde van het oordeel van de Rechtbank in tweede aanleg, constateert dat de arts in dit geval niet gelegitimeerd is, omdat het oordeel over de draaglijkheid van het lijden hier buiten de medische competentie valt, in de zin dat er geen overwegend somatische en/of psychiatrisch classificeerbare oorzaak bestaat voor het lijden. In de kern van de zaak komt het erop neer dat artsen betrokken raken bij een verzoek om euthanasie of hulp bij zelfdoding vanuit hun medische deskundigheid. Daarin ligt de primaire legitimatie, ofwel de noodzakelijke voorwaarde voor het eventueel uitvoeren van euthanasie en hulp bij zelfdoding. Binnen dat kader zijn zij gehouden oordelen te vormen over de ernst en draaglijkheid van het lijden, althans indien er een concreet verzoek voor hulp bij zelfdoding of euthanasie is gedaan. Dat die oordelen moeilijk zijn en subjectieve elementen bevatten is onafwendbaar, en moreel gesproken ook geen probleem. Het gegeven dat deze oordelen moeilijk zijn, ook wanneer er wel een medisch classificeerbare oorzaak voor het lijden zou zijn, is omgekeerd natuurlijk geen reden om in alle gevallen waarin zij aan de orde zijn te veronderstellen dat de arts dan ook wel gelegitimeerd zou zijn, een argumentatie die soms wel wordt aangetroffen.

Buiten het kader van de medisch-professionele competentie zijn artsen echter niet gelegitimeerd om oordelen over de draaglijkheid van lijden (en leven) te vormen en daarnaar te handelen. Dat roept natuurlijk wel een vervolgvraag op, namelijk hoe scherp het medische domein kan worden afgebakend. Natuurlijk zijn daarin de scheidslijnen lang niet altijd gemakkelijk te trekken, doch ook dat is geen reden om het domein van de geneeskunde en de competentie van de arts dan maar niet als uitgangspunt te nemen. Grensgevallen zijn daarin natuurlijk denkbaar. In het jaarverslag van de regionale toetsingscommissies over 2001 is bijvoorbeeld een casus te vinden in de buurt van deze grenslijn. Het betreft hier een oudere patiënt na een ernstig CVA in combinatie met epilepsie, waarbij de patiënt na iedere aanval motorisch verslechterd is. Zijn situatie is weliswaar stabiel maar uitzichtloos, en zijn functionele capaciteiten zijn door een onderliggend lijden ernstig ingeperkt. In dit geval heeft de commissie geoordeeld dat het handelen van de arts binnen de zorgvuldigheidseisen viel. Vele ouderen hebben meer of minder ingrijpende medische kwalen. Veelal is er sprake van een combinatie van medische, sociaal-medische en duidelijk sociale vraagstukken, die zich in een continuüm presenteren en waarbij de arts op dat continuüm positie moet kiezen. Kern van de zaak is dat de legitimatie van de arts aanwezig is wanneer er in overwegende mate sprake is van een medische oorzaak van het lijden van de patiënt, en wanneer aan dat lijden ook niets meer te verbeteren valt.

Resumerend: het oordeel over de ondraaglijkheid van het lijden van de patiënt is te beschouwen als het morele fundament van de betrokkenheid van de arts bij euthanasie (of hulp bij zelfdoding). Laat de arts dat oordeel los, dan schakelt hij zichzelf als morele actor in het hele beslissingsproces uit. Dat snijdt de weg af naar een legitimering van levensbeëindiging op grond van barmhartigheid. Wie zichzelf zo buitenspel zet, speelt moreel gesproken met vuur. Wanneer in het algemeen een dergelijke opstelling van artsen gevraagd zou worden, wordt de morele fundering van de rol van de medische beroepsgroep bij euthanasie onderuitgehaald.

Dat oordeel is gebaseerd op het medisch-professionele inzicht dat de situatie waarin de patiënt zich bevindt niet meer afgewend of verbeterd kan worden, waarbij de oorzaak van die situatie zich bevindt binnen het competentieterrein van de arts, te weten het terrein van de lichamelijke en/of psychische aandoeningen zoals die binnen het domein van de geneeskunde zijn gedefinieerd.

Het oordeel over de ondraaglijkheid van het lijden

Het oordeel over de (on)draaglijkheid van het lijden van de patiënt is een morele noodzaak, in die zin dat niet alleen de patiënt, maar ook de arts zich daarover een oordeel moet vormen. Daarbij ga ik ervan uit dat een oordeel over het lijden alleen aan de orde komt wanneer de oorzaken daarvan zich binnen het competentieterrein van de arts bevinden. Daarmee is bepaald nog niet gezegd dat zo'n oordeel eenvoudig te vormen en te formuleren is. Hierbij spelen verschillende zaken een rol. Ten eerste gaat het om oordelen die tijd-, plaats- en persoonsgebonden zijn. De situatie van de patiënt, de relatie tussen arts en patiënt, de eigen opvattingen van beiden, dat alles maakt dat het oordeel over de ondraaglijkheid van het lijden van een patiënt mede situationeel bepaald is. Ten tweede gaat het om waardeoordelen, niet om objectieve metingen, waardoor de betrouwbaarheid van dergelijke oordelen altijd beperkt is. De ene arts kan daarom bij dezelfde patiënt tot een ander oordeel komen dan een andere arts. Daarvan zijn concrete voorbeelden te over[13]. Kimsma gaat in hoofdstuk 5 ook in op deze problematiek, maar hanteert een andere – complementaire – benadering. Hij kiest er namelijk voor het oordeel over de ondraaglijkheid van het lijden te vertalen in een zorgvuldige constructie van de casus. Uit die constructie ontstaat dan als vanzelfsprekend het oordeel dat er sprake was van ondraaglijk lijden. In mijn bijdrage probeer ik echter de daaraan voorafgaande vraag – of er tot de constructie van een dergelijke casus kan worden overgegaan – te beantwoorden.

Ook bij de besluitvorming bij pasgeborenen met ernstige aandoeningen spelen deze aspecten een belangrijke rol, vooral wanneer het de prognose voor de latere gezondheidstoestand betreft. Uit de analyses van die problematiek is echter niet naar voren gekomen dat de moeilijkheidsgraad van dergelijke beslissingen ertoe moet leiden dat zij dan maar achterwege moeten blijven [2,6,16]. Daarbij zijn drie prealabele vragen te onderscheiden, die ook voor de hier besproken problematiek relevant zijn. Die vragen zijn: 1 Waarover strekken dergelijke waardeoordelen zich uit? 2 Mogen artsen dergelijke oordelen formuleren? en 3 Zijn dergelijke oordelen voldoende betrouwbaar?[6]

WAAROVER STREKKEN DERGELIJKE WAARDEOORDELEN ZICH UIT?

Het verzoek van de patiënt om euthanasie geldt steeds als belangrijk gegeven. Niet zozeer omdat het een voldoende voorwaarde zou zijn om tot euthanasie over te gaan, maar omdat in het verzoek ook een oordeel over de draaglijkheid van de situatie zit ingevouwen. In dat verzoek zal immers de door de patiënt ervaren situatie een belangrijke rol spelen. Dat betekent dat het niet aangaat een oordeel te vellen over de draaglijkheid van de situatie en daaruit te concluderen dat het 'tijd is voor euthanasie'. Waar het om gaat, is om op grond van het uitdrukkelijk verzoek van de patiënt na te gaan of er voor de arts sprake is van een ondraaglijke situatie, zodanig dat hij moreel gesproken zijn handeling kan legitimeren met een beroep op barmhartigheid. Het gaat erom te voorkomen dat er gehandeld wordt uit medelijden. Dat laatste zou immers gemakkelijk kunnen leiden tot het miskennen van reële mogelijkheden om de situatie te verlichten of draaglijk te maken. De dreiging van een 'doodscollusie' – waarin arts en patiënt op grond van oneigenlijke motieven de dood als oplossing kiezen – is dan reëel te achten. Daarin ligt natuurlijk een belangrijke reden om distantie te bewaren ten opzichte van een euthanasieverzoek. Het bewaren van die distantie kan gebaat zijn bij een gestructureerde afweging over de draaglijkheid van het lijden. Anders dan bijvoorbeeld Koerselman[8] stelt, lijkt het mij op die manier mogelijk afstand te houden van de oneigenlijke (bijvoorbeeld narcistische) motieven waarvoor hij vreest (p. 48).

MOGEN ARTSEN DERGELIJKE OORDELEN FORMULEREN?

Het antwoord op deze vraag hangt in eerste instantie af van de morele opvattingen van de arts over euthanasie. In deze context ga ik ervan uit dat de morele opvattingen van de arts euthanasie niet uitsluiten. Dan ontstaat in tweede instantie de vraag waarop een arts zich kan beroepen wanneer hij een dergelijk oordeel 'in het spel' brengt. Die vraag kent een medisch-ethisch, een juridisch en een institutioneel antwoord.

Indien een patiënt om euthanasie verzoekt, wordt hij met een arts geconfronteerd die 'de sleutel van de medicijnkast' heeft. Dat is maatschappelijk zo ingericht om verantwoord gebruik van geneesmiddelen te realiseren, en om misbruik te voorkomen. Van de arts wordt dus een professioneel oordeel gevraagd alvorens hij farmaca voorschrijft of toedient. Zelfs als een arts persoonlijk geen oordeel zou willen geven over de ondraaglijkheid van het lijden van een om euthanasie verzoekende patiënt, dan nog speelt deze institutionele context. Dat wordt versterkt door de specifieke jurisprudentie die van de arts verlangt dat hij voldoet aan zorgvuldigheidseisen, waaronder het vereiste dat er sprake is van ondraaglijk lijden. Wel is het zo dat de exacte betekenis van dit juridisch vereiste niet precies vastligt, en daarbij regelmatig verwezen wordt naar hetgeen medisch-wetenschappelijk, dan wel medisch-ethisch is geformuleerd. Het nader in kaart brengen van deze medisch-ethische formuleringen is de strekking van deze bijdrage. Dat brengt me bij de belangrijkste reden waarom artsen een dergelijk waardeoordeel mogen (of zelfs moeten) geven. Op basis van een a-contrarioredenering kan namelijk gesteld worden dat het artsen moreel gesproken niet kan worden toegestaan om een dergelijk oordeel niet te formuleren. Indien we er serieus van uitgaan dat een arts pas tot euthanasie mag besluiten in een noodsituatie, wanneer sprake is van een conflict van plichten, dan kan het niet zo zijn dat alleen het verzoek van de patiënt voldoende is om van een noodsituatie te spreken. Pas wanneer er een morele consensus zou bestaan dat euthanasie niet gebonden is aan een noodsituatie, zou daarin verandering kunnen ontstaan. Het bezit van 'de sleutel van de medicijnkast' is echter onvoldoende basis om de medische beroepsgroep met een dergelijke euthanasiepraktijk te belasten, mocht die morele consensus ooit totstandkomen.

ZIJN DERGELIJKE OORDELEN VOLDOENDE BETROUWBAAR?

Gezien de eerdere constateringen dat artsen niet anders kunnen dan een dergelijk oordeel formuleren, moet deze vraag vooral gezien worden als een aansporing tot een zo groot mogelijke (morele) betrouwbaarheid van het proces van oordeelsvorming. De vraag is overigens welke maatstaf voor betrouwbaarheid hier gepast is. Een externe validering ('is dit echt ondraaglijk') is immers niet voorhanden. Het bereiken van consistentie in de oordeelsvorming tussen verschillende artsen lijkt daarbij een realistischer perspectief. Dat neemt overigens niet weg dat verschillen tussen artsen op dit vlak altijd zullen bestaan, eenvoudigweg omdat de afweging ook voor artsen een persoonlijke is. Zeker omdat de bereidheid een euthanasieverzoek ten uitvoer te leggen en het oordeel 'er is sprake van ondraaglijk lijden' in de praktijk dicht bij elkaar kunnen liggen. Dit laatste is overigens niet zonder meer noodzakelijk: men kan zeer wel tot het oordeel komen dat er sprake is van ondraaglijk lijden, terwijl men zich als arts niet in staat acht een verzoek tot euthanasie in te willigen, ook indien men euthanasie niet principieel afwijst. Die observatie geeft aan dat er toch enig onderscheid gemaakt kan worden tussen een (intersubjectieve) conclusie dat er sprake is van ondraaglijk lijden, en de (morele) consequentie die een arts daaraan verbindt of verbinden kan: het oordeel 'ondraaglijk lijden' is dus in moreel opzicht een noodzakelijke, maar niet een voldoende voorwaarde. Zou dat laatste het geval zijn, dan leidt dat ertoe dat het inwilligen van een verzoek tot euthanasie afdwingbaar wordt. De paradox ('een afdwingbaar verzoek') geeft aan welk probleem dan ontstaat. Naast het bevorderen van consistentie in de wijze van oordeelsvorming tussen artsen is het zinnig om na te streven dat individuele artsen vergelijkbare gevallen ook op een vergelijkbare manier benaderen. Dit streven lijkt mij – moreel gesproken – het meest urgent.

Voordat ik een poging zal doen de vraag te beantwoorden hoe aan het oordeel over de (on)draaglijkheid van het lijden vormgegeven kan worden, wil ik onderstrepen dat het noodzakelijk is een goed onderscheid te maken tussen de wijze waarop deze afwegingen gemaakt kunnen worden, en het formuleren van eenduidige grenzen of normen. Het is immers onmogelijk aan te geven welke mate van lijden in het algemeen ondraaglijk geacht kan worden. Of een patiënt zijn leven als een ondraaglijke last ervaart, is tenslotte gebaseerd op diens persoonlijke ervaring en resterende levensperspectief: die ervaring is persoonlijk en situationeel van karakter. Een dergelijke ervaring kan niet ontkend worden. De vraag is echter of die ervaring ook door de arts herkend kan worden. Dat proces kan men structureren zonder dat men komt tot een algemene normstelling. Dat hoeft overigens niet weg te nemen dat binnen de beroepsgroep hierover expliciete en impliciete normen bestaan. Hoe deze eruitzien is echter een vraag voor empirisch onderzoek en kan niet middels een normatieve analyse achterhaald worden. Oordeelsvorming over de mate van lijden en de eventuele ondraaglijkheid ervan kan daarom alleen goed plaatsvinden binnen een casuïstische benadering, waarbij verschillende elementen aan de orde kunnen komen, zodanig dat een oordeel inductief tot stand komt. Dat inductieproces kan vervolgens leiden tot een nadere explicitering van gemeenschappelijke opvattingen. Het heeft middels bijvoorbeeld de regionale toetsingscommissies in enige mate een aanvang genomen.

Casuïstiek

Deze korte beschrijving van casuïstiek dient twee doelen: enerzijds om te achterhalen welke aspecten en overwegingen een rol spelen en anderzijds om met het genoemde inductieproces een begin te maken.

Casus 1
Mevrouw De Vries van 76 jaar vraagt – in de waarneming – om euthanasie. Zij woont in een bejaardentehuis, komt nauwelijks meer uit bed, en heeft gewrichtsklachten, verstijvingen en contracturen. Zij is in haar verzoek zeer uitgesproken, en heeft een dergelijk verzoek enige maanden terug ook al eens gedaan. Uit haar verhaal blijken echter ook depressieve symptomen, zoals een sombere stemming, zonder dat zij uitgesproken depressief lijkt. Haar gewrichtsklachten zijn het gevolg van een matig ernstige vorm van reumatoïde artritis, waarvoor zij de laatste anderhalf jaar niet meer behandeld is. Zij geeft bij haar euthanasieverzoek aan dat het leven op deze manier voor haar geen zin heeft.

Casus 2
De heer Koster van 81 jaar heeft sinds twintig jaar diabetes mellitus, waarvoor hij inmiddels met insuline wordt behandeld. Een halfjaar geleden heeft hij een bovenbeenamputatie ondergaan, sindsdien verblijft hij in het verpleeghuis. Enkele

maanden voorafgaand aan de ingreep is zijn vrouw na een ziekbed van een jaar overleden. Hij verzoekt nu om euthanasie, en overweegt (dreigt?) om de behandeling met insuline te staken.

Casus 3
De heer Vermeulen van 83 jaar heeft sinds vijftien jaar een prostaatcarcinoom. Hij heeft het laatste jaar in toenemende mate klachten gekregen vanwege de uitzaaiingen. Sinds drie maanden heeft hij daardoor pathologische fracturen en hevige pijnklachten. Hij heeft al langere tijd terug en meerdere malen over euthanasie gesproken. Hij heeft recentelijk ook een euthanasieverklaring opgesteld. Tot nog toe was de situatie, met behulp van adequate pijnbehandeling en intensieve thuiszorg, redelijk houdbaar. Sinds drie dagen is er sprake van desoriëntatie, toenemend bewustzijnsverlies, en nu is hij in coma geraakt, vermoedelijk op grond van hersenmetastasen. De familie wil dat zijn euthanasieverzoek nu ten uitvoer wordt gelegd.

Casus 4
De heer Kaptein van 79 jaar heeft herhaaldelijk een hartinfarct doorgemaakt. Hij heeft op basis daarvan sinds enkele jaren een chronisch – en onbehandelbaar – hartfalen. Hij is hiervoor meerdere malen opgenomen geweest om hem optimaal op medicatie in te stellen, de laatste maal twee maanden geleden. Hierdoor is hij inmiddels volledig bedlegerig. Hij is de gehele dag door enigszins benauwd en niet in staat om meer dan een halfuur televisie te kijken, waarna zijn benauwdheid zeer ernstige vormen aanneemt. Hij verzoekt uitdrukkelijk om euthanasie, nu zijn zoon die in Australië woont gedurende enkele weken op bezoek is. Zijn echtgenote is twee jaar terug overleden.

Casus 5
De heer Janssen is 65 jaar oud en heeft sinds 35 jaar diabetes mellitus. Hij ziet slecht, heeft nierfunctiestoornissen en uitgebreide diabetische vaatafwijkingen. Hij heeft gangreen aan beide onderbenen, zodanig dat een amputatie aan beide benen noodzakelijk wordt geacht. Hij weigert deze echter en verzoekt om euthanasie. De behandelend huisarts weigert dat en dringt aan op chirurgische behandeling.

Bespreking

Er zijn door de jaren heen verschillende aspecten van het lijden van patiënten in relatie tot een verzoek om euthanasie benoemd. Zo zijn in het standpunt van het Hoofdbestuur van de KNMG inzake euthanasie onderscheiden de duurzaamheid, de ondraaglijkheid, de ernst en de uitzichtloosheid van het lijden.[7] Daarbij werd ook al aangegeven dat deze aspecten overlap vertonen. Daarnaast worden genoemd als relevante aspecten de mate van ontluistering die een patiënt ondergaat, en de mogelijkheden tot behandeling. Voor de structurering van een – altijd 'provisorisch' – oordeel over het lijden is het echter nodig tot een duidelijker omschrijving van de verschillende aspecten te komen.

Allereerst dienen we te onderscheiden naar het perspectief van waaruit naar de situatie van de patiënt gekeken wordt. Een 'extern' perspectief legt de nadruk op (enigszins) te objectiveren aspecten van de situatie: de levensverwachting, de aan- of afwezigheid van relevante (meestal symptomatische) behandelmogelijkheden, de symptomen die een patiënt uitwendig toont. Kijken we naar de casus, dan zien we dat we die op dit punt duidelijk kunnen onderscheiden: mevrouw De Vries heeft duidelijk klachten en symptomen, maar een lange levensverwachting, en er lijken (symptomatische) behandelmogelijkheden voorhanden. De heer Kaptein heeft ook duidelijke symptomen zoals een ernstige benauwdheid, maar heeft geen pijn. Zijn aandoening is niet symptomatisch behandelbaar. Hij heeft een levensverwachting die korter is dan die van mevrouw De Vries, maar veel langer dan die van de heer Vermeulen. Deze is stervende, maar is buiten bewustzijn geraakt. Technisch gesproken lijdt hij vermoedelijk niet meer. De heer Janssen heeft mogelijk nog een relevante levensverwachting, en een afwijking die op zichzelf behandelbaar is, ook al is een amputatie als buitengewoon ingrijpend te beschouwen.

Een 'intern' perspectief legt meer nadruk op hetgeen de patiënt ervaart, dan wel wat deze voor zichzelf gewenst zou hebben. Dat aspect is uiteraard veel moeilijker te objectiveren. Toch is ook hierin wel reliëf aan te brengen. Zo zullen patiënten in ieder geval de last ervaren van hun symptomen, zoals pijn, benauwdheid, misselijkheid enzovoort. Het is echter onmogelijk om de situatie van patiënten die om euthanasie verzoeken alleen vanuit dat perspectief te begrijpen: zij ervaren immers ook invaliditeit (en soms verminking), afhankelijkheid, of eenzaamheid. Deze aspecten zijn meestal samengebracht onder de noemer 'ontluistering'. Verder leven zij in de wetenschap dat dit alles niet meer zal verdwijnen: ofwel de eindigheid van hun leven heeft een zeer tastbare vorm aangenomen, ofwel (bij langdurig invaliderende ziekten zoals MS en ALS) heeft hun ziekte een oneindig karakter gekregen. Hierin schuilt het aspect van de uitzichtloosheid van het lijden.

Dit 'interne' perspectief is in de besluitvorming veel lastiger te hanteren, hoewel het wel buitengewoon belangrijk is. Hier krijgt immers het verzoek om euthanasie een plaats in de biografie van de patiënt: dat kan betekenen dat patiënten een verschillende mate van pijn en ongemak nog draaglijk achten, of dat patiënten anders oordelen over de afhankelijkheid van zorg, of deze nu door familie en vrienden of door professionals wordt geboden. Op grond van dit interne perspectief kan een bepaalde situatie anders beoordeeld worden dan vanuit het 'externe' perspectief. Zo kan de situatie van de heer Vermeulen vanuit een extern perspectief als ondraaglijk – want ontluisterend – worden beschouwd, ook al heeft hij het bewustzijn verloren.

Op dit punt is overigens ook binnen de beroepsgroep sprake van een verschil van opvatting, juist vanwege dit verschil in perspectief. Wanneer we de notie van barmhartigheid als leidend principe hanteren, is mijns inziens goed te beargumenteren dat ontluistering – en daarmee het interne perspectief – in deze grenssituaties zwaarder mag wegen dan het extern perspectief. Dat laatste is weliswaar (kristal)helder ('geen bewustzijn, geen euthanasie') maar miskent de voorgeschiedenis van zo'n situatie.

Bij de heer Janssen is het interne perspectief van groot belang: welke redenen zouden er kunnen zijn voor zijn weigering om een amputatie te ondergaan? Bij navraag bleek dat hij vanwege zijn ervaringen in een Japans interneringskamp absoluut weigerde een dergelijke ingreep te ondergaan. Hij had destijds moeten assisteren bij het uitvoeren van amputaties bij medegevangenen – zonder narcose of pijnstilling. Daarbij kan het interne perspectief met name een belangrijke rol vervullen in het nagaan of de beslissingen van de patiënt wel in diens biografie passen. Wanneer dat het geval is, moet daarin de belangrijkste morele legitimatie gevonden worden. In het geval van de heer Janssen is er een belangrijke reden om de behandeling niet uit te voeren. Wanneer hij – ondanks het bespreekbaar maken – bij zijn beslissing blijft, is daar vanuit een morele optiek niet veel tegen in te brengen. Dat geldt mutatis mutandis voor de beslissing van de arts om dan wel tot euthanasie over te gaan. Is de patiënt echter niet in staat om de achtergronden van zijn behandelweigering te schetsen, dan zou de arts terug moeten vallen op het uitgangspunt dat er bij de aanwezigheid van reële behandelmogelijkheden geen legitimatie van euthanasie gevonden kan worden. Euthanasie zou in dat geval immers zeer wel in strijd kunnen zijn met het belang van de patiënt, ook al verzoekt hij om euthanasie.

Een specifiek punt bij het 'interne perspectief' is altijd de vraag in hoeverre meer omgevingsgebonden factoren die voor de patiënt een rol spelen, kunnen/mogen doorwerken in het afwegingsproces van de arts. We kunnen hierbij denken aan factoren als eenzaamheid, of het gevoel een last voor de partner en andere verzorgenden te zijn, of – zoals bij de heer Kaptein – de 'toevallige' aanwezigheid van kinderen of andere familieleden. De bevinding dat deze patiënten juist vanwege de eventuele rol van dergelijke factoren minder gemakkelijk een euthanasieverzoek 'gehonoreerd' krijgen is daarbij niet zonder betekenis.[15] Ook hier kan een kristalheldere norm – dat dergelijke factoren geen rol mogen spelen – tot onbarmhartigheid leiden. Anderzijds is het hierbij wel van groot belang na te gaan of de zorgomgeving en de geboden zorg niet verbeterd kunnen worden. Een vereenzaamde stervende patiënt in een eenpersoonskamer in een groot algemeen ziekenhuis bevindt zich in een minder optimale situatie dan een patiënt die thuis of in een hospice verblijft. Voorzover binnen de mogelijkheden, moet uiteraard de situatie van de patiënt geoptimaliseerd worden. Zijn die mogelijkheden er niet, of zijn zij volledig benut, dan hoeft daar echter niet uit te volgen dat de patiënt 'het verder zelf maar uitzoekt'. Dergelijke omgevingsfactoren hoeven niet als 'absolute contra-indicaties' beschouwd te worden, hooguit als relatieve.

Naast de twee perspectieven – die elkaar moeten aanvullen – is het nodig een aantal andere overwegingen op een rijtje te zetten. Die overwegingen (is het lijden afwendbaar, en wat is de actuele situatie) zijn ieder vanuit een extern en een intern perspectief te bekijken.

AFWENDBAARHEID

Bij de afweging over de draaglijkheid van het lijden is in ieder geval aan de orde de afwendbaarheid: wie bijvoorbeeld een relevante (symptomatische) behandeling weigert, kiest die niet voor een bepaalde mate van lijden? Daarnaast: leven in de zekere wetenschap van het naderende einde, of een langdurige en onvermijdelijke invalidering en aftakeling, draagt sterk bij aan de ernst van het lijden. Wat betreft behandelmogelijkheden (denk aan mevrouw De Vries en de heer Koster) geldt dat de weigering van een reële behandeling de inwilliging van een euthanasieverzoek bijzonder moeilijk maakt. Bij mevrouw De Vries is er duidelijk sprake van onderbehandeling van haar kwaal, naast de eventueel bestaande depressie. Bij de heer Koster speelt dat hij geen ernstig somatisch lijden ervaart, en de weigering om insuline te nemen eerder als een chantagemiddel gezien moet worden dan als een goede grond om toch op zijn verzoek in te gaan. Ingewikkelder is het wanneer een patiënt – om helder te kunnen blijven – in de laatste fase van zijn leven geen opiaten wenst te gebruiken. De eerste opdracht is dan om toch te zorgen voor een adequate pijnstilling. Resulteert de situatie in een verzoek om euthanasie, dan moet overwogen worden dat daarvoor in het algemeen veel meer redenen bestaan dan de aanwezigheid van pijn. Suboptimale pijnstilling op uitdrukkelijk verzoek hoeft in de besluitvorming dus geen overwegende – en afwijzende – rol te spelen.

De onafwendbaarheid van de situatie van de patiënt is de laatste jaren uitdrukkelijk niet meer aan de aanwezigheid van de stervensfase gekoppeld.[1] Veel meer wordt de nadruk gelegd op de ongeneeslijkheid van de ziekte, en de onafwendbaarheid van invalidering, afhankelijkheid en uiteindelijk de dood. Juist de lengte van het perspectief, zoals bij multipele sclerose en amyotrofe lateraalsclerose, voegt dan aan de ondraaglijkheid van de actuele situatie toe. In de situatie van de heer Kaptein is dat ook aan de orde: hij zal nimmer genezen van zijn hartfalen, en leeft in het perspectief van een verstikkingsdood vanwege de ophoping van vocht in de longcirculatie en de longen. Zijn huidige situatie is al verre van aangenaam, en het feit dat er nog maanden overheen gaan maakt dat natuurlijk niet beter.

In moreel opzicht kunnen we constateren dat een begrip als 'de stervensfase' dus weinig heeft toe te voegen: de ondraaglijkheid van een bepaalde situatie wordt daardoor niet in overwegende mate bepaald. Dat zij veelal werd gebruikt, is op zichzelf natuurlijk niet onlogisch. Euthanasie kan nogal eens worden geplaatst binnen de context van palliatieve zorg en stervenshulp. Dat impliceert echter niet dat de aan- of afwezigheid van een concrete doodsverwachting moreel doorslaggevend is. Daar komt bij dat in de praktijk zoiets als een stervensfase bijzonder slecht valt te operationaliseren.

DE ACTUELE SITUATIE VAN DE PATIËNT

Ook is uiteraard de actuele situatie van de patiënt aan de orde. Vanuit een extern perspectief zijn dan in ieder geval aan de orde: de somatische aspecten, zoals pijn, benauwdheid, misselijkheid (en fecaal braken), decubitus, incontinentie. Ook zijn de meer verzorgende aspecten relevant, zoals de zorgafhankelijkheid en de mate waarin nog adequate zorg verleend kan worden. Ook op dat vlak zijn op een gegeven moment alle mogelijkheden uitgeput. Vanuit een intern perspectief zijn aspecten als ontluistering, afhankelijkheid, ernstige handicaps en dergelijke evenzeer relevant, met name (maar zeker niet alleen) bij aandoeningen zoals ALS en MS. In dit verband biedt de situatie van de heer Vermeulen een extra dilemma: hij is evident in de allerlaatste fase van zijn leven, maar is niet meer bij bewustzijn. Hoewel zijn wens heel duidelijk is, kan de overweging dat hij niet meer bij bewustzijn is leiden tot discussie over de vraag of hij wel ondraaglijk lijdt. Hierboven heb ik al betoogd dat het gegeven dat de patiënt het bewustzijn heeft verloren, een beroep op barmhartigheid niet onterecht maakt.

Op zichzelf zijn er veel overwegingen die een rol spelen bij het afwegingsproces om een vraag om euthanasie in te willigen. Zij zijn mijns inziens alle terug te voeren tot twee hoofdvragen: is het lijden afwendbaar, en wat is de actuele situatie van de patiënt. Beide vragen verdienen het om vanuit twee perspectieven benaderd te worden, wat ik genoemd heb een 'extern' en een 'intern' perspectief. Alle overwegingen kunnen daarin een eigen plaats krijgen, maar zijn in principe ondergeschikt aan deze twee hoofdvragen. In het bijzonder wil ik dat nog aanduiden voor de levensverwachting, omdat deze in de overwegingen vaak een bijzondere rol blijkt te spelen. Soms omdat in de lange tijd die de patiënt nog te gaan heeft de last voor de patiënt vermeerdert, terwijl tegelijk de 'morele last' voor de arts daarmee toeneemt. Ook wanneer de patiënt nog slechts dagen of uren te gaan heeft, speelt dat: enerzijds maakt dat de morele last voor de arts kleiner – de patiënt gaat linksom of rechtsom toch dood – anderzijds kan dat het verleidelijk maken om de natuurlijke dood dan maar af te wachten. Juist vanwege de verschillende manieren waarop de resterende levensduur van de patiënt in de overwegingen gebruikt kan worden, kan zij moreel gesproken in hoge mate misleidend zijn. Vandaar mijn voorkeur om haar rol ondergeschikt te maken aan de twee centrale overwegingen.

Conclusie

Bij de overweging een verzoek om euthanasie in te willigen staat barmhartigheid als legitimatie centraal. Op grond daarvan kan de arts niet anders dan zich een opvatting vormen over de mate van het lijden van de patiënt. Zou hij een dergelijke afweging niet maken, dan zet hij zich als morele actor buitenspel. Zou van de beroepsgroep gevraagd worden die afweging achterwege te laten, dan ontvalt daarmee de legitimatie van haar rol bij euthanasie.

Daarbij staat voorop dat een oordeel over de mate van het lijden van de patiënt pas aan de orde is binnen het domein van de geneeskunde en het competentieterrein van de arts. Dat wil zeggen dat een oordeel over het lijden altijd geplaatst moet worden binnen de context van een behandelrelatie. Deze zal in de regel tot stand komen op grond van de aanwezigheid van somatisch en/of psychisch lijden dat medisch gesproken herkenbaar is. Binnen die context ontwikkelt zich een behandelproces en ontstaat ook het moment waarop duidelijk wordt dat aan de situatie van de patiënt niet veel meer ten positieve kan worden gedaan. Buiten deze context komt de arts een oordeel over de mate van lijden eigenlijk niet toe, en binnen deze context kan hij er niet aan voorbijgaan.

Het is echter onmogelijk voor de mate van lijden van een patiënt een algemene maatstaf of norm te formuleren. Het is wel mogelijk het proces van afweging dat aan de orde komt bij een verzoek om euthanasie nader te structureren. In dat proces staan eigenlijk twee vragen centraal: wat is de situatie van de patiënt, en welke mogelijkheden zijn er om die situatie af te wenden? Die twee vragen kunnen vanuit twee gezichtspunten bezien worden: vanuit een extern gezichtspunt, waarin de oordeelsvorming door de arts centraal staat, en vanuit een intern gezichtspunt, waarbij de oordeelsvorming vanuit de situatie en de biografie van de patiënt centraal staan. In ieder geval kan geconstateerd worden dat er nog maar weinig bekend is van de wijze waarop en met welke normen de medische beroepsgroep een dergelijke afweging maakt. Op dit vlak is empirisch onderzoek zeker aangewezen.

Deze analyse leidt tot de conclusie dat artsen geen rol kunnen vervullen bij het oplossen van het vraagstuk van oudere patiënten die 'klaar met leven' zijn. Het vraagstuk valt buiten het domein van de geneeskunde en het oordeel over de draaglijkheid van het leven in zo'n geval valt buiten de competentie van de arts. Dat impliceert overigens niet dat voor dit vraagstuk geen oplossing gevonden zou moeten worden. Relevant is in dit opzicht dat in ons land hulp bij zelfdoding strafbaar is gesteld. Dat geldt in een aantal ons omringende landen niet. Het gevolg is dat deze herkenbare en invoelbare levensvragen bij Nederlandse artsen terechtkomen omdat alleen zij binnen het kader van de wetgeving tot hulp bij zelfdoding (of euthanasie) kunnen overgaan. Het vraagstuk valt echter buiten de medisch-professionele competentie. Overigens komt het nogal eens voor dat artsen weten (of vermoeden) dat patiënten bepaalde farmaca aan het opsparen zijn om een voornemen tot zelfdoding ten uitvoer te leggen. Het aantal ouderen dat jaarlijks om het leven komt door zelfdoding is aanzienlijk. Het vinden van een oplossing voor dit vraagstuk is derhalve van belang, maar dat zal in moreel, juridisch en ook praktisch opzicht op een andere wijze moeten worden gevonden dan door het oprekken van de zorgvuldigheidseisen voor euthanasie en hulp bij zelfdoding uitgevoerd door artsen.

Literatuur

1. Borst-Eilers E en Sorgdrager W. Euthanasie. De stand van zaken. Medisch Contact 1995;50:381-4.
2. Dillmann RJM en Roscam Abbing HDC. Gezondheidsrecht en gezondheidsethiek, een dialoog. Medisch Contact 1997;52:351-3.
3. Hartogh G den. Een harteloos boek. Medisch Contact 1995;50:249-52.
4. Hartogh G den. Recht op de dood? Zelfbeschikking en barmhartigheid als rechtvaardigingsgronden voor euthanasie. Recht en Kritiek 1996;22:148-68.
5. Holsteyn J van en Trappenburg M. Het laatste oordeel. Meningen over nieuwe vormen van euthanasie. Amsterdam, Ambo, 1997.
6. KNMG, Medisch handelen rond het levenseinde bij wilsonbekwame patiënten. Houten, Bohn Stafleu Van Loghum, 1997.
7. KNMG. Standpunt inzake euthanasie, 1995.
8. Koerselman F. In dodelijke omhelzing? In: H. Achterhuis e.a. Als de dood voor het leven. Over professionele hulp bij zelfmoord. Amsterdam, Van Oorschot, 1995:39-54.
9. Kuitert HM. Mag er een eind komen aan het bittere einde? Baarn, Ten Have, 1993.
10. Leenen HJJ. Noot bij de uitspraak van de Arrondissementsrechtbank inzake de casus Brongersma. Tijdschrift voor Gezondheidsrecht, 2001(3):204-8.
11. Loewy EH. Textbook of Healthcare Ethics. New York, Plenum Press, 1996.
12. Pabst Battin P. The Least Worst Death, Oxford, Oxford University Press, 1994.
13. Pool R. Vragen om te sterven. WYT, 1996.
14. Regionale toetsingscommissies Euthanasie. Jaarverslag 2001.
15. The A. 'Vanavond om 8 uur ...' Verpleegkundige dilemma's bij euthanasie en andere beslissingen rond het levenseinde. Houten, Bohn Stafleu Van Loghum, 1997.
16. Willigenburg T van. De subjectiviteit van kwaliteit van leven oordelen. Tijdschrift voor Gezondheidsrecht, 1996;20:252-69.

Noot

1. Het lijkt op het eerste gezicht wellicht onlogisch om de legitimatie van het handelen van de arts bij euthanasie te ontlenen aan de morele legitimatie bij levensbeëindigend handelen zonder verzoek. Weliswaar is in de recente geschiedenis van het debat in Nederland eerst euthanasie aan de orde geweest, maar daarin is mijns inziens die geschiedenis eerder de uitzondering dan de regel. Ik vermoed dat de oorspronkelijke benadering van deze problematiek via het principe van weldoen gelopen is, en niet zozeer via het autonomieprincipe. 'Medische macht en medische ethiek' van Van den Berg uit 1969 is daarvoor een duidelijke aanwijzing.

Hoofdstuk 2

DE WETTELIJKE REGELING VAN LEVENSBEËINDIGING OP VERZOEK EN DE INHOUD VAN DE ZORGVULDIGHEIDSEISEN

J. Legemaate

Inleiding

Sinds 1 april 2002 staat in de regelgeving met betrekking tot euthanasie en hulp bij zelfdoding centraal de Wet toetsing levensbeëindiging op verzoek en hulp bij zelfdoding (Euthanasiewet). Daarmee kwam een einde aan een sinds de jaren zeventig van de vorige eeuw ontwikkelde situatie, waarin de arts die inging op het verzoek van een patiënt om levensbeëindiging zich moest beroepen op noodtoestand (conflict van plichten) om aan strafrechtelijke problemen te ontkomen. De huidige juridische situatie is dat een arts die ingaat op een verzoek om euthanasie of hulp bij zelfdoding strafbaar is, tenzij is voldaan aan de zorgvuldigheidseisen van de Euthanasiewet. In dat geval vervalt de strafbaarheid. De Euthanasiewet verandert de systematiek van de regelgeving, maar niet de eisen waaraan een handelend arts moet voldoen. Die eisen zijn nagenoeg identiek aan de voorwaarden die al enige tientallen jaren in standpunten van organisaties als de KNMG en in de rechtspraak te vinden zijn. In dit hoofdstuk wordt de geldende wet- en regelgeving behandeld en wordt ingegaan op de zorgvuldigheidseisen. Ten slotte wordt aandacht besteed aan de verhouding tussen de Nederlandse Euthanasiewet en het internationale recht.

Euthanasie en hulp bij zelfdoding: verschillen en overeenkomsten

Zowel op het vlak van het feitelijk handelen van een arts als waar het gaat om de juridische gevolgen zijn er verschillen tussen euthanasie en hulp bij zelfdoding. In het geval van euthanasie dient de arts het euthanaticum zelf toe, op de wijze die gegeven de omstandigheden het meest geëigend is. Hulp bij zelfdoding houdt doorgaans in dat de arts de medicatie aan de patiënt verstrekt, waarna deze de medicatie – al dan niet in aanwezigheid van de arts – zelf inneemt. Ook andere handelingen of instructies van een arts kunnen er echter toe leiden dat van hulp bij zelfdoding sprake is.[1] De strafmaat van euthanasie en hulp bij zelfdoding verschilt. Krachtens artikel 293 van het Wetboek van Strafrecht wordt euthanasie bedreigd met een maximum van 12 jaar gevangenisstraf. Hulp bij zelfdoding kan op grond van artikel 294 van het Wetboek van Strafrecht leiden tot een maximumstraf van 3 jaar. Dit verschil met betrekking tot de strafmaat is terug te voeren op historische gronden.[12] In de door de arts in acht te nemen zorgvuldigheidseisen werken deze verschillen tussen euthanasie en hulp bij zelfdoding echter niet door. In beide gevallen stelt de Euthanasiewet dezelfde zorgvuldigheidseisen. In dat opzicht bestaat er geen onderscheid tussen euthanasie en hulp bij zelfdoding. Soms bestaat een keuzemogelijkheid, en wel in gevallen waarin de patiënt in staat is het middel zelf in te nemen. In dergelijke gevallen kan de arts een voorkeur hebben voor hulp bij zelfdoding boven euthanasie, omdat de eerste vorm voor hem minder belastend is, of omdat hulp bij zelfdoding veel duidelijker de eigen verantwoordelijkheid van de patiënt accentueert. In 1995 stelde het Hoofdbestuur van de knmg 'in beginsel de voorkeur te hebben voor het zo mogelijk zelf de middelen te laten innemen door de patiënt, ook om het zelfbeschikkingsrecht van de patiënt optimaal tot uitdrukking te laten komen'.[5] In het geactualiseerde knmg-standpunt uit 2003 wordt dit nog sterker benadrukt.[6] Ook de patiënt zelf kan bepaalde motieven hebben om te kiezen voor de ene of de andere optie. In het contact tussen arts en patiënt voorafgaand aan het levensbeëindigend handelen, zal hierover moeten worden gesproken. De keuze die arts en patiënt in onderling overleg maken heeft zoals gezegd geen gevolgen voor de in acht te nemen zorgvuldigheidseisen. Om die reden zal in het vervolg van dit hoofdstuk, op een enkele uitzondering na, gemakshalve voor beide situaties het begrip euthanasie worden gebruikt.

Systeem en inhoud van de wetgeving

SYSTEEM VAN DE WETGEVING

Centraal in de op 1 april 2002 in werking getreden regelgeving staat de Wet toetsing levensbeëindiging op verzoek en hulp bij zelfdoding.² Deze wet (hierna: Euthanasiewet) regelt de criteria en voorwaarden waaraan een arts moet voldoen. Van belang blijven echter ook de artikelen 293 en 294 van het Wetboek van Strafrecht, waarin de strafbaarheid van euthanasie en hulp bij zelfdoding in beginsel gehandhaafd blijft. Relevant is voorts de Wet op de lijkbezorging, die de basis biedt voor de bij de verplichte melding door de arts te hanteren formulieren. De formulieren zelf komen aan de orde in het op de Wet op de lijkbezorging gebaseerde Vaststellingsbesluit formulieren van 6 maart 2002, Stb. 140. In bijlage 1 van dit boek zijn deze wettelijke regelingen opgenomen.

Het systeem van de wet is als volgt. In de artikelen 293 lid 1 en 294 lid 1 Wetboek van Strafrecht worden alle gevallen van euthanasie en hulp bij zelfdoding strafbaar gesteld. Het tweede lid van deze wetsartikelen bepaalt echter dat het in het eerste lid bedoelde feit niet strafbaar is, indien de handelend arts voldoet aan de zorgvuldigheidseisen als genoemd in artikel 2 van de Euthanasiewet. Dit kan twee dingen betekenen.[4] De eerste mogelijkheid is dat de artikelen 293 lid 2 en 294 lid 2 Wetboek van Strafrecht een nietstrafbaar feit noemen. Dat zou betekenen dat de arts geen strafbaar feit pleegt, tenzij komt vast te staan dat hij een of meer zorgvuldigheidseisen heeft geschonden. De tweede mogelijkheid is dat de artikelen 293 lid 2 en 294 lid 2 Wetboek van Strafrecht moeten worden gezien als bijzondere strafuitsluitingsgronden. Dit houdt in dat de arts die ingaat op een verzoek om euthanasie of hulp bij zelfdoding altijd een strafbaar feit pleegt, maar dat de strafbaarheid wegvalt nadat is komen vast te staan dat de arts de wettelijke zorgvuldigheidseisen heeft gevolgd (dus nadat de toetsingscommissie, waarover later meer, heeft geconcludeerd dat de arts zorgvuldig heeft gehandeld). Uit de parlementaire geschiedenis van de Euthanasiewet blijkt dat de regering de tweede mogelijkheid voor ogen heeft gehad. In termen van praktische gevolgen zal het verschil tussen de eerste en de tweede mogelijkheid niet groot zijn. De route van de bijzondere strafuitsluitingsgrond impliceert echter wel dat het formeel niet juist is om de Euthanasiewet aan te merken als een wet die gerechtvaardigde euthanasie en hulp bij zelfdoding door een arts legaliseert. Het komt erop neer dat de wet een mogelijkheid opent om aan strafbaarheid te ontkomen, maar het wettelijk uitgangspunt blijft dat euthanasie en hulp bij zelfdoding strafbaar zijn.

De grenzen van de Euthanasiewet

De Euthanasiewet is bedoeld als neerslag van de ontwikkelingen die zich sinds de jaren zeventig van de vorige eeuw met betrekking tot euthanasie en hulp bij zelfdoding hebben voorgedaan. Over de grenzen van de ruimte die de arts heeft, laat de Euthanasiewet zich niet uit. Die grenzen komen wel aan de orde in de uitspraak die de Hoge Raad in december 2002 deed in de zaak-Brongersma. Deze zaak betrof de hulp door een huisarts bij de zelfdoding van de oud-senator Brongersma in 1998. Brongersma leed aan een aantal ouderdomskwalen, maar zijn voornaamste reden om te willen sterven had te maken met wat naar aanleiding van deze zaak in de media 'levensmoeheid' (of 'klaar met leven') is gaan heten. In deze uitspraak analyseert de Hoge Raad zowel zijn eigen eerdere rechtspraak als de parlementaire geschiedenis van de Euthanasiewet en concludeert dat rechter noch wetgever levensbeëindigend handelen in gevallen van levensmoeheid hebben willen toestaan. Anders gezegd: euthanasie of hulp bij zelfdoding door een arts is alleen gerechtvaardigd indien het lijden van de patiënt in overwegende mate voortvloeit uit een medisch geclassificeerde somatische of psychische ziekte of aandoening en overigens aan alle wettelijke zorgvuldigheidseisen is voldaan. In gevallen waarin het gaat om het ontbreken van levensperspectief valt een beoordeling van de ondraaglijkheid, de uitzichtloosheid en de onbehandelbaarheid van het lijden buiten de professionele competentie van de arts en is er dientengevolge geen basis voor levensbeëindigend handelen door de arts. De arts zou dan buiten het kader van zijn medische professie treden.³ De Hoge Raad trekt hier een grens, maar de duidelijkheid daarvan moet niet worden overschat. Het onderscheid tussen situaties waarbij wel en niet van een classificeerbare ziekte of aandoening sprake is, is niet altijd eenvoudig te maken. Ook in de zaak-Brongersma zelf werden hierover verschillende opvattingen geuit.

DE ZORGVULDIGHEIDSEISEN

De kern van de Euthanasiewet wordt gevormd door artikel 2, waarin de zorgvuldigheidseisen worden vermeld waaraan de arts moet voldoen. Het gaat om de volgende zes eisen:
a   de arts heeft de overtuiging gekregen dat er sprake is van een vrijwillig en weloverwogen verzoek van de patiënt;
b   de arts heeft de overtuiging gekregen dat er sprake is van uitzichtloos en ondraaglijk lijden van de patiënt;
c   de arts heeft de patiënt voorgelicht over de situatie waarin deze zich bevindt en over diens vooruitzichten;
d   de arts is met de patiënt tot de overtuiging gekomen dat er voor de situatie waarin deze zich bevindt geen redelijke andere oplossing is;
e   de arts heeft ten minste één andere, onafhankelijke arts geraadpleegd die de patiënt heeft gezien en schriftelijk zijn oordeel heeft gegeven over de hiervoor genoemde zorgvuldigheidseisen;
f   de arts voert de euthanasie of hulp bij zelfdoding medisch zorgvuldig uit.

Verderop in dit hoofdstuk ga ik op de inhoud van deze wettelijke eisen nader in. De genoemde eisen komen overeen met de voorwaarden die de afgelopen decennia in de rechtspraak en in standpunten vanuit de medische professie zijn ontwikkeld. De wet voegt daaraan geen nieuwe elementen toe. Bij de in de Euthanasiewet genoemde formuleringen van de zorgvuldigheidseisen kunnen wel enkele kritische kanttekeningen worden gemaakt. Zo is het merkwaardig dat in de onder *b* genoemde eis eerst wordt gesproken van uitzichtloosheid en daarna van ondraaglijkheid. De omgekeerde volgorde had meer voor de hand gelegen. Voorts is het zo dat het element van de uitzichtloosheid overlapt met de onder *d* genoemde zorgvuldigheidseis. Er is immers sprake van uitzichtloosheid als er geen redelijke andere oplossingen zijn. Overlap is er ook tussen het element van het weloverwogen verzoek onder *a* en de inhoud van de onder *c* genoemde eis. Opmerkelijk in de wet is zorgvuldigheidseis *f*. Dat is op zichzelf een belangrijke voorwaarde, maar naar mijn mening niet één die thuishoort in een wettelijke rij van eisen die een uitzondering maken op de strafbaarheid van artikel 293 of 294 Wetboek van Strafrecht. De onder *f* genoemde eis hoort meer thuis in een tuchtrechtelijke context dan in een strafrechtelijke.

DE SCHRIFTELIJKE WILSVERKLARING

Artikel 2 lid 2 van de Euthanasiewet regelt de schriftelijke wilsverklaring. Daarbij gaat het om een schriftelijk verzoek om levensbeëindiging van een inmiddels wilsonbekwame patiënt, maar welk verzoek werd opgesteld toen deze nog tot wilsbepaling in staat was en 12 jaar of ouder was (bij patiënten tussen 12 en 16 jaar is dan tevens de instemming van ouders of voogd vereist). In zo'n geval, aldus de wet, kan de arts aan de verklaring gevolg geven, maar blijven de overige in artikel 2 lid 1 genoemde zorgvuldigheidseisen van toepassing. Dat betekent dat de wilsverklaring in beginsel alleen de in artikel 2 lid 1 genoemde eis van een actueel vrijwillig en weloverwogen verzoek vervangt. Los daarvan zal moeten zijn voldaan aan de overige criteria, en in het bijzonder het uitzichtloos en ondraaglijk lijden. Niet ondenkbaar is overigens dat de wilsverklaring ook met betrekking tot de onderbouwing van het lijden betekenis heeft, en wel in die gevallen waarin de patiënt ook heeft opgeschreven onder welke omstandigheden zijn verzoek om levensbeëindiging zou moeten worden uitgevoerd.

De wettelijke bepaling houdt in dat de arts aan het in de wilsverklaring opgenomen verzoek gevolg 'kan' geven. De arts is daartoe dus niet verplicht. Aarzelt de arts of de wilsverklaring nog wel de actuele wil van betrokkene weergeeft, of zijn er andere redenen om met betrekking tot de verklaring te aarzelen, dan kan de arts de verklaring simpelweg naast zich neerleggen. De wet stelt aan de wilsverklaring geen nadere inhoudelijke eisen, en ook wordt niet bepaald dat de verklaring op gezette tijden moet zijn herbevestigd (anders dan bijvoorbeeld de eveneens in 2002 van kracht geworden Belgische Euthanasiewet, die bepaalt dat op een schriftelijke wilsverklaring alleen acht mag worden geslagen als deze vijf jaar voor het moment waarop betrokkene zijn wil niet meer kan uiten, is opgesteld of bevestigd; voorts moet de verklaring volgens de Belgische wet zijn medeondertekend door twee getuigen).

In de praktijk kan de in de wet bedoelde wilsverklaring een belangrijk gegeven zijn, maar ook problematisch. In de situatie van een ernstig zieke patiënt met kanker die in de laatste fase van de ziekte het bewustzijn verliest maar evident lijdt, zal de wilsverklaring een steun zijn om tot euthanasie over te gaan. Situaties die vanwege het ontbreken van zo'n verklaring formeel onder de categorie levensbeëindigend handelen zonder verzoek werden gebracht, kunnen dan terecht als euthanasie worden aangemerkt. Lastiger ligt het bijvoorbeeld met betrekking tot demente patiënten, die ooit een wilsverklaring hebben opgesteld waarin vermeld staat dat zij euthanasie wensen op het moment dat zij hun 'familie en vrienden niet meer herkennen'. Op datzelfde moment kan de betreffende patiënt nog steeds (verhoudingsgewijs) goed gezond zijn en is het niet erg voorstelbaar dat de arts de wilsverklaring ten uitvoer zal leggen. In hoofdstuk 7 van dit boek wordt uitvoeriger aandacht besteed aan het vraagstuk van de schriftelijke wilsverklaring.

MINDERJARIGE PATIËNTEN

Ook minderjarige patiënten kunnen een verzoek om euthanasie of hulp bij zelfdoding doen. De Euthanasiewet maakt een onderscheid tussen patiënten van 12 tot 16 jaar en patiënten van 16 tot 18 jaar. In het geval van een wilsbekwame patiënt van 12 tot 16 jaar kan de arts aan diens verzoek om levensbeëindiging gevolg geven, maar alleen als de ouders of voogd zich daarmee kunnen verenigen (artikel 2 lid 4). Is de patiënt tussen de 16 en de 18 jaar, dan moeten de ouders of voogd bij de besluitvorming worden betrokken, maar is niet noodzakelijkerwijs hun instemming vereist (artikel 2 lid 3). Is een minderjarige tussen 12 en 16 jaar wilsonbekwaam geworden, maar heeft hij in een eerdere periode van bekwaamheid een schriftelijk verzoek om levensbeëindiging opgesteld, dan kan de arts daaraan gevolg geven (artikel 2 lid 4, slotzin).

Over minderjarige patiënten jonger dan 12 jaar spreekt de wet niet. Dit betekent dat de inwilliging van een verzoek om levensbeëindiging van een zo jonge patiënt in beginsel niet mag worden ingewilligd. Zou de arts dat wel doen, bijvoorbeeld omdat er naar zijn mening sprake is van een klemmende situatie van ondraaglijk en uitzichtloos lijden, dan kan hij zich niet op de wet beroepen, maar hooguit op de redenering van de noodtoestand en het conflict van plichten (tot april 2002, het moment van inwerkingtreding van de Euthanasiewet, de juridische basis voor gerechtvaardigde levensbeëindiging op verzoek).

MELDING EN TOETSING

De artikelen 3 tot en met 19 van de Euthanasiewet zijn gewijd aan de regionale toetsingscommissies. Relevant in dat kader zijn ook de artikelen 7 tot en met 10 van de Wet op de lijkbezorging. Op basis van deze beide wetten kan de volgende beknopte schets van procedure van melding en toetsing worden gegeven. In hoofdstuk 3 van dit boek wordt uitvoeriger ingegaan op de werkwijze en de ervaringen van de toetsingscommissies.

De arts die is overgegaan tot euthanasie of hulp bij zelfdoding meldt dat 'onverwijld' bij de gemeentelijk lijkschouwer. De arts gebruikt daartoe een op basis van de Wet op de lijkbezorging vastgesteld modelverslag. Dit modelverslag omvat een aantal vragen betreffende de in de Euthanasiewet genoemde zorgvuldigheidseisen. Aan het modelverslag kunnen andere relevante stukken, zoals het oordeel van de geconsulteerde onafhankelijk arts en een eventueel schriftelijk verzoek van de patiënt, worden toegevoegd. De gemeentelijk lijkschouwer geleidt het verslag van de arts door naar de in aanmerking komende regionale toetsingscommissie. In totaal zijn er 5 van dergelijke commissies. Elke commissie bestaat uit een jurist (tevens voorzitter), een medicus en een ethicus (of, zoals de wet het zegt: een deskundige inzake ethische of zingevingsvraagstukken). De Euthanasiewet regelt de benoeming, het ontslag en de zittingstermijn van de leden van de commissie.

De commissie beoordeelt op basis van het verslag van de arts of deze heeft voldaan aan de zorgvuldigheidseisen als genoemd in artikel 2 van de Euthanasiewet. Als dat nodig is, kan de commissie de arts verzoeken zijn verslag mondeling of schriftelijk aan te vullen. De commissie stelt haar oordeel vast bij gewone meerderheid van stemmen en geeft haar gemotiveerde oordeel in beginsel binnen zes weken na ontvangst van het verslag. Deze termijn kan eenmaal met ten hoogste zes weken worden verlengd. Oordeelt de commissie dat de arts alle zorgvuldigheidseisen heeft nageleefd, dan is daarmee de kous af. De arts ontvangt daarvan als enige bericht. Dit is een verschil met de situatie voor de inwerkingtreding van de Euthanasiewet. Op basis van de toen geldende regelgeving kregen het Openbaar Ministerie en de Inspectie een afschrift van alle oordelen van de commissie. Nu is dat alleen zo als de commissie meent dat de arts één of meer zorgvuldigheidseisen niet heeft nageleefd. In dat geval zendt zij haar oordeel in afschrift aan het Openbaar Ministerie en de Inspectie voor de Gezondheidszorg. OM en Inspectie kunnen dan beoordelen of de niet-naleving van de zorgvuldigheidseisen van zodanige aard is dat strafrechtelijke en/of tuchtrechtelijke vervolgstappen aangewezen zijn.

Het oordeel van de commissie dat de arts alle eisen heeft nageleefd, leidt ertoe dat de zaak niet aan het Openbaar Ministerie wordt gezonden, maar dat betekent niet dat het OM haar bevoegdheid om de arts te vervolgen verliest. Komt het OM in zo'n geval langs andere weg op de hoogte van de zaak en ziet zij aanleiding wel tot vervolging over te gaan, dan kan dat. Het inhoudelijke oordeel van de toetsingscommissie is in dat opzicht voor het OM dus niet bindend. Aangenomen mag echter worden dat een dergelijke situatie zich in de praktijk slechts zeer zelden zal voordoen.

De regionale toetsingscommissie is een bestuursorgaan in de zin van de Algemene wet bestuursrecht (Awb). Artikel 1:6 van de Awb sluit echter uit dat tegen oordelen van de commissie bezwaar kan worden gemaakt of beroep kan worden ingesteld.

De procedure van melding en toetsing bevat overigens een merkwaardige tegenstrijdigheid. De Euthanasie regelt zowel de criteria als de meldingsprocedure betreffende levensbeëindiging door een arts op verzoek van de patiënt, maar de toelichting van het op de Wet op de Lijkbezorging gebaseerde Vaststellingsbesluit formuleren sluit drie situaties van de bedoelde meldingsprocedure uit:

a levensbeëindigend handelen ten aanzien van patiënten wier lijden van psychische oorsprong is en niet in een medische context kan worden geplaatst;
b levensbeëindigend handelen ten aanzien van patiënten wier vermogen tot het uiten van een weloverwogen verzoek gestoord geweest kan zijn, bijvoorbeeld als gevolg van een depressie of dementie;

c levensbeëindigend handelen ten aanzien van minderjarige patiënten jonger dan twaalf jaar.

Volgens de toelichting bij het Vaststellingsbesluit behoren deze situaties te worden gemeld volgens de (niet onder de Euthanasiewet vallende) meldingsprocedure voor levensbeëindigend handelen zonder uitdrukkelijk verzoek. Dit levert de curieuze situatie op dat in gevallen waarin er wel degelijk sprake kan zijn van een verzoek van de patiënt niettemin moeten worden gemeld volgens de procedure voor levensbeëindiging zonder verzoek. Hoewel geen fraaie regeling, zou dat nog verdedigd kunnen worden met betrekking tot de situaties genoemd onder *a* en *c*. Dat zijn immers situaties die zonder meer buiten de Euthanasiewet vallen. Bij de onder *b* genoemde situatie ligt dat anders. De formulering van die situatie is van dien aard dat ook in gevallen waarin de handelend arts en de consulent menen dat er ondanks een psychiatrische voorgeschiedenis sprake is van een weloverwogen verzoek, er toch gemeld zou moeten worden volgens de procedure voor levensbeëindiging zonder verzoek. Dat is naar mijn mening in strijd met de Euthanasiewet. Bovendien is de toelichting bij het Vaststellingsbesluit niet de juiste plaats om zoiets te regelen. In januari 2003 hebben een zestal organisaties uit de gezondheidszorg, waaronder de KNMG en de Nederlandse Vereniging voor Psychiatrie, de regering verzocht de onder *b* genoemde situatie te brengen onder de meldingsprocedure van de Euthanasiewet. Deze organisaties wijzen er terecht op dat de nu geldende regeling principieel onjuist is en verwarrend werkt[4] (zie ook Tholen[11]).

DE GEVOLGEN VAN NIET-MELDEN

De arts die na euthanasie te hebben verricht of hulp bij zelfdoding heeft verleend niet aan de meldingsplicht voldoet, kan zich niet beroepen op de bijzondere strafuitsluitingsgrond van de artikelen 293 lid 2 en 294 lid 2 van het Wetboek van Strafrecht. Dit houdt dus in dat de niet-meldende arts het misdrijf euthanasie (artikel 293 lid 1) of het misdrijf hulp bij zelfdoding begaat (artikel 294 lid 1). Dat is niet een erg bevredigende oplossing. Immers, ook de arts die weliswaar niet meldt maar wel heeft voldaan aan alle zorgvuldigheidseisen van artikel 2 Euthanasiewet, kan dan vervolgd worden op basis van artikel 293 of artikel 294. Dat staat in zo'n geval niet in verhouding tot de aard van de door de arts begane misstap (namelijk niet melden). Logischer was het geweest om van niet-melden een apart strafbaar feit te maken, met een specifiek op het aspect van het niet-melden afgestemde delictomschrijving en strafmaat.

De strafrechtelijk relevante zorgvuldigheidseisen nader bezien

In de loop der jaren is met betrekking tot euthanasie een aantal zorgvuldigheidseisen ontwikkeld. Op grond van rechtspraak en rapporten en standpunten van de KNMG en diverse wetenschappelijke verenigingen is de inhoud van deze zorgvuldigheidseisen in meer of mindere mate uitgekristalliseerd. Zie hierover in het bijzonder het Euthanasiestandpunt van de KNMG uit 2003. In de volgende paragraaf worden de zorgvuldigheidseisen zoals de wet deze noemt nader getypeerd. Daarbij zijn de wettelijke eisen soms samengenomen. Op enkele van deze eisen wordt ook ingegaan in andere hoofdstukken van dit boek (in het bijzonder hoofdstuk 3, vanuit het perspectief van de ervaringen van de toetsingscommissies, en hoofdstuk 5, vanuit het perspectief van de objectiveringsvraag).

EEN VRIJWILLIG EN WELOVERWOGEN VERZOEK, INFORMATIE AAN DE PATIËNT, WILSBEKWAAMHEID

Er moet sprake zijn van een door de patiënt zelf gedaan verzoek om euthanasie. Het zal moeten gaan om een expliciet en uitdrukkelijk verzoek. Voor handelen van de arts op basis van veronderstelde toestemming is in deze gevallen vanzelfsprekend geen ruimte, evenmin voor verzoeken die namens de patiënt door een vertegenwoordiger worden gedaan. Het verzoek van de patiënt behoort vrijwillig en weloverwogen te zijn. Deze vereisten zijn geïntroduceerd om te voorkomen dat een patiënt om euthanasie vraagt onder druk van anderen, in een opwelling, zonder voldoende geïnformeerd te zijn, en/of zonder voldoende wilsbekwaam te zijn. Aan deze aspecten ligt een aantal belangrijke veronderstellingen ten grondslag. De eerste is dat elke vorm van pressie op een patiënt, bijvoorbeeld bestaande uit dreiging door anderen en/of onevenredige invloed van sociale factoren, moet worden voorkomen. Uiteraard is het een illusie te streven naar verzoeken of beslissingen die werkelijk vrijwillig zijn. Die eis is vrijwel nimmer te realiseren en het stellen van deze eis zou juist ook in gevallen van euthanasie onrechtvaardig zijn. Ook zal niet altijd zekerheid kunnen worden verkregen met betrekking tot de invloed die anderen op de patiënt uitoefenen. Dit betekent dat de arts goed in het oog moet houden hoe in de relatie tussen de patiënt en zijn naasten de onderlinge verhoudingen en de communicatiepatronen zijn. Bestaat bij de arts twijfel over de vrijwilligheid van het verzoek, dan zijn in elk geval een of meer gesprekken met de patiënt alleen geïndiceerd.

Een tweede veronderstelling is dat de patiënt voldoende en zorgvuldige informatie heeft gekregen met betrekking tot zijn gezondheidstoestand, het ontbreken van een behandelingsperspectief en de prognose. Een weloverwogen beslissing kan door de patiënt pas worden genomen nadat hij over deze elementen goed, en zo nodig verschillende malen, door de arts is ingelicht en hij een goed beeld heeft van zijn situatie en de (on)mogelijkheden van behandeling. De arts zal daarbij adequaat moeten reageren op vragen van de patiënt, maar ook zal hij eigener beweging relevante aspecten onder de aandacht van de patiënt moeten brengen.

De derde veronderstelling is dat de patiënt in staat is met betrekking tot het verzoek om euthanasie zijn wil te bepalen. De wilsbepaling van de patiënt kan door de invloed van bijvoorbeeld een psychische ziekte in negatieve zin worden beïnvloed. Dat kan leiden tot de conclusie dat van een weloverwogen verzoek geen sprake is. De wilsbekwaamheid van de patiënt zal steeds van geval tot geval beoordeeld moeten worden. Voor categorische benaderingen van de wilsbekwaamheid, bijvoorbeeld door te stellen dat een psychiatrische patiënt met betrekking tot een verzoek om levensbeëindiging nimmer wilsbekwaam kan zijn, is in het recht geen ruimte. Ook een patiënt met psychische problemen kan een weloverwogen verzoek om euthanasie doen, maar in een dergelijk geval is het wel zo dat de vraag of de beslisvaardigheid van de patiënt is beïnvloed door zijn ziekte of aandoening bijzondere aandacht vergt.[5] Zie voor een uitvoerige beschrijving van de in het kader van een verzoek om levensbeëindiging relevante criteria voor wilsbekwaamheid het uit 1997 daterende eindrapport van de Commissie aanvaardbaarheid levensbeëindigend handelen (CAL) van de KNMG.[1]

Het moet gaan om een duidelijk verzoek van de patiënt zelf. De wet eist niet dat het gaat om een schriftelijk verzoek. Dat sluit niet uit dat de arts de patiënt vraagt het verzoek op schrift te stellen (bijvoorbeeld om onduidelijkheden, ook in de latere meldingsprocedure, te voorkomen). Voorkomen moet echter worden dat de patiënt door de vraag van de arts om een schriftelijk verzoek gaat denken dat hij – als het verzoek eenmaal op papier staat – niet meer terug kan. Een verzoek dat niet expliciet is gedaan, maar dat de arts afleidt uit andere gedragingen of opmerkingen van de patiënt, zal de toets van de Euthanasiewet niet kunnen doorstaan. Zie bijvoorbeeld Rechtbank Amsterdam in 2001: de overtuiging van de arts dat (de niet meer aanspreekbare) patiënte haar lot in zijn handen had willen leggen en zijn opvatting dat patiënte, had zij geweten in welke erbarmelijke situatie zij zou komen te verkeren, voor levensbeëindiging zou hebben gekozen, houden niet in dat gesproken kan worden van een verzoek om euthanasie[6].

Tot nu toe werd in standpunten met betrekking tot euthanasie ook steeds de eis gesteld dat het verzoek van de patiënt 'duurzaam' moest zijn (zie bijvoorbeeld het standpunt van de KNMG[5]). Het behoort niet te gaan om een opwelling, maar om een werkelijke en consistente wens van de patiënt, hetgeen zou moeten blijken uit een verzoek dat in een bepaalde tijdsperiode meerdere malen is gedaan. De Euthanasiewet stelt deze eis niet. De achtergrond hiervan is dat de omstandigheden het niet altijd mogelijk maken dat een verzoek na verloop van tijd herhaald wordt. Dat betekent niet dat de argumentatie achter de voorwaarde van het 'duurzame' verzoek irrelevant is geworden. Dat is niet zo. Ook nu moet worden uitgesloten dat euthanasie het gevolg is van een plotselinge opwelling en niet is gebaseerd op werkelijk verlangen van de patiënt naar de dood.

ONDRAAGLIJK EN UITZICHTLOOS LIJDEN, GEEN REDELIJKE ANDERE OPLOSSING

Deze zorgvuldigheidseis vormt in zekere zin de spil van de discussie. Euthanasie kan in beeld komen als een patiënt ernstig lijdt en dat lijden op andere manieren niet meer kan worden verlicht of weggenomen. Euthanasie is een ultimum remedium. Het vraagstuk van het lijden van de patiënt roept verschillende discussiepunten op. Een ervan betreft de subjectiviteit van het lijden van de patiënt. De mate waarin ongunstige gevolgen van een bepaalde gezondheidstoestand als lijden worden ervaren, hangt sterk af van de beleving en de opvattingen van de patiënt. Soms zal het lijden ook voor naasten en hulpverleners van de patiënt evident zijn, maar ook zijn gevallen denkbaar waarin dat niet of veel minder zo is. Toch zal de arts het lijden moeten kunnen invoelen en tot op zekere hoogte moeten kunnen objectiveren.[6]

Lijden kan bestaan uit pijn, maar is daartoe zeker niet beperkt. De praktijk leert dat lijden bijvoorbeeld ook kan voortvloeien uit toenemende afhankelijkheid en/of ontluistering of uit het perspectief van een onwaardige of afschrikwekkende dood. Ook de negatieve lichamelijke gevolgen van bepaalde medische aandoeningen kunnen, al dan niet in het perspectief van een fatale prognose, voor de patiënt een ernstig lijden inhouden. De rechtspraak uit de periode 1973-2002 laat in dit opzicht een brede variatie zien. Niet alleen pijn of de directe lichamelijke gevolgen van ernstige aandoeningen worden geaccepteerd als lijden, maar bijvoorbeeld ook de wens van de patiënt om verdere verergering van zijn situatie, ontluistering of een onwaardige afschrikwekkende dood te voorkomen.[7] Zowel in de rechtspraak als in standpunten van beroepsorganisaties als de KNMG wordt aanvaard dat ook in situaties van (overwegend) psychisch lijden euthanasie gerechtvaardigd kan zijn, zij het dat in een dergelijk geval 'uitzonderlijk grote behoedzaamheid is vereist'.[8] Lijden kan ook geheel of gedeeltelijk een psychische kant hebben. Lijden dat voortkomt uit een somatische aandoening kan ook psychische gevolgen voor de patiënt hebben. Vanuit die optiek gezien is het vaak niet mogelijk te onderscheiden tussen lichamelijk en psychisch lijden. Deze opvatting over het lijden vloeit logisch voort uit het gegeven dat het antwoord op de vraag naar de oorsprong van het lijden van een patiënt doorgaans weinig verheldering brengt. De beleving en de gevolgen van het lijden zijn veel wezenlijker dan de bron ervan.[2,6] De Brongersma-uitspraak van de Hoge Raad uit 2002 maakt overigens wel duidelijkheid dat lijden niet geheel los gezien mag worden van een somatische of psychische aandoening. Zonder zo'n aandoening heeft de arts geen legitimatie om in te gaan op het verzoek van de patiënt[9] (zie ook hierboven, onder 'De grenzen van de Euthanasiewet'). Of lijden ondraaglijk is, is afhankelijk van de omstandigheden en subjectieve beleving van de patiënt. De verhouding tussen draagkracht en draaglast zal per persoon verschillen.

Het oordeel van de patiënt speelt derhalve een zeer belangrijke rol, maar is niet allesbepalend. De wettelijke omschrijving dat de arts van de ondraaglijkheid overtuigd moet zijn, impliceert dat het lijden voor anderen invoelbaar moet zijn. In het geval van patiënten die niet meer aanspreekbaar zijn maar wier verzoek is gebaseerd op een schriftelijke wilsverklaring, kunnen zich met betrekking tot het lijden specifieke vragen voordoen. De rechtbank Amsterdam oordeelde dat in het geval van een niet meer aanspreekbare patiënte geen sprake was van onaanvaardbaar lijden 'nu niet bleek dat zij pijn leed, zij niet onrustig was en geen blijk gaf zich bewust te zijn van haar omgeving en van de afschuwelijke toestand waarin zij zich bevond'.[10] De vraag is hoe 'zichtbaar' en 'invoelbaar' voor anderen het lijden in zo'n situatie moet zijn. Enerzijds moet zoals gezegd het lijden voor anderen (en in het bijzonder de arts) invoelbaar zijn, anderzijds zal acht geslagen moeten worden op de mate van lijden die de patiënt, blijkens bijvoorbeeld de wilsverklaring, wel en niet wenste te accepteren. Het was deze precaire balans die de rechtbank die oordeelde in de zaak-Brongersma naar mijn mening uit het oog verloor, door met betrekking tot het ondraaglijk lijden zodanig veel betekenis te geven aan de subjectieve beleving van de patiënt dat de facto voor een eigen afweging van de arts terzake geen ruimte meer bestond.[11] Deze redenering is door latere rechterlijke instanties in de zaak-Brongersma verworpen, naar mijn mening terecht.

Het lijden moet niet alleen ondraaglijk zijn, maar ook uitzichtloos. Anders gezegd: euthanasie komt alleen in aanmerking indien minder ingrijpende mogelijkheden om het lijden weg te nemen of te verminderen niet meer voorhanden zijn. Dit vloeit voort uit het juridische subsidiariteitsvereiste (de leer van de minst ingrijpende maatregel). Is er een reëel behandelingsperspectief, dan zal de arts een verzoek om euthanasie op die grond moeten afwijzen. Dat is ook het geval als een patiënt een in aanmerking komende behandeling weigert. In 1994 oordeelde de Hoge Raad dat van uitzichtloosheid van het lijden in beginsel geen sprake is indien een reëel alternatief om dat lijden te verlichten door de patiënt in volle vrijheid is afgewezen.

Bij deze formulering kunnen twee kanttekeningen worden gemaakt. De eerste betreft de voorwaarde dat het alternatief reëel moet zijn. Deze voorwaarde moet worden beoordeeld in het licht van de omstandigheden van het geval. Een behandeling die ertoe kan leiden dat het psychisch lijden van een 40-jarige patiënt sterk verminderd kan worden, waarna de patiënt nog een langdurig levensperspectief heeft, zal doorgaans een reëel alternatief zijn. Een behandeling van een 93-jarige patiënte die lichamelijk erg achteruitgaat, en bij wie de behandeling slechts symptoombestrijding inhoudt en mogelijk bijdraagt tot verdergaande ontluistering, is dat niet.[12] In het eerste geval zal een weigering van de patiënt om de behandeling te ondergaan een barrière vormen voor euthanasie, in het tweede geval niet. Het komt erop neer dat het behandelingsperspectief moet worden beoordeeld in relatie tot de 'reikwijdte' van de behandeling (neemt de behandeling de bron van het lijden weg of gaat het om symptoombestrijding?) en de 'winst' die met de behandeling kan worden geboekt (een langdurige verbetering van de kwaliteit van leven of slechts uitstel van een onafwendbare dood?). Er zijn dus omstandigheden denkbaar waarin een behandelweigering door de patiënt honorering van een verzoek om euthanasie niet in de weg hoeft te staan. De tweede kanttekening heeft betrekking op de voorwaarde dat het alternatief 'in volle vrijheid' moet zijn afgewezen. Het komt voor dat psychiatrische patiënten onder invloed van hun psychische stoornis behandeling weigeren en daardoor toekomstige behandelingsopties en -perspectieven kunnen frustreren. Een later verzoek om levensbeëindiging is daarmee niet in strijd, nu van een in volle vrijheid gedane behandelweigering niet kan worden gesproken. Zie Hof Den Haag in 1993 in een zaak betreffende hulp bij zelfdoding van een psychiatrische patiënte: 'Evenmin doet daaraan af dat mevrouw X meermalen geen gevolg heeft gegeven aan behandelingsadviezen, nu zulks aan onvermogen harerzijds moet worden toegeschreven.'[13] De Euthanasiewet bepaalt dat arts en patiënt tot de overtuiging moeten komen dat er voor de levensbeëindiging geen 'redelijke andere oplossing' is (artikel 2 lid 1 onder d). Twee elementen uit deze formulering (namelijk dat ook de patiënt het oordeel moet delen en het gebruik van het woord 'redelijke') geven aan dat het subjectieve oordeel van de patiënt daarbij belangrijk is. Het gaat erom dat arts en patiënt tezamen de 'kosten-batenbalans' van een eventueel alternatief voor levensbeëindiging redelijk en rechtvaardig vinden.

In het begin van de jaren negentig van de vorige eeuw ontstond discussie over de vraag of euthanasie nu wel of niet aanvaardbaar was in gevallen waarin het lijden zich voordeed buiten een stervensfase. De toenmalige minister van Justitie in het kabinet Lubbers-III (1989-1994) stelde zich op het standpunt, onder verwijzing naar een uitspraak van de Hoge Raad uit 1988, dat euthanasie buiten de stervensfase niet aanvaardbaar was. Deze uitleg van de betreffende uitspraak van de Hoge Raad werd vrij unaniem door juristen verworpen (zie onder meer Leenen & Legemaate[8]). In het Chabot-arrest uit 1994 corrigeerde de Hoge Raad zelf het standpunt van de minister, door duidelijk te maken dat ook buiten een stervensfase euthanasie gerechtvaardigd kan zijn. Dit standpunt ligt zeer voor de hand, al was het maar omdat zeer uiteenlopende visies bestaan met betrekking tot de vraag wanneer van een stervensfase sprake is. Principiëler is het argument dat wanneer is komen vast te staan dat het lijden van de patiënt ondraaglijk en uitzichtloos is, het onmenselijk zou zijn de ondraaglijkheid te laten voortduren tot de ziekte van de patiënt een (soms moeilijk te bepalen) stervensfase heeft bereikt. Na het Chabot-arrest is de discussie over de stervensfase verstomd.

VOORAFGAANDE CONSULTATIE VAN EEN ONAFHANKELIJK ARTS

De ingrijpendheid en onomkeerbaarheid van levensbeëindigend handelen maakt dat een arts een beslissing daartoe niet behoort te nemen dan nadat hij een onafhankelijk collega heeft geconsulteerd. Deze collega (hierna: consulent) beoordeelt de zaak en geeft een advies aan de arts, die uiteindelijk beslist of hij wel of niet ingaat op het verzoek van de patiënt. De consulent moet voldoende deskundig en ook voldoende onafhankelijk zijn. Hij mag geen praktijkgenoot, familielid, maatschapsgenoot of arts-assistent zijn van de collega die zijn oordeel vraagt. Ook verdient het de voorkeur om een consulent te zoeken buiten het eigen ziekenhuis of de eigen huisartsengroep, maar een strikt vereiste is dat niet. Ook onafhankelijkheid ten opzichte van de patiënt is van belang. De consulent zal bijvoorbeeld niet een vroegere behandelaar van de patiënt mogen zijn.

De Euthanasiewet schrijft voor dat de onafhankelijk arts zelf de patiënt ziet en dat hij een schriftelijk oordeel geeft. Dat oordeel moet betrekking hebben op de in de wet genoemde eisen. In bepaalde gevallen zal de consulent deze eisen in het geheel kunnen beoordelen, in andere gevallen kan gesplitste consultatie voor de hand liggen. Te denken valt aan een situatie waarin enerzijds de beoordeling van de uitzichtloosheid van lijden op grond van een somatische aandoening aan de orde is, en anderzijds de vraag of, en zo ja in hoeverre een depressie de wilsbekwaamheid van de patiënt negatief beïnvloedt. In een dergelijke situatie ligt het voor de hand elk van deze beide aspecten door een ter zake kundige te laten beoordelen, hetzij door het aanzoeken van twee aparte consulenten, hetzij doordat de consulent een op het specifieke terrein deskundige collega raadpleegt en diens opvatting bij zijn eigen afwegingen meeneemt.

De arts die de consulent heeft ingeschakeld behoudt zijn eigen professionele verantwoordelijkheid. Hij is niet verplicht het advies van de consulent te volgen. Ondanks een negatief advies van een consulent kan de arts op een verzoek om euthanasie ingaan, maar in dat geval zal op hem een zware 'bewijslast' en verantwoordingsplicht komen te rusten. Het ligt dan eerder voor de hand een tweede consulent te raadplegen. Adviseert ook deze negatief, dan zal de arts er in het algemeen verstandig aan doen niet op het verzoek om euthanasie in te gaan.

SCHRIFTELIJKE VERSLAGLEGGING

De arts die overgaat tot euthanasie of hulp bij zelfdoding is wettelijk verplicht hiervan na afloop melding te doen door middel van het beantwoorden van de vragen uit het op grond van de Wet op de lijkbezorging vastgestelde modelverslag. Dit maakt het gewenst dat de arts voorafgaand en onmiddellijk na de levensbeëindiging in het dossier van de patiënt alle relevante feiten en ontwikkelingen aantekent. Dit dossier kan dan gebruikt worden voor de beantwoording van de vragen uit het modelverslag.

MEDISCH ZORGVULDIGE UITVOERING

Het spreekt voor zich dat de arts de levensbeëindiging medisch zorgvuldig moet uitvoeren, met name waar het gaat om de keuze en de toediening van het euthanaticum. Voor wat betreft de keuze van het euthanaticum is de daarop betrekking hebbende uitgave van de KNMP de leidraad voor de arts. Vaak zal het ook de apotheker bekend zijn dat het gaat om een situatie van levensbeëindiging, en kan ook hij de gevraagde medicatie toetsen aan de KNMP-uitgave.

Overige relevante eisen

In de voorgaande paragraaf zijn de zorgvuldigheidseisen behandeld die in de Euthanasiewet worden genoemd en die dus van belang zijn in het kader van de strafrechtelijke afweging (heeft de arts zich zo zorgvuldig gedragen dat de strafbaarheid van zijn handeling vervalt?). Daarnaast zijn echter ook nog andere zorgvuldigheidseisen relevant. Schending van deze eisen is strafrechtelijk niet relevant, maar kan wel leiden tot tuchtrechtelijke aansprakelijkheid van de arts.

HET RAADPLEGEN VAN ANDERE BETROKKEN HULPVERLENERS

In tal van situaties zijn naast de arts tot wie de patiënt een verzoek om euthanasie heeft gericht, ook andere hulpverleners bij de situatie van de patiënt betrokken. Te denken valt aan wijkverpleegkundigen in het geval waarin een patiënt in de eigen omgeving thuiszorg krijgt, maar ook en vooral aan situaties waarin de patiënt in een instelling verblijft (bijvoorbeeld een ziekenhuis, verpleeghuis of psychiatrisch ziekenhuis). In een dergelijke institutionele context hebben vaak meerdere hulpverleners (ziekenverzorgenden, verpleegkundigen, collega-artsen en dergelijke) kennis over en ervaring met de opvattingen en uitlatingen van patiënten. De arts tot wie de patiënt het verzoek heeft gericht zal in het kader van zijn gedachtevorming over het verzoek van de patiënt ook bij hen te rade moeten gaan. Verpleegkundigen bijvoorbeeld kunnen door veelvuldige dagelijkse contacten met een patiënt bijzonder relevante informatie hebben over hoe een patiënt zijn gezondheidstoestand en de gevolgen daarvan ervaart, alsmede over andere relevante aspecten.

HET VOORKOMEN VAN ONNODIG LEED BIJ DE FAMILIE

Bij euthanasie staat de relatie tussen arts en patiënt voorop. In die relatie zal moeten worden gesproken over het verzoek om euthanasie en de daarbij geldende zorgvuldigheidseisen, maar ook over het informeren van de naasten van de patiënt. Vaak zijn deze naasten bij het contact tussen arts en patiënt betrokken en worden zij op die wijze geïnformeerd over het verzoek van de patiënt en de bereidheid van de arts daarop in te gaan. In andere gevallen is dat niet zo, terwijl toch te verwachten valt dat het overlijden van de patiënt bij zijn naasten veel leed teweeg zal brengen. Van de arts mag worden verwacht dat hij dit vraagstuk in het contact met de patiënt aan de orde stelt en afspreekt hoe hiermee om te gaan. Dit kan leiden tot een probleem voor de arts in gevallen waarin de patiënt van mening is dat een of meer van zijn naasten niet over de (naderende) levensbeëindiging mogen worden geïnformeerd. De arts zal dan nadrukkelijk duidelijk mogen maken wat het belang van deze naasten bij goede en vooral tijdige informatie is. Houdt de patiënt evenwel voet bij stuk, dan prevaleert zijn recht op privacy. De plicht van de arts om onnodig leed bij de naasten te voorkomen is dan ook geen absolute voorwaarde voor inwilliging van het verzoek van de patiënt om euthanasie. De arts kan om persoonlijke redenen in de houding van de patiënt aanleiding zien het verzoek om euthanasie af te wijzen, maar is daartoe niet verplicht. Aangenomen mag worden dat het ernstige en uitzichtloze lijden van de patiënt artsen er in de meeste van deze gevallen toe zal doen besluiten om het belang van de patiënt te laten prevaleren boven dat van diens naasten.[3,7]

AANWEZIGHEID/BEREIKBAARHEID VAN DE ARTS

In het geval van euthanasie zal de arts altijd aanwezig zijn aan het bed van de patiënt. Het is immers de arts zelf die het euthanaticum behoort toe te dienen. Gaat het niet om euthanasie maar om hulp bij zelfdoding, dan kan de situatie anders liggen. In het geval van hulp bij zelfdoding verstrekt de arts de patiënt een middel, dat deze zelf inneemt. In het algemeen geldt dat de arts aanwezig moet zijn op het moment van het innemen van het middel door de patiënt zelf, al was het maar om te kunnen ingrijpen in het geval waarin het middel niet het gewenste effect (de dood) heeft, of zich andere complicaties voordoen. Het kan gebeuren dat de patiënt zeer beslist te kennen geeft alleen of in het gezelschap van enkele naasten te willen sterven. De rechtspraak laat hiervoor ruimte, zie Rechtbank 's-Hertogenbosch in 1997 betreffende een situatie waarin een psychiatrische patiënte ervoor koos het door de arts verstrekte middel buiten diens aanwezigheid in te nemen.[14] Een dergelijke wens van de patiënt mag door de arts worden ingewilligd, mits zijn bereikbaarheid is gegarandeerd en hij op korte termijn kan interveniëren als daartoe aanleiding bestaat. Bovendien behoort de arts de dodelijke middelen pas aan de patiënt te verstrekken zeer kort voor het werkelijke moment van zelfdoding. Verstrekt de arts het middel eerder, dan kan misbruik het gevolg zijn, zoals een zaak voor het Medisch Tuchtcollege in Amsterdam in 1994 laat zien.[15] In deze zaak ging op de geplande datum de zelfdoding van patiënte, die leed aan longkanker, niet door omdat zij zich beter voelde. Patiënte en haar echtgenoot hielden het middel tegen de afspraken in onder zich. Enkele dagen later pleegde de manisch-depressieve echtgenoot van patiënte met de medicatie zelfmoord. De betrokken arts verklaarde later geen moment de mogelijkheid te hebben overwogen dat een ander dan patiënte het middel zou kunnen of willen innemen. Het Medisch Tuchtcollege gaf de arts in deze zaak een waarschuwing.

Ik behandel de eis van 'aanwezigheid/bereikbaarheid' van de arts weliswaar op deze plaats, maar niet uitgesloten is dat schending van deze eis niet alleen tuchtrechtelijke maar ook strafrechtelijke gevolgen heeft. Het is niet geheel ondenkbaar dat dit – afhankelijk van de omstandigheden – mede valt onder de in de Euthanasiewet opgenomen eis dat de arts de levensbeëindiging medisch zorgvuldig moet uitvoeren. Dat onderstreept wel mijn eerdere opmerking dat het eigenlijk merkwaardig is dat de zorgvuldigheidseis van 'medische zorgvuldige uitvoering' überhaupt in de wet is opgenomen. Nogmaals: het is een belangrijke eis, maar niet een die thuishoort in een wet die een uitzondering maakt op een strafbepaling.

De arts is niet tot levensbeëindiging verplicht

Een arts is onder de in de Euthanasiewet genoemde omstandigheden gerechtigd op een verzoek om euthanasie in te gaan, maar is daartoe nimmer verplicht. Uit onderzoek is bekend dat een belangrijk deel van de euthanasieverzoeken door artsen wordt afgewezen, bijvoorbeeld omdat naar hun mening (nog) niet aan alle zorgvuldigheidseisen is voldaan. Ook kan een arts principiële bezwaren tegen euthanasie hebben. Het komt in de praktijk voor dat patiënten artsen onder druk zetten of chanteren, bijvoorbeeld door te dreigen zich voor de trein te gooien als de arts het verzoek om levensbeëindiging niet inwilligt. Van een arts mag worden verlangd dat hij aan een dergelijke dreiging weerstand biedt.[16] Hij behoort bestand te zijn tegen chantage door of psychische druk van een patiënt. Om diezelfde reden is in euthanasiezaken nimmer een beroep door een arts (of andere hulpverlener) op psychische overmacht aanvaard. Een hulpverlener in de gezondheidszorg moet ook onder als belastend ervaren omstandigheden in staat zijn de eigen gedragslijn te volgen.[17] Hetzelfde geldt voor situaties waarin weliswaar van dreiging door een patiënt geen sprake is, maar wel de vrees bestaat dat deze bij een weigering van de gevraagde levensbeëindiging zal kiezen voor een harde, gewelddadige dood. Deze vrees kan een factor zijn bij het vaststellen van het lijden en de vastbeslotenheid van de patiënt, maar levert geen zelfstandig argument op voor het inwilligen van een verzoek om levensbeëindiging.[9] Zie nader over de weigerende arts hoofdstuk 8 van dit boek.

De Nederlandse Euthanasiewet en het internationale recht

Met een zekere regelmaat vindt discussie plaats over de vraag of een Euthanasiewet zoals die in 2002 in Nederland en België tot stand is gekomen, zich wel verdraagt met het internationale recht. Daarbij wordt vooral gedacht aan mogelijke strijdigheid met het in artikel 2 van het Europees Verdrag voor de Rechten van de Mens (EVRM) neergelegde recht op leven. Artikel 2 van het EVRM luidt: 'Het recht op leven wordt beschermd door de wet. Niemand mag opzettelijk van het leven worden beroofd, behoudens door de tenuitvoerlegging van een gerechtelijk vonnis wegens een misdrijf waarvoor de wet in de doodstraf voorziet.' In het kader van de parlementaire behandeling van de Euthanasiewet heeft de regering steeds betoogd dat artikel 2 EVRM zich niet verzet tegen een door betrokkene zelf uitdrukkelijk gewenste levensbeëindiging, mits aan bepaalde voorwaarden is voldaan. Die voorwaarden zijn in de visie van de regering de in de wet opgenomen zorgvuldigheidseisen en de handhaving van het uitgangspunt van strafbaarheid van euthanasie en hulp bij zelfdoding (met alleen een strikt genormeerde opening via de redenering van de bijzondere strafuitsluitingsgrond). Dit systeem verdraagt zich naar de mening van de regering met de in artikel 2 EVRM neergelegde beschermwaardigheid van het leven. Hierover wordt anders gedacht door mensen die artikel 2 EVRM interpreteren als een absolute bepaling, in het kader waarvan het niet relevant is dat betrokkene zelf om levensbeëindiging heeft gevraagd. Dit is echter niet de gangbare uitleg van artikel 2 EVRM. De discussie kreeg een nieuwe impuls door de uitspraak van het Europese Hof van de Rechten van de Mens uit april 2002 in de zaak-Pretty tegen het Verenigd Koninkrijk. Deze zaak betrof een claim van een ernstig zieke Engelse vrouw op het recht om te sterven door hulp van haar man (niet zijnde een arts). Het Europese Hof wees, zoals te verwachten was, het namens mevrouw Pretty verdedigde 'right to die' af. De uitspraak van het Hof is belangrijk voor de interpretatie van de in het EVRM opgenomen mensenrechten. De uitspraak bevat geen formuleringen of interpretaties die aanleiding geven te denken dat de Euthanasiewet zonder meer onverenigbaar is met het EVRM (zie ook Myjer[10]). Het Europese Hof vermeldt expliciet dat zij in deze zaak geen oordeel geeft over de rechtmatigheid van euthanasiewetgeving als de Nederlandse en zegt overigens dat het in beginsel aan de nationale wetgever is om te beoordelen wat de risico's en de kans op misbruik zijn in het geval van eventuele uitzonderingen op een algeheel verbod van hulp bij zelfdoding. De voorzichtige bewoordingen van het Hof sluiten niet uit dat euthanasiewetgeving, mits voldoende strikt genormeerd en met de nodige waarborgen omgeven, de toets aan het EVRM kan doorstaan. Pas nadat het Europese Hof zich heeft uitgesproken over een casus die specifiek de Nederlandse situatie en regelgeving betreft, zullen we echter zeker weten of de Euthanasiewet met het internationale recht verenigbaar is. Kwetsbaar voor kritiek vanuit het internationale recht is mogelijk de toetsings- en handhavingskant van de Nederlandse wetgeving. Ter Kuile[4] betoogt dat de Nederlandse Euthanasiewet zoveel gewicht geeft aan het oordeel van de niet-strafrechtelijke toetsingscommissie, dat het strafrecht te zeer naar de achtergrond is geschoven. Dat kan naar zijn mening tot strijdigheid met artikel 2 EVRM leiden. Eerder, in juli 2001, uitte de Commissie voor de rechten van de mens van de Verenigde Naties ook kritiek op het Nederlandse systeem van handhaving. De commissie, die overigens – anders dan het Europese Hof – geen bindende uitspraken kan doen, betwijfelde of dit systeem voldoende geschikt is om ongerechtvaardigde gevallen van levensbeëindiging op het spoor te komen. In een reactie gaf de Nederlandse regering aan op dit punt vertrouwen te hebben in de huidige meldings- en toetsingsprocedure.

Literatuur

1. Commissie aanvaardbaarheid levensbeëindigend handelen (CAL) van de KNMG. Medisch handelen rond het levenseinde bij wilsonbekwame patiënten. Houten, 1997.
2. Geneeskundige Inspectie voor de Geestelijke Volksgezondheid. De meldingsprocedure euthanasie/hulp bij zelfdoding en psychiatrische patiënten. Rijswijk, 1993.
3. Gezondheidsraad. Advies inzake suïcide. Den Haag, 1986, p. 243.
4. Kuile BH ter. Nederlandse euthanasiewetgeving – Een juridische beschouwing. Rotterdam, Gouda Quint, 2002
5. KNMG. Standpunt inzake euthanasie. Utrecht, 1995.
6. KNMG. Standpunt inzake euthanasie. Utrecht, 2003.
7. Leenen HJJ. Handboek gezondheidsrecht I – Rechten van mensen in de gezondheidszorg. Houten, Bohn Stafleu Van Loghum, 2000.
8. Leenen HJJ en Legemaate J. Stervensfase geen vereiste voor euthanasie. Nederlands Juristenblad 1993(20):755-6.
9. Legemaate J. Hulp bij zelfdoding in de psychiatrie: regels en opvattingen. Maandblad Geestelijke Volksgezondheid 1993(7/8):750-69.
10. Myjer E. Noot bij Europees Hof 29 april 2002 (Pretty). NJCM-Bulletin 2002,7, 910-25.
11. Tholen AJ. Levensbeëindiging en psychisch lijden. Medisch Contact 2003(2): 64-7.
12. Wöretshofer J. Volgens de regelen van de kunst. Arnhem, Gouda Quint, 1992.

Noten

1. Zie HR 5.12.1995, NJ 1996, 322, in welke zaak het geven van instructies door een arts als hulp bij zelfdoding werd aangemerkt, alsmede Rb. Groningen 10 april 2003, MC (2003) nr. 20, p. 823-826
2. Wet van 12 april 2001, Stb. 194
3. HR 24.12.2002, NJ (2003), 167
4. MC (2003) nr. 4, p. 152
5. HR 21.06.1994, NJ 1994, 656
6. Rb. Amsterdam 21.02.2001, TvGR (2001) nr. 3, p. 208-15
7. Zie bijvoorbeeld HR 27.11.1984, NJ 1985, 106 en Rb. Den Haag 21.06.1985, TvGR (1985) nr. 6, p. 355-9, de laatste uitspraak betreffende een patiënte met multipele sclerose
8. HR 21.06.1994, NJ 1994, 656
9. HR 24.12.2002, NJ (2003), 167
10. Rb. Amsterdam 21.02.2001, TvGR (2001) nr. 3, p. 208-15
11. Rb. Haarlem 30.10.2000, TvGR (2001) nr. 3, p. 204-8)
12. Zie Hof Den Haag 11.09.1986, TvGR (1987) nr. 1, p. 45-46
13. Hof Den Haag 25.05.1993, TvGR (1993) nr. 5, p. 360-368
14. Rb. 's-Hertogenbosch 31.07.1997, TvGR (1997) nr. 8, p. 494-9
15. MT Amsterdam 11.04.1994, MC (1994) nr. 45, p. 1434-1435
16. Zie Rb. Haarlem 04.07.1994, MC (1994) nr. 49, p. 1575-7

Hoofdstuk 3

DE WERKWIJZE EN DE ERVARINGEN VAN DE TOETSINGSCOMMISSIES

G.A.M. *Widdershoven*

Inleiding

Sedert 1 november 1998 worden meldingen van euthanasie en hulp bij zelfdoding getoetst door regionale toetsingscommissies. Vanaf de inwerkingtreding van de Wet toetsing levensbeëindiging op verzoek en hulp bij zelfdoding per 1 april 2002 is met een positief oordeel van een van de toetsingscommissies de zaak afgedaan; bij een negatief oordeel wordt de zaak doorgeleid naar het College van Procureurs-generaal en de Inspectie voor de Gezondheidszorg.

De huidige wijze van toetsing betekent een ingrijpende wijziging ten opzichte van de situatie voor 1998, toen alle meldingen enkel door het Openbaar Ministerie werden onderzocht. De procedure via de toetsingscommissies beoogt een verkorting van de tijd dat artsen op het oordeel moeten wachten. Terwijl de tijd tussen melding en oordeel (sepot, dan wel vervolging) in de oude werkwijze maanden (tot meer dan een jaar) kon duren, is in de nieuwe procedure in een snelle afhandeling voorzien. De commissies hebben zes weken om een oordeel uit te spreken (eventueel te verlengen met nogmaals zes weken). Tevens wordt de toetsing niet meer alleen door juristen uitgevoerd. De toetsingscommissies zijn interdisciplinair; ze bestaan uit een jurist, een arts en een ethicus. Ten slotte staat het Openbaar Ministerie meer op afstand. Sedert 1 april 2002 komen hier enkel meldingen terecht die door een toetsingscommissie als onzorgvuldig zijn beoordeeld. De verkorting van de procedure, de verbreding van de invalshoek en de grotere afstand van het Openbaar Ministerie zouden moeten leiden tot een grotere meldingsbereidheid onder artsen. Overigens is onzeker of dit ook daadwerkelijk het resultaat is, aangezien het aantal meldingen gedurende de tijd dat de commissies bestaan licht is teruggelopen[3]. Het huidige meldingspercentage bedraagt ongeveer 54% [4].

In deze bijdrage wordt eerst een beeld geschetst van de werkwijze van de toetsingscommissies. Op grond van welke gegevens komt de commissie tot een oordeel? Hoe komt dit oordeel tot stand? Vervolgens wordt ingegaan op problemen die zich kunnen voordoen bij toetsing van een melding aan de zorgvuldigheidscriteria. Welke vragen kunnen er in de commissie rijzen over het lijden, het verzoek, de consultatie of de uitvoering? Voorts wordt aandacht besteed aan de communicatie tussen commissie en meldend arts. Wanneer en hoe treedt de commissie met de arts in gesprek, wanneer er twijfel is aan de zorgvuldigheid? Een vierde thema is de verhouding tussen de commissies onderling. Hoe stemmen ze hun werkwijze op elkaar af? Hoe wordt uniformiteit in procedure en uitkomsten bewerkstelligd? Ten slotte wordt aandacht geschonken aan de educatieve functie van de commissies. Welke bijdrage leveren zij aan het maatschappelijke inzicht in en het publieke debat over euthanasie en hulp bij zelfdoding?

Werkwijze

Er zijn vijf regionale toetsingscommissies, die zijn gevestigd in Groningen (regio Groningen, Friesland en Drenthe), Arnhem (regio Overijssel, Gelderland, Utrecht en Flevoland), Haarlem (regio Noord-Holland), Rijswijk (regio Zuid-Holland en Zeeland) en 's-Hertogenbosch (regio Noord-Brabant en Limburg). Elke commissie bestaat uit een jurist (voorzitter), een arts en een ethicus. Ieder lid heeft een plaatsvervanger. De commissie wordt ondersteund door een secretaris die jurist is en een raadgevende stem heeft. Een oordeel kan alleen worden uitgesproken wanneer alle drie de leden aanwezig zijn (dan wel hun plaatsvervanger). Aangezien de oordelen binnen een periode van zes weken gereed moeten zijn, wordt eens in de drie tot vier weken vergaderd. Tijdens een vergadering worden tussen de twintig en dertig meldingen besproken.

Vooraf bestuderen de leden van de commissie de stukken met betrekking tot de meldingen die op de agenda staan. Deze stukken betreffen het bericht van de lijkschouwer, het door de meldende arts ingevulde meldingsformulier en overige stukken (zoals het verslag van de consulent, een eventuele wilsverklaring van de patiënt, brieven van specialisten, relevante delen uit het patiëntendossier). Op basis van deze stukken is tevoren door de secretaris een concept-oordeel opgesteld, waarin de gegevens worden samengevat en een oordeel wordt geformuleerd. Dit concept-oordeel vormt het uitgangspunt voor de bespreking in de commissievergadering. Het wordt op basis van de bespreking waar nodig verder aangevuld.

Een afzonderlijk aandachtspunt betreft de vraag of de melding door de juiste persoon is geschied. Volgens de wet is de arts die de euthanasie of hulp bij zelfdoding heeft uitgevoerd degene die dient te melden. Indien een andere arts het meldingsformulier heeft ondertekend, wordt de melding teruggestuurd voor ondertekening door de uitvoerder. Wanneer meerdere artsen bij een euthanasie zijn betrokken, wordt de daadwerkelijke uitvoerder als melder beschouwd. In het uitzonderlijke geval dat twee artsen verklaren samen de levensbeëindigende handeling te hebben verricht, worden zij beiden als melder beschouwd.

Tijdens de bespreking van een melding kan elk van de commissieleden opmerkingen maken en vragen stellen over de zaak die voorligt. Het kan daarbij gaan om uiteenlopende kwesties, zoals het ziektebeeld, het behandelingstraject, de aard en de ernst van het lijden, de manier waarop het verzoek tot stand is gekomen, de consultatie, de uitvoering en de kwaliteit van de verslaglegging. In gezamenlijk overleg wordt gekeken of de stukken op de betreffende punten voldoende informatie bevatten en hoe op basis hiervan geoordeeld kan worden. Desgewenst wordt nadere informatie ingewonnen bij de meldend arts en/of de consulent. Volgens de wet dient een oordeel gebaseerd te zijn op een meerderheid van stemmen. In de praktijk wordt hierbij in het algemeen het consensusmodel gehanteerd. De discussie gaat door totdat de leden het eens zijn. Op basis van de discussie wordt het concept-oordeel omgezet in een definitief oordeel.

De opbouw van het oordeel volgt de zorgvuldigheidseisen. Op het voorblad worden de gegevens van de meldend arts, de consulent en de patiënt weergegeven. Vervolgens worden de relevante feiten vermeld, zoals die uit de stukken blijken. Achtereenvolgens komen aan de orde: het lijden, het verzoek, de consultatie en de uitvoering. Voor elk van deze onderdelen wordt nagegaan of aan de zorgvuldigheidseisen is voldaan. Is dat voor alle onderdelen het geval, dan volgt hieruit het eindoordeel 'zorgvuldig'. Is aan een van de eisen niet voldaan, dan leidt dit tot het eindoordeel 'onzorgvuldig'. Een oordeel onzorgvuldig wordt in het algemeen alleen uitgesproken nadat de arts is gehoord, en na raadpleging van de niet bij de bespreking aanwezige leden (respectievelijk plaatsvervangende leden) van de commissie en de voorzitters en plaatsvervangend voorzitters van de overige commissies. De commissie kan ook een nadere kwalificatie verbinden aan haar oordeel ten aanzien van een (of meer) van de zorgvuldigheidseisen. Zo kan ze aangeven dat het consulentoordeel bijzonder goed van kwaliteit is (of juist matig), of een opmerking maken met betrekking tot de gebruikte medicatie. Dergelijke positieve of negatieve kwalificaties staan los van het eindoordeel; dit luidt hetzij zorgvuldig, hetzij onzorgvuldig. Indien het oordeel zorgvuldig luidt, wordt de zaak hiermee afgesloten. Een oordeel onzorgvuldig betekent doorgeleiding van de zaak naar het Openbaar Ministerie en de Inspectie voor de Volksgezondheid.

Toetsing aan de zorgvuldigheidscriteria

Tijdens de bespreking van een melding kunnen verschillende vragen rijzen over de wijze waarop de zorgvuldigheidseisen in acht zijn genomen. Hieronder volgt een aantal voorbeelden van mogelijke vragen, geordend naar de indeling van het oordeel van de commissie.

a. *Karakter van het lijden, voorlichting en alternatieven*
Een cruciale voorwaarde voor niet-strafbaarheid van de uitgevoerde euthanasie is dat de arts tot de overtuiging moet zijn gekomen dat er sprake was van uitzichtloos en ondraaglijk lijden van de patiënt. Uitzichtloosheid heeft

hier betrekking op de medische conditie. Het gaat om het ontbreken van behandelmogelijkheden. Ondraaglijkheid is gerelateerd aan de subjectieve ervaring van de patiënt. Overigens is de ondraaglijkheid niet louter subjectief; ze zal voor de arts inzichtelijk en invoelbaar moeten zijn.[6] In de grote meerderheid van de gemelde gevallen worden uitzichtloosheid en ondraaglijkheid duidelijk gedocumenteerd. Het gaat veelal om progressieve aandoeningen met ernstige symptomen zoals pijn, misselijkheid, benauwdheid, uitputting, ontluistering. Voor dergelijke symptomen kan natuurlijk steeds de vraag gesteld worden waarom ze op een bepaald moment niet meer te verdragen zijn. Die vraag moet door de commissie kritisch onderzocht worden. Kan uit de beschikbare gegevens opgemaakt worden dat er een keerpunt was bereikt? Meestal is die conclusie goed te trekken, maar soms is dat minder duidelijk.

Een belangrijk aspect van lijden is de angst voor toekomstig lijden. Die angst kan gebaseerd zijn op eerdere ervaringen met het betreffende ziektebeeld, van de patiënt zelf of van een naaste. De vraag die daarbij gesteld moet worden is of die angst ook reëel is. De commissie moet zich ervan vergewissen dat bijvoorbeeld de angst om te stikken niet denkbeeldig is, gezien de aandoening en het ziekteverloop. De expertise van de arts in de commissie is hierbij van groot belang. De angst voor toekomstig lijden speelt ook bij degeneratieve aandoeningen, zoals de ziekte van Huntington of de ziekte van Alzheimer. Op basis van ervaringen met familieleden met dergelijke aandoeningen kan het vooruitzicht voor de patiënt zeer beangstigend zijn. De vraag of een dergelijke angst actieve levensbeëindiging rechtvaardigt, zal per geval bekeken moeten worden. De arts die met een dergelijke situatie geconfronteerd wordt, zal hier samen met de patiënt een moeilijke afweging moeten maken. Datzelfde geldt voor de commissie die de melding achteraf toetst.

De commissie dient zich tevens een beeld te vormen van de wijze waarop de arts de patiënt heeft voorgelicht over de ziekte, het te verwachten beloop en de mogelijke behandelingen. Was de patiënt voldoende op de hoogte van de prognose? Zijn eventuele therapeutische mogelijkheden besproken? Een afzonderlijk aandachtspunt is de mogelijkheid van palliatieve zorg. Wat is er aan palliatie geprobeerd? Welke resultaten heeft dat gehad? Een in dit verband relevante zorgvuldigheidseis luidt dat de arts 'met de patiënt tot de overtuiging is gekomen dat er voor de situatie waarin deze zich bevond geen redelijke andere oplossing was'. Dit betekent dat de mogelijkheden van palliatieve zorg onderzocht dienen te zijn. Dat hoeft niet in te houden dat alle denkbare palliatieve behandelingen geprobeerd moeten zijn. Men kan op goede gronden van bepaalde mogelijkheden afzien, omdat de voorwaarden of de bijwerkingen te belastend zijn. Zo is vervoer naar het ziekenhuis in een terminale fase veelal niet voor de hand liggend. Een bijzonder probleem is de situatie van een patiënt die palliatieve behandeling weigert (vgl. Den Hartogh[1]). Is de betreffende behandeling weinig ingrijpend, dan moet de vraag gesteld worden of dit geen 'redelijke andere oplossing' was. In ieder geval mag een serieus gesprek tussen arts en patiënt over de consequenties van de weigering worden verwacht. Het is niet altijd eenvoudig om een tussenweg te vinden tussen (te) sterk en (te) lang aandringen op alternatieve behandelingen enerzijds, en (te) snel opgeven van het zoeken naar alternatieven anderzijds. Voor de commissie is het van belang inzicht te krijgen in de wijze waarop de arts zich in dit spanningsveld heeft opgesteld.

b. Het verzoek

Een tweede cruciale voorwaarde voor de rechtvaardiging van euthanasie is dat de arts tot de overtuiging is gekomen dat er sprake was van een vrijwillig en weloverwogen verzoek. De commissie dient derhalve inzicht te krijgen in de aard van het verzoek en de wijze waarop dit is geuit. Wanneer en hoe heeft de patiënt zijn verzoek geformuleerd? In veel gevallen is er reeds eerder door de patiënt met de arts over euthanasie gesproken, bijvoorbeeld na de eerste diagnose. Op dat moment gaat het nog niet om een werkelijk verzoek, maar om een mogelijke situatie in de toekomst. Een dergelijk gesprek dient te worden onderscheiden van een daadwerkelijk verzoek om levensbeëindiging, op het moment dat de patiënt de situatie als ondraaglijk ervaart. Eerdere gesprekken kunnen bijdragen tot de weloverwogenheid van het verzoek. Het verzoek zelf betreft echter steeds de concrete situatie waarin het voor de patiënt niet langer gaat.

Het genoemde onderscheid is ook relevant voor de schriftelijke documentatie van het verzoek. Vaak is er een wilsverklaring van de patiënt aanwezig. Deze heeft dan meestal de vorm van een conditioneel verzoek: de patiënt geeft aan onder bepaalde (nog niet actuele) voorwaarden zijn of haar leven niet langer draaglijk te achten en om euthanasie te verzoeken. Een dergelijk conditioneel verzoek kan het daadwerkelijke verzoek ondersteunen. Het kan een rol spelen bij het gesprek over de situatie.[6,7] Het concrete verzoek zelf wordt er echter niet in gedocumenteerd. De vraag die de commissie zich dan moet stellen is of het feitelijke verzoek tot uitdrukking brengt dat de situatie voor de patiënt ook zodanig is als hij of zij in de wilsverklaring aangaf. Naast een conditionele wilsverklaring kan de patiënt ook zijn feitelijke verzoek op schrift gesteld hebben. Een dergelijk document geeft de commissie een inzicht in het verzoek zelf. Zo'n document kan de commissie helpen in de oordeelsvorming over het verzoek; noodzakelijk is het echter niet. Vaak blijkt dat conditionele wilsverklaringen (zoals de NVVE-verklaring) worden gebruikt terwijl het feitelijke verzoek al aan de orde is. In dit licht zou een ander formulier (waarin het feitelijke verzoek wordt beschreven) te prefereren zijn (vgl. Den Hartogh[1]).

Bij de toetsing gaat het steeds om de vraag of het actuele verzoek vrijwillig en weloverwogen was. Daarbij dient kritisch gekeken te worden naar mogelijke belemmeringen, zoals een storing in de cognitieve en expressieve vermogens of een depressieve stemming. Dergelijke belemmeringen kunnen het verzoek ondergraven, maar dat hoeft niet per se het geval te zijn. Cognitieve stoornissen kunnen van tijdelijke of wisselende aard en intensiteit zijn. In dat geval kan een verzoek dat op een helder moment geuit wordt, zeker geldigheid bezitten. Wanneer het vermogen tot expressie beperkt is, kan iemand die bekend is met de beperkingen niet zelden toch het verzoek duiden.[7] Een depressie in psychiatrische zin dient onderscheiden te worden van neerslachtigheid die, in het licht van de deplorabele toestand waarin de patiënt verkeert, begrijpelijk en reëel te noemen is. In al deze gevallen zal het oordeel van een onafhankelijke psychiater de inschatting van de kwaliteit van het verzoek kunnen ondersteunen.

Een vraag die rondom het verzoek kan rijzen, betreft de tijd tussen feitelijk verzoek en uitvoering van de actieve levensbeëindiging. Soms is deze tijd erg kort, bijvoorbeeld als de euthanasie slechts enkele uren na het (eerste) verzoek plaatsvindt. De vraag is of de voorwaarde van weloverwogenheid dan voldoende is gewaarborgd. Soms ook is de tijd lang, bijvoorbeeld enkele weken. De vraag die dan rijst is wat er in de tussentijd gebeurd is: is het lijden van de patiënt tijdelijk verminderd? Dit roept dan tevens de vraag op waardoor de situatie uiteindelijk toch onhoudbaar is gebleken.

Volgens de wet kan een arts wanneer een patiënt van zestien jaar en ouder niet langer in staat is zijn wil te uiten, toch op basis van een voorgaand schriftelijk verzoek tot levensbeëindiging overgaan. De toetsing van de voorwaarde van het vrijwillige en duurzame verzoek geschiedt dan op basis van de wilsverklaring. Overigens dient hierbij tevens aan de overige voorwaarden voldaan te zijn. De vraag of bij afwezigheid van het vermogen tot wilsuiting feitelijk ondraaglijk lijden vastgesteld kan worden, is niet eenvoudig te beantwoorden. Dit probleem speelt onder andere, maar niet uitsluitend, bij latere stadia van dementie. In dat geval zal de commissie zich ervan dienen te vergewissen hoe de arts de ondraaglijkheid van het lijden heeft vastgesteld. Hiermee is in de commissies nog vrijwel geen ervaring opgedaan. De suggestie dat ondraaglijkheid in dergelijke situaties a priori niet is vast te stellen, lijkt echter voorbarig. Het is immers niet ondenkbaar dat de patiënt wel kan uitdrukken dat hij of zij ondraaglijk lijdt, zonder tot een actueel weloverwogen verzoek in staat te zijn. Een dergelijke situatie is bijvoorbeeld bij sommige (semi)comateuze patiënten aan te treffen, die geen bewust verzoek meer kunnen uiten, maar door hun lichaamshouding en reactie op prikkels ernstig lijden kenbaar maken.

c. *Consultatie*

Volgens de wettelijke voorschriften dient de arts ten minste één andere, onafhankelijke arts te hebben geraadpleegd alvorens tot actieve levensbeëindiging over te gaan. Deze arts dient de patiënt te hebben gezien en schriftelijk zijn oordeel te hebben gegeven over het lijden en het verzoek. De meldend arts is aanspreekbaar op de kwaliteit van het consult en de verslaglegging. Als deze niet aan de eisen voldoen, wordt door de commissie geconstateerd dat de arts niet heeft gehandeld overeenkomstig de betreffende zorgvuldigheidseis. De meldend arts doet er derhalve goed aan zich ervan te vergewissen dat het consult op de juiste wijze is uitgevoerd en gedocumenteerd.

Een van de voorwaarden die aan het consult worden gesteld is de onafhankelijkheid van de tweede arts. Getoetst wordt of deze tot een onafhankelijk oordeel in staat was. Dit impliceert dat hij of zij niet in een behandelrelatie met de patiënt dient te staan. Ook dient er geen directe relatie te zijn met de behandelend arts. Soms blijkt onafhankelijkheid moeilijk te realiseren. Zo kan de arts zich voor de situatie gesteld zien dat de patiënt een bezoek van een vreemde arts als zeer belastend ervaart. Ook kan het moeilijk zijn om in een kleinere gemeenschap een onafhankelijke arts te vinden. Door de inmiddels ruime bekendheid van het SCEN-project zal dit laatste nauwelijks meer als een reëel probleem kunnen gelden.

De consulent moet tijdens een bezoek aan de patiënt de aard van het lijden en de kwaliteit van het verzoek nagaan. Dit laatste houdt in dat de patiënt ten tijde van het consult voldoende aanspreekbaar moet zijn. Soms is dit niet het geval. De consulent kan dan niet zonder meer volstaan met het spreken van de familie, maar zal zo mogelijk een geschikt moment moeten kiezen voor een nieuw consult.

Van de consulent mag een kritische toets van de zorgvuldigheidseisen verwacht worden. Is het lijden uitzichtloos? Zijn er nog palliatieve mogelijkheden? Is het verzoek weloverwogen en duurzaam? SCEN-artsen worden hierin geschoold. Zij zien hun taak (terecht) als meer dan het bevestigen van een oordeel van een collega. Vaak geven zij adviezen om nog bepaalde behandelingen te proberen, bijvoorbeeld op het gebied van pijnbestrijding of behandeling van een mogelijke depressie. Een dergelijke interventie kan de kwaliteit van het traject van euthanasie verbeteren. Daardoor kan de tijd tussen het consult en de uiteindelijke uitvoering van de euthanasie vrij lang worden, bijvoorbeeld meerdere weken. In dat geval verdient het aanbeveling dat de consulent de patiënt dan opnieuw bezoekt, om vast te stellen dat uiteindelijk aan de zorgvuldigheidseisen is voldaan. Ontbreekt zo'n tweede bezoek, dan kan dit bij de commissie de vraag oproepen in hoeverre de toestand veranderd is ten opzichte van het moment van het consult (waar euthanasie nog niet aan de orde bleek te zijn).

De consulent dient in zijn verslaglegging inzichtelijk te maken waarop hij de conclusie baseert dat aan de zorgvuldigheidseisen is voldaan. Een consultatieverslag dat alleen op het lijden ingaat, en niet op het verzoek (of andersom) is niet adequaat. Een verslag dat bestaat uit een checklist waarin de zorgvuldigheidseisen worden aangekruist geeft geen inzicht in de wijze waarop de consulent dit heeft getoetst. Een uitvoerig en goed gedocumenteerd verslag ondersteunt de euthanasiemelding en vergemakkelijkt de oordeelsvorming in de commissie. De structuur van verslaglegging die wordt gehanteerd door SCEN-artsen en de deskundigheid waarmee deze verslagen worden opgesteld zijn in dit verband zeer behulpzaam.

Het consult zal door de meldend arts over het algemeen als een steun ervaren worden. Een enkele keer kan het voorkomen dat de arts het niet met het oordeel van de consulent eens is, bijvoorbeeld wanneer de consulent aangeeft dat er nog iets geprobeerd zou kunnen worden, terwijl de arts dit betwijfelt. Formeel hoeft de arts het oordeel van de consulent niet te volgen, als hij of zij dit onverantwoord acht. Vanzelfsprekend zal dit wel een nadere motivering vereisen. In dat geval kan een tweede consult zinvol zijn. Ook het bespreken van de situatie met collega's kan nuttig zijn. Belangrijk is dat de arts de gevolgde procedure duidelijk beschrijft en documenteert.

d. Uitvoering
Rondom de uitvoering van euthanasie doen zich geen grote problemen voor. Over het algemeen worden de KNMP-richtlijnen met betrekking tot de te gebruiken middelen gevolgd. Soms wordt daarvan afgeweken, onder vermelding van redenen. Bij gevallen van hulp bij zelfdoding kunnen zich problemen voordoen wanneer de medicatie wordt uitgebraakt of niet (snel) werkt. Aanwezigheid van de arts bij de inname is dan ook vereist. Op dit punt kunnen bij de commissie soms vragen rijzen, bijvoorbeeld wanneer de arts de patiënt op diens uitdrukkelijk verzoek tijdens de inname van het middel alleen heeft gelaten.

Communicatie met de meldend arts

De commissie kan naar aanleiding van vragen in contact treden met de meldend arts. Overigens geschiedt dit slechts in een minderheid van de gevallen (vgl. Den Hartogh[2]). Het contact kan verschillende vormen aannemen. In de eerste plaats kan de commissie vragen om ontbrekende stukken aan te leveren (bijvoorbeeld een consulentverslag, of een gedeelte uit de status). Een dergelijke vraag wordt door de secretaris telefonisch of schriftelijk afgehandeld. Voorts kan de commissie om nadere toelichting vragen ten aanzien van een of meer zorgvuldigheidseisen. Het betreft hier vragen over bijvoorbeeld de aard van het lijden, de gang van zaken rondom het verzoek, de procedure van het consult of de uitvoering. Dergelijke vragen zijn complexer dan die over het ontbreken van stukken.

Bij vragen over de zorgvuldigheidseisen staan de commissie drie mogelijkheden ter beschikking. In de eerste plaats kan de vraag per brief gesteld worden, met het verzoek om een schriftelijk antwoord. Deze werkwijze heeft het voordeel dat de vraag helder omschreven wordt en het antwoord schriftelijk is vastgelegd. Een nadeel van deze werkwijze is dat een schriftelijke uitwisseling gemakkelijk kan leiden tot misverstanden en daardoor tot hernieuwde vragen, met een risico op irritatie aan weerszijden. De arts, die al een uitvoerig meldingsformulier heeft moeten invullen, zal mogelijk geneigd zijn hier opnieuw naar te verwijzen zonder veel extra informatie te geven. Dit kan dan bij de commissie tot het gevoel leiden dat de arts niet echt op de vraag ingaat.

Ten gevolge van een aantal negatieve ervaringen met schriftelijke vragen is een tweede manier van contact leggen met de meldend arts ontwikkeld, namelijk het stellen van vragen per telefoon door de arts van de commissie. Telefonisch contact heeft het voordeel dat de context van de vraag kan worden verhelderd en dat onduidelijkheden direct kunnen worden opgelost. Een nadeel is dat een dergelijk gesprek minder goed is gedocumenteerd. Bovendien heeft een gesprek van artsen onderling het risico dat vragen vanuit een meer specifiek juridisch of ethisch perspectief minder worden uitgediept. In het licht van deze bezwaren is een procedure afgesproken waarbij de secretaris van de commissie per brief tevoren aangeeft welke vragen in het telefonische contact aan de orde gesteld zullen worden, en de arts van de commissie nadien schriftelijk verslag uitbrengt van het gesprek. Dit blijkt over het algemeen meer bevredigend te zijn dan schriftelijke vragen alleen, zowel voor de meldend arts als voor de commissie.

De derde manier waarop de commissie met de meldend arts in contact kan treden bestaat uit een persoonlijk onderhoud met de arts. Deze benadering wordt gekozen wanneer schriftelijke en telefonische communicatie niet tot voldoende duidelijkheid hebben geleid omtrent de melding, en in het bijzonder bepaalde twijfels bij de commissie niet hebben kunnen wegnemen. Dergelijke situaties komen overigens weinig voor. Een uitnodiging voor een gesprek impliceert niet dat de commissie van mening is dat er onzorgvuldig is gehandeld door de arts. Het betekent wel dat de commissie op grond van de beschikbare gegevens niet in staat is tot een oordeel omtrent de zorgvuldigheid te komen. Van een gesprek wordt door de secretaris van de commissie een schriftelijk verslag gemaakt. Dit wordt verwerkt in het oordeel van de commissie.

De commissie kan ook schriftelijk of telefonisch vragen stellen aan anderen dan de meldend arts. Het kan dan gaan om de gemeentelijk lijkschouwer, de consulent of andere betrokken hulpverleners.

Op basis van de documenten rondom de melding (het meldingsformulier, het consulentverslag, de medische gegevens uit de status) en eventueel verder contact met de meldend arts of andere betrokkenen krijgt de commissie doorgaans een rijk beeld van de situatie. Dit wordt in het oordeel verwerkt, dat aan de meldend arts wordt toegezonden. De arts kan zo inzicht krijgen in de wijze waarop de melding door de commissie is getoetst.

Afstemming tussen de commissies

De toetsing van gemelde gevallen van euthanasie vindt, zoals gezegd, plaats in vijf regionale commissies. Deze werkwijze heeft het voordeel dat het aantal meldingen dat een commissie te verwerken heeft, overzichtelijk blijft.

Bovendien is een regionale commissie voor artsen herkenbaar. Een mogelijk nadeel is dat de commissies onafhankelijk van elkaar gevallen toetsen. Dit zou kunnen leiden tot verschillende wijzen van beoordelen van gelijksoortige gevallen. Het zou theoretisch mogelijk kunnen zijn dat een identieke melding in de ene regio zorgvuldig wordt geacht, en in de andere onzorgvuldig. Dat zou een aantasting betekenen van de rechtsgelijkheid. In dit licht is een aantal afspraken gemaakt om de afstemming tussen de commissies te bevorderen.

Volgens de Wet toetsing levensbeëindiging op verzoek en hulp bij zelfdoding dienen de voorzitters van de toetsingscommissies ten minste tweemaal per jaar met elkaar overleg te voeren over werkwijze en functioneren van de commissies (artikel 13). In de praktijk vindt vaker overleg plaats (circa vijfmaal per jaar). In het landelijke voorzittersoverleg, waarin voorzitters en plaatsvervangend voorzitters bijeenkomen, worden procedurele afspraken gemaakt. Dit heeft geleid tot een uniformering van de vormgeving van het oordeel en tot stroomlijning van de wijze waarop bijvoorbeeld het telefonisch contact met de meldend arts verloopt. In het landelijke overleg wordt ook gesproken over vaker voorkomende kwesties met betrekking tot de zorgvuldigheidseisen en wordt gewerkt aan onderlinge afstemming op deze punten. De (plaatsvervangend) voorzitters hebben tevens overleg met het Openbaar Ministerie en met de Inspectie voor de Gezondheidszorg. Ook dit overleg beoogt tot afstemming te leiden ten aanzien van de omgang met bepaalde inhoudelijke kwesties.

Het probleem van rechtsongelijkheid speelt in het bijzonder bij het oordeel onzorgvuldig. In dat verband is de procedure afgesproken dat indien een commissie overweegt een melding onzorgvuldig te verklaren, de stukken worden voorgelegd aan de voorzitters en de plaatsvervangend voorzitters van de overige commissies met verzoek om hun commentaar. Dit wordt dan in de uiteindelijke oordeelsvorming betrokken.

Eenmaal per jaar komen alle leden en plaatsvervangend leden van de toetsingscommissies bijeen. Daarbij wordt ruim aandacht geschonken aan moeilijke gevallen, zoals weigering van palliatieve zorg of het omgaan met wilsverklaringen. Deze vormen van overleg laten zien dat de commissies in het algemeen tot eenzelfde oordeel komen, maar dat er accentverschillen bestaan tussen (leden van) verschillende commissies, zeker als het gaat om ingewikkelde grensgevallen. Inzicht in mogelijke andere gezichtspunten vergroot de kwaliteit van de afwegingen die in de commissies gemaakt worden.

Educatieve functie

De toetsingscommissies richten zich niet enkel op de beoordeling van individuele gemelde gevallen. Zij hebben ook een voorlichtende en educatieve taak. Aan deze taak wordt op meerdere wijze vorm gegeven.

In de eerste plaats vervullen de commissies een educatieve functie bij individuele meldingen. Via opmerkingen in de oordelen kan een commissie de aandacht vestigen op zaken die in positieve zin opvallen, of die juist meer aandacht zouden moeten verdienen. Hierbij kan gedacht worden aan de zorgvuldigheid rondom het inschakelen van (eventueel meerdere) consulenten of de kwaliteit van het verslag van de meldend arts en/of de consulent. Overigens zijn de commissies tamelijk terughoudend met commentaar bij individuele gevallen, aangezien hier de toetsing voorop staat, en niet de educatie. De contacten tussen commissie en meldend arts kunnen eveneens een educatieve functie vervullen. Telefonisch contact met de arts van de commissie wordt in dit opzicht door meldend artsen vaak als nuttig ervaren. Ook een persoonlijk onderhoud met een meldend arts kan een dergelijke functie hebben.

In de tweede plaats geven leden van de toetsingscommissies voordrachten voor huisartsenverenigingen, ziekenhuizen, verpleeghuizen en andere instellingen in de gezondheidszorg. In deze voordrachten wordt geschetst hoe de commissies te werk gaan. Tevens leveren commissieleden een bijdrage aan de opleiding van SCEN-artsen. Hierbij wordt aandacht geschonken aan de werkwijze van de commissie, in het bijzonder op die gebieden die voor de consulent van belang zijn. Tevens wordt ingegaan op moeilijke kwesties rondom (de toetsing van) euthanasie.

In de derde plaats wordt de educatieve functie vormgegeven door publicaties van leden van de commissies in vaktijdschriften en kranten. Ook worden jaarverslagen gepubliceerd, waarin naast feitelijke gegevens rondom het aantal meldingen een bijdrage wordt geleverd aan de vergroting van het maatschappelijke inzicht via de bespreking van (geanonimiseerde) casuïstiek. Dergelijke casusbesprekingen laten zien welke afwegingen er spelen en hoe de commissie daarin te werk gaat. Tevens worden gevallen besproken waarin er sprake is van discrepanties tussen het oordeel van de commissie en de zienswijze van het College van Procureurs-generaal. Zo oordeelde een commissie in het geval van een patiënt met een snel progressieve vorm van dementie met corticale componenten en mogelijk een lichte depressie op basis van de gegevens van de arts en twee consulenten dat aan de wilsbekwaamheid niet getwijfeld hoefde te worden; het College van Procureurs-generaal was aanvankelijk een andere mening toegedaan, maar besloot op basis van nadere informatie van de toetsingscommissie geen vervolging in te stellen (Jaarverslag 2000[3]). Een ander voorbeeld betreft een vrouw van 97 jaar met een aantal lichamelijke klachten, die na een CVA weliswaar herstelde, maar toch afhankelijk bleef en uit angst voor een recidief verzocht om euthanasie. De commissie achtte dat er (nog) geen sprake was van uitzichtloos en ondraaglijk lijden. Het College van Procureurs-generaal was van mening dat er wel sprake was van uitzichtloos en ondraaglijk lijden, mede gelet op de leeftijd en de reële angst voor herhaling (Jaarverslag 2000[3]). Bij deze discrepanties dient bedacht te worden dat de beslissing van het Openbaar Ministerie om al dan niet te vervolgen niet alleen wordt ingegeven door de vraag of al dan niet is voldaan aan de zorgvuldigheidseisen. Hier kunnen ook andere feiten en omstandigheden een rol spelen. Een negatief oordeel van de commissie betekent dus niet altijd strafvervolging van de arts.

Conclusie

Twee belangrijke argumenten voor de rechtvaardiging van de Nederlandse politiek van vrijwaring van strafbaarheid bij euthanasie en hulp bij zelfdoding zijn (vergroting van) transparantie en zorgvuldigheid. De procedure van de regionale toetsingscommissies vervult hierbij een belangrijke rol. De toetsingscommissies richten zich expliciet op de vraag hoe in de voorliggende meldingen aan de zorgvuldigheidseisen is voldaan. Daartoe worden de gegevens uit het meldingsformulier, het dossier en het consulentverslag beoordeeld op transparantie. Zo nodig wordt de meldend arts om een nadere toelichting gevraagd. Op basis van deze informatie vormt de toetsingscommissie zich een beeld van de zorgvuldigheid van het betreffende geval. Dit wordt verwoord in een gemotiveerd oordeel. Via een terugkoppeling naar de meldend arts wordt aangegeven in hoeverre sprake is van transparantie en zorgvuldigheid. Hierbij kunnen eventueel punten van verbetering aan de orde gesteld worden.

De procedure van de toetsingscommissies staat zelf eveneens in het teken van transparantie en zorgvuldigheid. In haar verslaglegging naar de meldend arts geeft de commissie een beeld van de door haar gevolgde werkwijze en geeft zij aan op basis waarvan zij tot haar oordeel is gekomen. De procedure beoogt zorgvuldigheid te bewerkstelligen via een inbreng vanuit meerdere disciplines (recht, ethiek, geneeskunde). Ze verloopt, bij twijfel, over meerdere schakels (communicatie met de meldend arts, raadpleging van de niet-aanwezige (plaatsvervangend) leden van de commissie, advies van de voorzitters van de andere commissies). In geval van een oordeel onzorgvuldig levert de doorgeleiding naar het College van Procureurs-generaal en de Inspectie voor de Gezondheidszorg twee extra schakels in de procedure.

Via de terugkoppeling naar meldend artsen, voordrachten en publicaties leveren de toetsingscommissies een bijdrage aan de vergroting van transparantie rondom euthanasie en aan de continuering van het debat over wat geldt als zorgvuldigheid inzake levensbeëindiging op verzoek en hulp bij zelfdoding. Waar dat leidt tot kritische vragen, kan dit de motivering van artsen om te melden onder druk zetten. Toch betekent de procedure van de toetsingscommissies niet dat artsen per definitie aan een strengere toets worden onderworpen. Zoals uit de twee besproken voorbeelden bleek, zal de toetsingscommissie soms kritischer zijn dan de artsen gewend waren toen de meldingen nog door het Openbaar Ministerie en de Inspectie voor de Gezondheidszorg werden getoetst, maar kan zij op andere momenten, doordat ze over meer interactiemogelijkheden met de arts beschikt, ook meer begrip voor de situatie opbrengen. Wanneer artsen voldoende op de hoogte zijn van de wijze van werken van de toetsingscommissies, zullen zij meer voorbereid zijn op het soort vragen dat hun mogelijk gesteld kan worden. Vandaar dat meer bekendheid met de procedure van de toetsingscommissies van groot belang is voor de acceptatie onder artsen, de versterking van de meldingsbereidheid en daarmee voor de rechtvaardiging van de huidige praktijk van levensbeëindigend handelen, zowel in nationaal als in internationaal verband.

Literatuur

1. Hartogh G den (2000). Nieuwe duidelijkheid over euthanasie. Medisch Contact 2000;55(44):1570-3.
2. Hartogh G den (2002). Niet toetsen is geen optie. Medisch Contact 2002: 57(34)1192-1194.
3. Regionale toetsingscommissies. Jaarverslagen 1999, 2000, 2001.
4. Wal G van der, Heide A van der, Onwuteaka-Philipsen BD, Maas PJ van der. Medische besluitvorming aan het einde van het leven. Utrecht, De Tijdstroom, 2003.
5. Wet toetsing levensbeëindiging op verzoek en hulp bij zelfdoding (2001). Staatsblad van het Koninkrijk der Nederlanden, nr. 194.
6. Widdershoven G. Ethiek in de kliniek. Amsterdam: Boom, 2000.
7. Widdershoven GAM, Berghmans RLP. Ethiek en begeleiding. In: Jonker C, Verhey FRJ, Slaets JPJ. Alzheimer en andere vormen van dementie. Houten/Antwerpen: Bohn Stafleu Van Loghum, 2001:298-309.

Hoofdstuk 4

CONSULTATIE EN KWALITEITSBEWAKING: SCEN

E.H.J. van Wijlick

Inleiding

Het Hoofdbestuur van de Koninklijke Nederlandsche Maatschappij tot bevordering der Geneeskunst (KNMG) heeft in 1984 een standpunt inzake euthanasie ingenomen.[1] In dat standpunt is de zorgvuldigheidseis opgenomen dat een onafhankelijk en deskundig collega een consultatie dient uit te voeren, voorafgaande aan de uitvoering van een euthanasie of hulp bij zelfdoding. Dit wordt noodzakelijk geacht voor een zorgvuldige besluitvorming en uitvoering. Uit de dagelijkse praktijk blijkt dat artsen problemen kunnen hebben met een verzoek om euthanasie of hulp bij zelfdoding.¹ Dit betreft in algemene zin kennis, houding, standpunt en gedrag. Duidelijkheid is vaak gewenst over het zorgvuldigheidscriterium ondraaglijk en uitzichtloos lijden, de medisch-technische aspecten, de zorg aan nabestaanden, de omgang met (strafrechtelijke) procedures, de melding en de rol van de consulent. Het lag dan ook voor de hand om de strafrechtelijke toetsing van euthanasie aan te vullen door de consultatie te professionaliseren. Een adequate manier om te zorgen voor goede consultaties die werkelijk kwaliteitsborgend kunnen werken, leek het concept van een 'netwerk van onafhankelijke en deskundige consulenten, door de beroepsgroep aangewezen, geschoold en volgens richtlijnen werkend'. Dit concept vormde de kern van het experimentele KNMG-project 'steun en consultatie bij euthanasie in Amsterdam' (SCEA) dat in 1997 van start ging en aansluitend opging in het KNMG-project Steun en Consultatie bij Euthanasie in Nederland (SCEN). Hiermee wordt de consultatie geprofessionaliseerd. Deze medisch-professionele norm, het raadplegen van een onafhankelijk collega, ligt nu ook vast in artikel 2 van de Wet toetsing levensbeëindigend handelen op verzoek en hulp bij zelfdoding. De 'Euthanasiewet' werd op 1 april 2002 van kracht.[2]

In dit hoofdstuk wordt uiteengezet op welke wijze het project SCEN de kwaliteit bewaakt en verbetert. Op de eerste plaats wordt de historie van het project beschreven. Aan de hand van het consultatieprotocol wordt uitvoerig beschreven waar de consulent in de praktijk aan moet voldoen om een goede consultatie uit te voeren. Vervolgens wordt geschetst wat het verschil is tussen het verlenen van steun en het uitvoeren van een consultatie. Hierbij gaat ook de aandacht uit naar het effect van het moment waarop de consulent in het besluitvormingsproces betrokken wordt. Daarna wordt ingegaan op welke wijze de deskundigheid wordt bevorderd en hoe de toegang tot de SCEN-arts is georganiseerd. De bewaking van de kwaliteit van de SCEN-arts wordt besproken in het onderdeel van de bijeenkomsten die de consulenten hebben. Ook wordt aandacht besteed aan de invloed van communicatiemiddelen op het verbeteren en bewaken van de kwaliteit. Afgesloten wordt met enkele voorlopige resultaten en beschouwingen.

Historie

In 1991 presenteerde de Staatscommissie-Remmelink de resultaten en inzichten van een grootschalig onderzoek naar de omvang en de praktijk van de euthanasie.[3,4] Die inzichten leidden bij de KNMG tot de notitie 'Medische beslissingen rond het levenseinde – projectvoorstellen', die in 1993 door het Hoofdbestuur werd aanvaard. Een van de projectvoorstellen die met voorrang dienden te worden uitgewerkt, betrof een experiment met kwaliteitsborging in het traject dat voorafgaat aan de uitvoering van euthanasie.[5] Voor de uitwerking van het experiment werd gebruik gemaakt van de ervaringen die Smeets c.s. sinds 1989 opdeden bij een informeel netwerk in Noord-Limburg.[6] Bij de Amsterdamse Huisartsen Vereniging (AHV) bleek veel belangstelling voor het experiment, omdat het bureau van de AHV vaak geconfronteerd werd met vragen van haar leden. Het onderzoek van Van der Wal en Van der Maas bevestigde dat individuele artsen beperkte ervaring hebben met euthanasie.[7] Een huisarts met een gemiddelde praktijk krijgt per jaar een à twee verzoeken om hulp bij zelfdoding of euthanasie. Tot de uitvoering wordt – gemiddeld genomen – eens in de drie jaar overgegaan. Ook met het uitvoeren van een formele consultatie in dit kader hebben artsen beperkte ervaringen. De AHV werd nauw betrokken bij de ontwikkeling van het SCEA-project. Vanwege het feit dat euthanasie in 80% van de gevallen in de huisartspraktijk plaatsvindt, beperkte het SCEA-project zich tot huisartsen. Alle Amsterdamse huisartsen konden via een speciaal telefoonnummer bij een ervaren en speciaal opgeleide collega informatie en advies inwinnen of deze vragen als onafhankelijk consulent op te treden.[8] Het experiment werd wetenschappelijk geëvalueerd door het instituut voor Extramuraal Geneeskundig Onderzoek (EMGO) van de Vrije Universiteit te Amsterdam. Al vrij snel werd duidelijk dat de gekozen aanpak zinvol was en ook elders diende te worden gerealiseerd. De wetenschappelijke evaluatie bevestigde dat.[9,10] De KNMG en de Landelijke Huisartsen Vereniging (LHV) stelden het projectplan Steun en Consultatie bij Euthanasie in Nederland (SCEN) op. Het Ministerie van VWS was bereid het project te financieren. In 1999 werd begonnen met het ontwikkelen en uitvoeren van het project SCEN in samenwerking met geïnteresseerde Districts Huisartsen Verenigingen (DHV). Het project SCEA gaat vanaf dat moment op in het project SCEN. De registratie en wetenschappelijke evaluatie van het project SCEN werd uitgevoerd door het EMGO-instituut.[11] In 2002 is er een netwerk gerealiseerd in alle DHV's met zo'n 500 SCEN-artsen, waardoor alle huisartsen in Nederland een beroep kunnen doen op een deskundig en onafhankelijk collega.

Protocol voor consultatie

Om de artsen die aan het SCEN-project deelnemen te helpen bij het systematisch uitvoeren van een consultatie werd een protocol ontwikkeld. Dit consultatieprotocol geldt nog steeds als een belangrijk ondersteunend instrument voor de SCEN-artsen om bij te dragen aan kwalitatief goede consultaties.[12]

Een consultatie kan worden onderscheiden in procedurele en inhoudelijke aspecten. De procedurele aspecten van een consultatie zijn de onafhankelijkheid en de werkzaamheden van de consulent. De inhoudelijke aspecten zijn de deskundigheid en het oordeel van de consulent. Beide aspecten zijn nauw gerelateerd en wegen, ook in het kader van de euthanasiewet, even zwaar. Wie voor een praktijkgenoot een kwalitatief goede consultatie uitvoert, kan toch rekenen op nadere vragen van de regionale toetsingscommissie euthanasie. De commissie heeft de mogelijkheid het oordeel 'onzorgvuldig' uit te spreken. Er is immers niet aan de procedurele zorgvuldigheidseis van onafhankelijkheid voldaan. Hieronder wordt de toepassing van het protocol nader uiteengezet aan de hand van de praktijk.

ONAFHANKELIJKHEID EN DE DESKUNDIGHEID VAN DE CONSULENT

Voordat een arts een toezegging doet een consultatie uit te voeren, zal hij voor zichzelf moeten bepalen dat hij voldoende onafhankelijk is. De schijn van afhankelijkheid moet worden vermeden. De onafhankelijkheid moet zijn gewaarborgd en impliceert dat bijvoorbeeld een praktijkgenoot, medelid van een maatschap, arts-assistent, een familielid of een arts die anderszins in een afhankelijke relatie staat tot de arts die het consult inroept, in principe niet in aanmerking komt om als formele consulent op te treden. Een arts moet in staat zijn 'nee' te zeggen tegen zijn collega. Evenmin kan een arts als consulent fungeren wanneer hij een behandelrelatie of persoonlijke relatie met de patiënt heeft of als de arts de patiënt heeft behandeld tijdens het waarnemen.

Artsen die werkzaam zijn in instellingen zullen naast voornoemde criteria vrij moeten zijn van actuele of toekomstige samenwerkingsrelaties die de onafhankelijkheid beïnvloeden. Het werken in een centrale dienstenstructuur kan als effect hebben dat tijdens een dienst een patiënt wordt gezien die later wordt bezocht in het kader van een consultatie. Het zien van een patiënt maakt de arts echter nog niet per definitie tot medebehandelaar. Daarvan is pas sprake als een behandelbeleid wordt gewijzigd of ingezet dat bijvoorbeeld van invloed is op de ondraaglijkheid van het lijden. Normaliter vindt dat niet plaats in de avond-, nacht- en weekenddiensten, maar pas de volgende dag door de eigen huisarts. Als een arts voor zichzelf beoordeelt dat het contact met de patiënt tijdens de dienst zodanig is geweest dat het de onafhankelijkheid niet beïnvloedt, is er geen beletsel een consultatie uit te voeren. Als de betreffende consulent in zijn verslaglegging er melding van maakt dat de patiënt reeds eerder is gezien en daarbij motiveert waarom er geen reden is de consultatie niet uit te voeren, wordt de onafhankelijkheid én de transparantie bevorderd. De onafhankelijkheid is in dergelijke situaties niet in het geding.

De consulent moet ook in staat worden gesteld om tot een onafhankelijk oordeel te kunnen komen. De behandelend arts dient dan ook geen toezegging te doen over de uitvoering van euthanasie aan de patiënt, maar zal het advies van de onafhankelijke arts moeten afwachten. Indien wel een toezegging wordt gedaan, bijvoorbeeld door een afspraak te maken over datum en tijdstip van de uitvoering, brengt dit de behandelend arts en de consulent in een lastige positie. Een behandelaar kan té betrokken zijn bij de patiënt en diens complexe en ingrijpende situatie. Het onvoldoende bewaren van afstand tot de patiënt kan leiden tot blinde vlekken, die een objectieve beoordeling en daardoor zorgvuldig handelen in de weg kunnen staan. Een consulent moet op afstand staan. Een onafhankelijke consultatie bevordert de kwaliteit van de besluitvorming in complexe situaties en is onontbeerlijk voor een zorgvuldige uitvoering.

In het project SCEN is een bereikbaarheidsstructuur opgebouwd met diverse protocollen, waarbij ook de onafhankelijkheid wordt verbeterd en bewaakt. Een centrale doktersdienst fungeert als verbinding tussen de behandelend arts en de SCEN-arts. De behandelend arts plaatst een oproep om steun bij de doktersdienst en weet niet welke SCEN-arts in het district op dat moment beschikbaar is. De doktersdienst informeert de dienstdoende SCEN-arts dat er een oproep is. De SCEN-arts aan wie de oproep wordt doorgegeven kan vervolgens besluiten deze oproep van de behandelend arts door te spelen aan een collega-SCEN-arts omdat hij zich niet onafhankelijk acht. Met deze structuur wordt voldaan aan de eis van onafhankelijkheid. Tevens biedt deze werkwijze de mogelijkheid aan de SCEN-arts om zelf het moment te bepalen om contact te zoeken met de behandelend arts, waardoor de werkzaamheden in de eigen praktijk niet (direct) onder druk komen te staan.

Wanneer een arts als consulent wordt gevraagd, moet iedere keer worden afgewogen of hij/zij voldoende kennis en vaardigheden heeft om te beoordelen of het verzoek van de patiënt aan de eisen voldoet en de besluitvorming van de behandelend arts medisch-professioneel is. Het heeft dan ook niet de voorkeur dat basisartsen die in opleiding zijn, bijvoorbeeld huisartsen in opleiding (haio's), consultaties uitvoeren. De consulent moet beargumenteerd kunnen verklaren waarom er wel of (ten dele) niet aan de wettelijke zorgvuldigheidseisen is voldaan. De consulent moet na kunnen gaan of er specifieke problematiek is die eventueel vraagt om aanvullende deskundigheid of ruggespraak. Alle SCEN-artsen kunnen terugvallen op een specialistennetwerk. Hierin participeren onder andere een psychiater, een jurist en een ethicus. De consulent dient ook deskundig te zijn op het terrein van de palliatieve zorg of de toegang hiertoe weten, maar verleent in beginsel geen specifieke palliatieve consulten. Wanneer er een vermoeden is dat (bijkomende) ernstige psychische problematiek het verzoek beïnvloedt, moet er (ook) een psychiater worden geconsulteerd. Dit is niet de taak van de consulent, maar van de behandelend arts. Als algemene regel geldt dat de consulent geen uitspraken dient te doen bij twijfel over de eigen competentie. De consulent zal dan moeten adviseren een andere deskundige arts aanvullend te consulteren.

DE WERKZAAMHEDEN VAN DE CONSULENT DIE LEIDEN
TOT HET OORDEEL

Om te kunnen beoordelen of een verzoek van de patiënt aan de zorgvuldigheidseisen voldoet en of de behandelaar medisch-professioneel heeft gehandeld, moet de consulent een aantal activiteiten uitvoeren. De consulent zal minstens één gesprek met de behandelend arts moeten voeren, het medisch dossier (inclusief relevante specialistenbrieven) inzien, de patiënt zien (en spreken) en zijn oordeel schriftelijk vastleggen. Deze laatste twee werkzaamheden zijn in de Euthanasiewet opgenomen.

Nadat de SCEN-arts de oproep van de doktersdienst heeft ontvangen, wordt meestal binnen één uur contact gezocht met de behandelend arts om in eerste aanleg te horen wat er aan de hand is. In bijna alle gevallen wordt besloten later op de dag nogmaals contact te hebben op een voor beiden rustig tijdstip. Uit de praktijk blijkt dat tijdens dit telefoongesprek, of soms face-to-facegesprek, de meest relevante informatie door de behandelend huisarts wordt gegeven. SCEN-artsen zijn getraind om in deze fase 'de vraag achter de vraag' te verhelderen. Het is van groot belang duidelijk te krijgen in welke fase de behandelaar zich bevindt en hoe de besluitvorming tot stand is gekomen. Wat heeft geleid tot de huidige situatie van de patiënt? Wat is de huidige situatie? Waaruit bestaat, gezien vanuit de behandelaar, het lijden van de patiënt? Zijn er nog alternatieven voor behandeling, inclusief palliatie, om het lijden te verlichten? Zijn de voor- en nadelen met de patiënt besproken? En hoe staat de patiënt tegenover de alternatieven? Van even groot belang zijn vragen die betrekking hebben op de consultvragend arts zelf. Heeft hij al besloten of twijfelt hij nog? En zo ja, waarom, en waarop is die twijfel gebaseerd? Heeft de collega reeds eerder ervaring gehad met euthanasie? Wordt er na de eventuele uitvoering gemeld? Zo nee, wat is daar de reden van?

Op basis van de vraagverheldering kan de SCEN-arts besluiten alle andere relevante stukken uit het medisch dossier, de specialistenbrieven en andere belangrijke documenten, zoals de wilsverklaring te willen inzien. Meestal worden die stukken per fax naar de SCEN-arts verzonden en zal de SCEN-arts de patiënt willen bezoeken. De SCEN-arts zal de behandelaar vragen bij de patiënt aan te kondigen dat de SCEN-arts een afspraak zal maken. De SCEN-arts moet door de behandelaar goed worden geïntroduceerd bij de patiënt. De behandelaar moet aan de patiënt uitleggen wat de SCEN-arts komt doen en wat daarvan de reden is. Dit is met name om te voorkomen dat patiënten het gevoel hebben een examen te moeten afleggen en de SCEN-arts 'toestemming' geeft voor de uitvoering. Het kan verstandig zijn alvast aan te kondigen dat de SCEN-arts de patiënt ook alleen, onder vier ogen, wil spreken.

Het gesprek met de patiënt is bedoeld om een goed beeld van de situatie te krijgen. De consulent moet zelf nagaan of er sprake is van een vrijwillig en weloverwogen verzoek, of de patiënt het lijden werkelijk ondraaglijk en uitzichtloos vindt, of de patiënt goed is voorgelicht over diens situatie en de vooruitzichten, en of er geen redelijk andere oplossingen zijn. Waaruit bestaat volgens de patiënt het ondraaglijk lijden en wat maakt dat lijden ondraaglijk? Is er sprake van uitzichtloos lijden? Is het verzoek vrijwillig? Is er een schriftelijke wilsverklaring? Is deze nog actueel? Is de patiënt eenduidig in zijn wens en het verzoek? Waaruit blijkt de weloverwogenheid? Wie is deze patiënt? Hoe zag diens leven eruit en op welke wijze past het verzoek daarin? De medische geschiedenis en de biografie moeten samen een compleet beeld geven van de patiënt en zijn verzoek.

De consulent moet zeer alert zijn op situaties wanneer naasten of familieleden sterk gaan aandringen op het honoreren van het verzoek. De vrijwilligheid en weloverwogenheid van het verzoek van de patiënt kan dan onder druk staan. Onderlinge verhoudingen en communicatiepatronen binnen de familieleden kunnen hier aanwijzingen voor geven. Het spreken van de patiënt onder vier ogen is dan zeker noodzakelijk. Dit geldt ook voor situaties waar naasten of familie (nog) niet op één lijn zitten met de wens van de patiënt. De consulent zal zich dan in de bezwaren moeten verdiepen.

Het kan echter gebeuren dat een persoonlijke visite van de consulent niet meer mogelijk is, omdat de ziektetoestand van de patiënt dat niet meer toelaat. In zo'n situatie blijft de plicht tot consultatie bestaan. De behandelend arts zal helder moeten motiveren waarom de persoonlijke visite van de consulent niet meer mogelijk was. En de consulent zal eveneens moeten motiveren hoe hij/zij zonder een dergelijke visite tot zijn/haar conclusies heeft kunnen komen.

Als een patiënt niet meer aanspreekbaar is, bijvoorbeeld door een coma, kan het zeker zinvol zijn dat de consulent de consultatie toch uitvoert. In dit geval is de schriftelijke wilsverklaring extra van belang. De KNMG is van mening dat grote terughoudendheid is geboden bij het uitvoeren van euthanasie bij comateuze patiënten en verwijst dan ook naar het rapport 'Medisch handelen rond het levenseinde bij wilsonbekwame patiënten' van de KNMG-Commissie Aanvaardbaarheid Levensbeëindigend handelen (CAL).[13]

Na afloop van de consultatie zal de consulent zijn bevindingen op schrift moeten zetten voor de behandelend arts. In voorkomende gevallen heeft de consulent nog nadere vragen voor de behandelend arts of de patiënt en zal een aanvullend gesprek plaatsvinden. Er worden aan het consultatieverslag geen wettelijke vormeisen gesteld. In het kader van het project SCEN is een 'checklist consultatieverslag' ontwikkeld.[14] Met behulp van deze checklist kan worden voorkomen dat er onvolledigheden in het consultatieverslag ontstaan. Een consulent moet dus ook beredeneerd omschrijven waarom er eventueel niet of slechts ten dele aan de zorgvuldigheidseisen is voldaan, of waarom hij daarover twijfelt. Het verslag dient een zo compleet mogelijk beeld te geven van de situatie en dient een heldere en logische conclusie te bevatten. Nadat het verslag klaar is, kan de consulent ervoor kiezen het verslag met de behandelend arts te bespreken. Dit gebeurt vaak alleen als de consulent van oordeel is dat nog niet aan de zorgvuldigheidseisen is voldaan, terwijl de behandelend arts een andere mening is toegedaan. Veelal wordt het consultatieverslag per fax en post naar de behandelend arts gestuurd, die de patiënt van de bevindingen op de hoogte brengt. Het verslag wordt door de behandelend arts, na de uitvoering, gevoegd bij de melding aan de gemeentelijk lijkschouwer.

Steun en consultatie

Een contact tussen een behandelaar en een SCEN-arts leidt niet in alle gevallen tot een consultatie. Het is mogelijk dat er informatie wordt verstrekt of dat geadviseerd wordt om bijvoorbeeld een palliatief consult aan te vragen. Het gaat dan om zogenaamde steunvragen. Het kan ook zijn dat de SCEN-arts een consultatie gaat uitvoeren. Het moment waarop een behandelaar een SCEN-arts in het besluitvormingsproces betrekt, is van invloed op datgene wat de SCEN-arts kan of dient te doen.

De 'S' van steun voor de consultvragende arts is ongeacht de uitkomst van het eerste gesprek in iedere situatie van belang. De behandelend arts is bereid contact te zoeken met een onbekende arts die de patiënt niet kent, en verzoekt in enige mate te worden getoetst. Het telefonisch adviseren of verstrekken van informatie wordt niet als consultatie beschouwd. Er kunnen allerlei onderwerpen besproken worden, bijvoorbeeld juridische aspecten of medische aspecten. Deze contacten, die in het algemeen eenmalig zijn, kunnen uiteraard ook zeer waardevol zijn. De 'S' gaat in principe niet zo ver dat intensieve steun (counseling) door SCEN-artsen wordt gegeven. Voor diepgaandere of langer durende vorm van steun aan de huisarts bij bijvoorbeeld zijn voornemen tot uitvoering van euthanasie of begeleiding bij de 'eerste keer' zijn de collega's uit bijvoorbeeld de huisartsengroep de aangewezenen.

Een consultatie in het kader van euthanasie kan worden omschreven als een formele raadpleging van een tweede arts met een gerichte vraagstelling en toetsend karakter. In de Euthanasiewet wordt een consultatie beschreven als: de arts heeft ten minste één andere, onafhankelijke arts geraadpleegd, die de patiënt heeft gezien en schriftelijk zijn oordeel heeft gegeven over de zorgvuldigheidseisen. Een behandelend arts dient, zoals ook al beschreven in het kader van de onafhankelijkheid, geen toezegging te doen over euthanasie aan de patiënt, maar zal het advies van de onafhankelijke arts moeten afwachten.

Een consultatie dient niet te vroeg worden aangevraagd. Zolang de patiënt(e) nog geen concreet en weloverwogen verzoek om euthanasie heeft gedaan, omdat het lijden bijvoorbeeld nog draaglijk is, lijkt een consultatie minder zinvol. Maar het is van even groot belang tijdig in contact te treden met de consulent, zodat in alle rust afspraken kunnen worden gemaakt over het bezoek van de consulent aan de patiënt. Afnemende cognitieve of communicatieve functies en dergelijke kunnen wel een goede reden zijn vroegtijdig te consulteren. De consultatie kan dan in de lijn van de besluitvorming geplaatst worden en met een kort tweede consult worden afgerond. Ook dan dient de patiënt te worden bezocht en een aanvullend schriftelijk verslag te worden gemaakt.

Er zijn omstandigheden die ertoe leiden dat een consultatie te laat wordt aangevraagd, bijvoorbeeld omdat de conditie van de patiënt sneller achteruitgaat dan verwacht.

Verder speelt een rol dat artsen het moeilijk vinden informatie te vragen of het moeilijk vinden zich te laten toetsen door een (onbekende) collega.[15] Artsen hopen dat de patiënt gewoon zal overlijden.

De behandelend arts is niet gehouden de mening van de consulent te volgen. De behandelaar houdt een eigen professionele verantwoordelijkheid voor de beoordeling van de situatie van de patiënt en voor de uitvoering van de euthanasie. Bij een negatief advies zal, naar de mening van de KNMG, een tweede consulent in consult moeten worden geroepen. Deze zal op de hoogte moeten zijn van de eerdere consultatie. Het is geen goede zaak als, na een wederom negatief advies, een derde of vierde consulent wordt geraadpleegd om uiteindelijk een positief oordeel te krijgen. De behandelend arts zal zich moeten bezinnen op zijn voornemen tot euthanasie.

De SCEN-arts zal ten slotte nooit de uitvoering van euthanasie overnemen van de behandelaar of bijvoorbeeld helpen bij het invullen van het meldingsformulier.

Deskundige consulenten

De KNMG heeft om de deskundigheid van de consulent te bevorderen een goed gestructureerd trainingsprogramma ontwikkeld en uitgevoerd. Om te worden toegelaten tot het trainingsprogramma dienen artsen te beschikken over vijf jaar werkervaring en eigen ervaringen en deskundigheid met betrekking tot het consulteren en het uitvoeren van euthanasie. Verder is het hebben van een 'goede naam' bij collega's van belang en mag euthanasie niet principieel worden afgewezen. Met behulp van de DHV's worden de kandidaat-SCEN-artsen geselecteerd. De artsen worden geacht de ruim van tevoren toegezonden literatuur voorafgaand aan de training te hebben doorgenomen. De training neemt drie dagen in beslag. Tussen de afzonderlijke cursusdagen zit een periode van minimaal twee weken. Het aantal nascholingsuren is twintig. Alle cursisten ontvangen op de eerste trainingsdag een persoonlijk werkboek, waarin zij aantekeningen kunnen maken. De docenten beschikken over een gedetailleerde docenteninstructie. De cursus wordt jaarlijks geëvalueerd en bijgesteld.

Het centrale thema van de cursus is de positie en de rol van de consulent. Die is wezenlijk anders dan de positie en rol van de behandelaar. De consulent wordt geacht een medische en procedurele beoordeling te kunnen maken over de zorgvuldigheid van het handelen van een collega. Het blijkt dat nogal eens de rol van de consulent en de behandelaar door elkaar worden gehaald. De consulent hoeft niet te besluiten of de euthanasie wel of niet doorgaat en mag als consulent de euthanasie zelfs niet uitvoeren. De consulent beoordeelt of de collega zorgvuldig heeft gehandeld en of er niets over het hoofd wordt gezien. De training is gericht op het overdragen en kunnen toepassen van kennis. Allereerst worden de eigen ervaringen en emoties van de artsen besproken. Hierdoor zijn de docenten, die allemaal ervaren SCEN-arts zijn, goed in staat aan te sluiten bij het kennis-, inzichts- en toepassingsniveau van de artsen. In het begin van het project is een groot beroep gedaan op een klein aantal docenten. Gaandeweg het project werden artsen die in de cursussen opvielen, later ingewerkt als docent.

Tijdens de training wordt dieper ingegaan op het begrip 'ondraaglijk lijden', de medisch-technische aspecten van het uitvoeren van euthanasie en het belang van het melden. Eén hele cursusdag staat in het teken van de communicatie en de emoties rondom euthanasie. Kandidaat-SCEN-artsen moeten laten zien dat zij in staat zijn gesprekken te voeren met de behandelend arts, de patiënt en familieleden. Welke aspecten zijn van belang in het eerste gesprek met de collega? Hoe zorg je ervoor dat je de patiënt onder vier ogen spreekt? Hoe zeg je als consulent 'nee' tegen een collega? Op welke wijze kun je alternatieve behandelingen adviseren? Met behulp van een trainingsbureau worden de verschillende situaties in rollenspelen verduidelijkt. Op basis van een van deze rollenspelen moeten de artsen een consultatieverslag maken als ware het een consultatieverslag voor een collega. Dit verslag wordt door de docenten voorzien van opmerkingen en met de cursisten besproken tijdens de derde cursusdag. De Euthanasiewet wordt door de toetsingscommissies uiteengezet, waarbij tevens de werkwijze van de commissies zelf aan de orde komt. Kennis en kunde met betrekking tot palliatieve zorg en de bereikbaarheid van consultatieteams palliatieve zorg wordt overgedragen door deskundigen, verbonden aan de verschillende Centra voor de Ontwikkeling van Palliatieve Zorg (COPZ). De aanwezigheid van de gastdocenten uit de kringen van de toetsingscommissies en de palliatieve zorg draagt bij aan een kennismaking. Het belang en effect hiervan moeten niet worden onderschat, omdat nog steeds geldt: 'onbekend maakt onbemind'.

Consulentenbijeenkomsten

Na de training blijven de SCEN-artsen elkaar ontmoeten tijdens de consulentenbijeenkomsten. Deze nascholingsbijeenkomsten vinden viermaal per jaar plaats, duren minimaal twee uur en worden begeleid door (huisarts-)supervisoren en andere deskundigen, zoals gedragswetenschappers. Het doel van deze nascholingsbijeenkomsten is het geven van gelegenheid tot spuien, om reflectie te krijgen op het eigen handelen en het gedrag als SCEN-arts en om thema's uit te werken. Van de bijeenkomsten worden verslagen gemaakt.

Het gezamenlijk praten over het werk als SCEN-arts en het inbrengen van casuïstiek helpt bij de meningsvorming en het maken van (procedure)afspraken. Deze bijeenkomsten dragen bij aan teamvorming. Door elkaar ervaringen te vertellen en deze te bespreken, leren de SCEN-artsen van elkaar. Dat is nuttig als voorbereiding op situaties die een SCEN-arts later zelf kan tegenkomen. Ook de 'spiegelinformatie', die de continue registratie over het project SCEN oplevert, wordt besproken. De input voor deze registratie wordt, behalve door de SCEN-artsen, geleverd door de behandelend artsen die gebruik maken van SCEN-artsen. Dit levert onder andere inzicht op in het gebruik van SCEN, de kwaliteit van de geleverde dienstverlening en de mate van tevredenheid over SCEN-artsen.

De bijeenkomsten worden ook gebruikt om elkaars consultatieverslagen te bespreken. Deze vorm van toetsing en kwaliteitsbewaking wordt meestal pas gestart naarmate de groep SCEN-artsen langer bestaat. Dit geldt ook voor het uitdiepen van thema's, bijvoorbeeld hoe om te gaan met vroege of late consultaties, terminale sedatie en dergelijke.

Goede toegang tot de SCEN-arts

Voor het realiseren van een goede beschikbaarheid en bereikbaarheid van de consulenten is gekozen om aan te sluiten bij de districtenstructuur van de huisartsen (DHV). Dit is een herkenbare en fysieke afbakening voor huisartsen in die districten. Bovendien werd duidelijk gemaakt aan DHV's die nog niet participeerden, dat zij geen gebruik konden maken van de SCEN-artsen uit andere districten. Het project is dan ook gestart met districten die belangstelling toonden en enthousiast waren.

Op de eerste plaats werd een berekening gemaakt van het aantal consulenten voor heel Nederland, waarbij de ervaringen in Amsterdam werden meegenomen. Een belangrijk gegeven is dat de consulenten dit naast hun drukke praktijk 'erbij' doen. Dit betekent enerzijds dat artsen niet mogen worden overbelast, maar anderzijds wel voldoende consultaties moeten uitvoeren om ervaringen op te kunnen (blijven) doen. De verhouding van één consulent per twintig huisartsen leek optimaal.

Deze verhouding wordt gehanteerd als richtsnoer. Per district zijn er soms meer SCEN-artsen nodig vanwege de geografische omvang en/of infrastructuur van de regio, of omdat artsen het beschikbaar zijn als SCEN-arts als zeer belastend ervaren. Er wordt per DHV een dienstrooster gemaakt, waardoor wekelijks minstens twee artsen beschikbaar zijn als SCEN-arts. Gemiddeld genomen heeft men eens per zes weken dienst. Bij de aanvang van het SCEA-project werd verondersteld dat de SCEA-artsen alle dagen van de week en vierentwintig uur per dag bereikbaar moesten zijn. Dit bleek in bijna alle gevallen niet nodig. Verreweg de meeste oproepen vonden plaats tijdens reguliere praktijktijden op doordeweekse dagen en meestal tussen elf uur 's ochtends en twee uur 's middags. Op basis hiervan is er in bijna alle districten een bereikbaarheid van maandag tot en met vrijdag van acht uur 's morgens tot vijf uur 's middags.

Alle districten beschikken over een eigen SCEN-telefoonnummer. Dit telefoonnummer is doorgeschakeld naar een centrale doktersdienst. De KNMG heeft in samenwerking met deze doktersdienst een belprotocol ontwikkeld. Hierin is bijvoorbeeld geregeld dat de consultvragend arts nooit door de doktersdienst rechtstreeks in contact wordt gebracht, bijvoorbeeld door middel van een doorverbinding, met de SCEN-arts. Het is altijd de SCEN-arts die contact opneemt met de consultvragend arts. Er worden ook nooit namen of telefoonnummers verstrekt van (dienstdoende) SCEN-artsen aan consultvragende artsen.

Communicatie

De inzet van communicatiemiddelen heeft het verbeteren en bewaken van de kwaliteit beïnvloed. Uit het rapport SCEA bleek dat het project voortdurend ter vergroting van de bekendheid onder de aandacht van de artsen diende te worden gebracht. Voor het project SCEN werden een logo en huisstijl ontworpen die goed aansloten bij de huisstijl van de KNMG.

Het eerste moment van rechtstreeks communiceren met huisartsen in een huisartsendistrict was dat per brief werd aangekondigd dat het project mogelijk van start zou gaan en dat er kandidaat-consulenten gezocht werden. Nadat deze consulenten getraind waren, ontvingen zij een handboek op maat met daarin alle relevante informatie, telefoonnummers en adressen. Alle huisartsen van het betreffende district ontvingen vervolgens een brief waarin werd uitgelegd dat er SCEN-artsen beschikbaar zijn, waar deze voor dienen en hoe de SCEN-artsen bereikbaar zijn. Dit wordt (nog steeds) regelmatig herhaald in de nieuwsbulletins van de DHV's. Er werd ook een factsheet ontwikkeld. Deze geplastificeerde kaart is aan alle huisartsen in Nederland toegezonden. Naast feitelijke informatie staan op de factsheet ook inhoudelijke richtlijnen.

Een ander belangrijk instrument is de SCEN-nieuwsbrief. Deze overwegend inhoudelijke nieuwsbrief, die driemaal per jaar verscheen, werd verzonden aan de huisartsen van de deelnemende DHV's. Inmiddels ontvangen alle huisartsen in Nederland de nieuwsbrief. Met behulp van de website (www.scen.nl) werden discussies gestart, werd informatie verstrekt over het project en kunnen artsen op het besloten deel van de site de spiegelinformatie van alle districten bekijken.

Al deze communicatiemiddelen en momenten, inclusief de aandacht van de media, hebben bijgedragen aan het verbeteren en bewaken van de kwaliteit. De huisartsen weten de SCEN-artsen goed te bereiken en zijn tevreden over de consultaties. Het project SCEN biedt de huisartsen in de districten een podium om kennis en attitude te bewaken, te verbeteren en te verspreiden met betrekking tot het consulteren en het (al dan niet) uitvoeren van euthanasie.

Voorlopige resultaten en beschouwing

De resultaten van de wetenschappelijke evaluatie zijn pas in de tweede helft van 2003 beschikbaar. Toch kunnen enkele voorlopige resultaten en beschouwingen worden besproken.

De keuze van de KNMG om te zoeken naar wegen om de strafrechtelijke toetsing van euthanasie en hulp bij zelfdoding aan te vullen is naar mijn mening een goede geweest. Het project SCEN heeft een belangrijke bijdrage geleverd aan de wijze waarop de bewaking en verbetering van de kwaliteit rondom euthanasie kan worden georganiseerd, ingevuld en uitgevoerd. Hiermee is de rol en de positie van de SCEN-arts duidelijker geworden. Uit de registratie blijkt dat SCEN-artsen deskundige adviezen geven en in de optiek van collega's goed zijn toegerust om vragen te beantwoorden en problemen op te lossen. De training en het consultatieprotocol dragen daar in hoge mate aan bij. Voorts blijkt uit de registratie dat de huisartsen zeer tevreden zijn over de bereikbaarheid van de SCEN-artsen.[16] De keuze om vanuit de verschillende DHV's een eenduidige telefonische bereikbaarheidsstructuur te ontwikkelen is een goede gebleken. Hierdoor kon een gefaseerde en beheersbare opbouw van het netwerk plaatsvinden. Bovendien konden ervaringen vertaald worden in afspraken en procedures en direct worden gebruikt door DHV's die nadien gingen deelnemen aan het project.

Het zou voorbarig zijn om te stellen dat het consulteren via SCEN zonder meer de beste manier is. Wel heeft het onderzoek van Philipsen en Van der Wal vooralsnog aangetoond dat de consultatieverslagen van SCEN-artsen gemiddeld van een betere kwaliteit zijn dan van niet-SCEN-artsen. De regionale toetsingscommissies euthanasie benoemen dit nadrukkelijk in hun jaarverslagen.[17,18] Men zou kunnen veronderstellen dat SCEN-artsen bij het opstellen van consultatieverslagen getraind worden in wat de toetsingscommissies willen horen, waardoor de besluitvorming van SCEN-artsen aan objectiviteit zou inboeten. [19] Dat consultatie en toetsing elkaar beïnvloeden lijkt mij evident. Maar het is onwaarschijnlijk dat de consulent zich oriënteert op de interpretatie van de toetsingscommissies. Zolang de commissieoordelen, behoudens de beschreven casuïstiek in de jaarverslagen, niet openbaar worden gemaakt, is dat niet waarschijnlijk. De SCEN-artsen baseren zich onder andere op het standpunt inzake euthanasie van het Hoofdbestuur van de KNMG, de Euthanasiewet en de training. De consulentenbijeenkomsten vormen het platform voor nadere norm- en praktijkontwikkeling. Dat de taak en positie van de toetsingscommissie hier aan de orde komt, is vanzelfsprekend. Overigens valt ook nog op te merken dat het consultatieverslag 'vormvrij' is. Hiermee worden artsen gedwongen een beredeneerd verhaal op papier te zetten dat leidt tot een logische conclusie. Dit houdt veel meer in dan uitvoerig aandacht schenken aan relevante aspecten; het gaat erom alle aspecten in goede samenhang in de juiste context te beschrijven. De hiervoor ontwikkelde checklist draagt daar aan bij. Het consultatieverslag is 'het product' van de vele werkzaamheden van de consulent, zoals het gesprek met de arts en de patiënt. Een SCEN-consultatie neemt gemiddeld drieënhalf uur in beslag. Naar mijn mening mag worden aangenomen dat de gestructureerde aanpak leidt tot een goede consultatie, die indirect leidt tot het verbeteren van het medisch handelen van artsen bij euthanasie. SCEN-artsen zijn onafhankelijk, ze hebben meer (gedeelde) ervaring met het consulteren en zijn daardoor beter in staat gericht te adviseren met betrekking tot alle aspecten in het kader van een voorgenomen euthanasie.

Het voorgaande leidt tot de vraag of de consultatie via SCEN verplicht zou moeten worden. Deze vraag moet naar mijn mening op dit moment negatief beantwoord worden. Op de eerste plaats ontbreekt het wettelijk kader daarvoor, maar dat zou kunnen worden aangepast. Mijn grote bezwaar is echter dat een verplichting dwingend is. Ook kunnen er omstandigheden zijn die een behandelaar (moeten) doen besluiten een niet-SCEN-arts te consulteren. Met een verplichting wordt die keuze onmogelijk. SCEN-artsen moeten eerst geruime tijd de gelegenheid krijgen te laten zien dat SCEN in alle opzichten goed werkt en consultvragers zullen de voordelen moeten ervaren. Dit zal ook door middel van onderzoek aangetoond moeten worden. Op termijn kan het voor artsen vanzelfsprekend worden dat in geval van een euthanasieverzoek een SCEN-arts wordt benaderd. Als dat zo is, kan wellicht overwogen worden of het een medisch-professionele norm wordt om te consulteren via SCEN. Het is goed als deze discussie over enige tijd wordt gestart, maar nu is die nog niet aan de orde. Zo zal bijvoorbeeld eerst een uitbreiding naar ziekenhuizen en verpleeghuizen moeten worden gerealiseerd. Het kan immers niet zo zijn dat er in het kader van de consultatie een onderscheid wordt gemaakt tussen de verschillende beroepsbeoefenaren. Ook hier geldt dat de meerwaarde van een consultatie door SCEN-artsen moet worden ondervonden en aangetoond.

De meerwaarde van de SCEN-arts zal moeten worden bewaakt en verbeterd. Nadat de artsen zijn getraind, worden zij uitgenodigd voor de consulentenbijeenkomsten. Niet alle SCEN-artsen nemen echter regelmatig deel aan deze bijeenkomsten en niet alle aanwezige artsen hebben inbreng in deze nascholing. En hoe om te gaan met artsen die onjuiste en/of afwijkende standpunten innemen, of gedragingen hebben die niet stroken met de norm in de praktijk? Het project SCEN moet hiervoor een kwaliteitskader ontwikkelen in nauwe samenwerking met de betrokkenen. Bij het ontwikkelen van dat kwaliteitskader kan overwogen worden een taakverbreding van de SCEN-arts te betrekken. Steun en consultatie rondom het levenseinde, inclusief palliatieve zorg, zowel voor huisarts als patiënt. Hiermee wordt organisatorisch en inhoudelijk verbinding gemaakt met de netwerken in de palliatieve zorg, waardoor er structurele samenhang ontstaat. Huisartsen hebben daardoor een laagdrempelige toegang tot deskundige en onafhankelijke collega's met betrekking tot vragen rondom het levenseinde van patiënten. Het blijkt namelijk dat individuele huisartsen eveneens beperkte ervaringen hebben met patiënten in de palliatief terminale fase. De zorg aan deze patiënten is zeer intens, waarbij enerzijds zo veel mogelijk rekening moet worden gehouden met de wensen en behoeften van de patiënt en diens naasten, en anderzijds met de (medische) (on)mogelijkheden op het terrein van de palliatieve zorg. SCEN-artsen zijn altijd zeer betrokken en actief op het gebied van de palliatieve zorg. Velen zijn dan ook consulent palliatieve zorg of nemen deel aan het peergroup-project palliatieve zorg, organiseren en/of volgen cursussen en zijn betrokken bij consultatieteams palliatieve zorg, et cetera. In het kader van de huidige taakopvatting en diversiteit in opleidingsniveau met betrekking tot palliatieve zorg verleent de SCEN-arts geen palliatieve consulten. Indien een taakverbreding en inbedding in de reguliere zorg gerealiseerd kan worden, draagt dit bij aan kwaliteitsborging in de laatste levensfase.

Welke factoren zijn van invloed op het succes van het project SCEN? Het politieke klimaat is onmiskenbaar van invloed geweest. Er bleek voldoende maatschappelijk draagvlak te zijn om te investeren in het verbeteren en bewaken van de kwaliteit van het handelen van artsen voorafgaande aan het uitvoeren van euthanasie. De pilot in Amsterdam leverde voldoende inzicht en vertrouwen op van de overheid en het veld. De beleidskeuze van het ministerie van VWS, gepaard gaande met de financiering van het project SCEN, heeft de implementatie mogelijk gemaakt. De insteek om te starten met geïnteresseerde huisartsen en DHV's heeft gewerkt. Andere districten konden zien dat SCEN een meerwaarde had. Zij konden uiteindelijk niet achterblijven, omdat door niet deel te nemen aan het SCEN-project de consultatieverzoeken niet uitblijven. Het nadeel, participatie in SCEN, woog niet op tegen het investeren in deelname aan SCEN. Het financieel vergoeden van de consultatie heeft daar zeker ook aan bijgedragen. Maar bovenal de warme en grote belangstelling van huisartsen voor dit onderwerp is doorslaggevend geweest: 'Dit gaat tenminste ergens over.' Hierdoor kon door alle betrokkenen veel energie worden vrijgemaakt.

Het project SCEN heeft een duidelijke functie verworven in het bewaken en verbeteren van de kwaliteit van de consultatie. In de concept-rapportage door de VN-mensenrechtencommissie van het Internationaal verdrag voor burgerlijke en politieke rechten (BUPO) over de euthanasiewet merkt de commissie op dat er meer nadruk moet komen op toetsing vooraf. Het systeem van SCEN-artsen is een stap in die richting.[20,21] Om het project SCEN te continueren en verder te ontwikkelen is een plan ontwikkeld waarin ook een uitbreiding naar ziekenhuizen en verpleeghuizen wordt beoogd.[22] De KNMG maakt zich sterk om het SCEN-programma inclusief financiering onder te brengen in de gezondheidszorg. De KNMG is dan ook verheugd dat de overheid duidelijk heeft gemaakt veel waarde te hechten aan het SCEN-project en het in de gezondheidszorg te willen inbedden.[23,24,25]

Literatuur

1. Hoofdbestuur KNMG. Standpunt Hoofdbestuur 1984 inzake euthanasie. Utrecht, 1984.
2. Staatsblad van het Koninkrijk der Nederlanden. Wet toetsing levensbeëindiging op verzoek en hulp bij zelfdoding. Staatsblad 2001; 194.
3. Commissie-Remmelink. Medische beslissingen rond het levenseinde; rapport van de Commissie onderzoek medische praktijk inzake euthanasie. 's-Gravenhage: Sdu, 1991.
4. Maas PJ van der, Delden JJM van, Pijnenborg, L. Medische beslissingen rond het levenseinde; het onderzoek voor de Commissie onderzoek medische praktijk inzake euthanasie. 's-Gravenhage: Sdu, 1991.
5. Hoofdbestuur KNMG. Medische beslissingen rond het levenseinde – projectvoorstellen. Utrecht: 1993.
6. Smeets RJ. De sociaal geriater als consulterend arts bij euthanasie. Medisch Contact 1995;50:1295-7.
7. Wal G van der, Maas PJ van der. Euthanasie en andere medische beslissingen rond het levenseinde; de praktijk en de meldingsprocedure. 's-Gravenhage: Sdu, 1996.
8. Dillmann RJM, Krug CHM, Onwuteaka-Philipsen BD et al. Steun en consultatie bij euthanasie in Amsterdam; 24 uur per dag informatie en advies aan huisartsen. Medisch Contact 1997;52:743-5.
9. Onwuteaka-Philipsen BD, Wal G van der. Steun en consultatie bij euthanasie in Amsterdam. Amsterdam, Vrije Universiteit, 1998.

10. Onwuteaka-Philipsen BD. Consultation of another physician in cases of euthanasia and physician-assisted suicide. Amsterdam: Thela Thesis, 1999.
11. KNMG. Beschrijving van het project Steun en Consultatie bij Euthanasie in Nederland. Utrecht, 1998.
12. Onwuteaka-Philipsen BD, Wal G van der. Consultatie bij euthanasie. Medisch Contact 2001;56:1093-4.
13. KNMG-Commissie aanvaardbaarheid levensbeëindigend handelen. Medisch handelen rond het levenseinde bij wilsonbekwame patiënten. Houten/Diegem: Bohn Stafleu Van Loghum, 1997.
14. Checklist consultatieverslag is te downloaden via www.scen.nl
15. Koks TJAM, Pruyn JFA. Enquête palliatieve zorg. Integraal Kankercentrum Zuid. Eindhoven: oktober 2000.
16. Spiegelinformatie SCEN 2001 en 2002 is voor artsen beschikbaar op www.scen.nl
17. Regionale toetsingscommissies euthanasie. Jaarverslag 1998/1999. Den Haag, 2000.
18. Regionale toetsingscommissies euthanasie. Jaarverslag 2000. Den Haag, 2001.
19. Hartogh GA den. Regulering van euthanasie en hulp bij suïcide: hoe succesvol is het Nederlandse model? Tijdschrift voor Gezondheidsrecht 2002;4:232-50.
20. Handelingen Tweede Kamer, vergaderjaar 2001-2002, 26691 en 22588, nr. 42, 3-4.
21. Leenen HJJ. VN stelt vragen over euthanasie. Medisch Contact 2001;56:1192.
22. Wijlick EHJ van. Steun en consultatie bij euthanasie in Nederland na 2003: van, voor en door artsen; onafhankelijk en deskundig. Utrecht: KNMG, 2002.
23. Handelingen Eerste Kamer. EK27, 27-1267. Den Haag, 2001.
24. Handelingen Tweede Kamer. TK26, 26-1884. Den Haag, 2002.
25. Handelingen Tweede Kamer. TK27, vergaderjaar 2002-2003, 28600 XVI, nr. 102, 6. Den Haag, 2002.

Noot

1. Omwille van de leesbaarheid is ervoor gekozen om zo veel mogelijk de term euthanasie te hanteren, ook al wordt daarmee zowel euthanasie als hulp bij zelfdoding bedoeld.

Hoofdstuk 5

OBJECTIVERING VAN DE ZORGVULDIGHEIDSEISEN INZAKE HET VERZOEK EN HET LIJDEN: AANPAK, VALKUILEN EN VERSLAGLEGGING

G.K. Kimsma

Inleiding

Objectivering van de zorgvuldigheidseisen maakt deel uit van het proces van integratie van euthanasie en hulp bij zelfdoding in het pakket van medisch handelen, met de aantekening dat levensbeëindiging door een arts nog steeds niet 'normaal medisch handelen' is en niet onder de wettelijke basis van de 'medische exceptie' valt. Andere onderdelen van het proces dat zich de laatste jaren voltrekt zijn, naast de onderzoekingen van Van der Wal en Van der Maas:[1] onderwijs op het terrein van euthanasie in de (beroeps)opleidingen[2], de ontwikkeling van protocollen bij zorginstellingen[3], voortgaande jurisprudentie ten aanzien van het beoordelen van de condities waaronder tot afzien van vervolging wordt overgegaan of tot vervolging of eventueel veroordeling, de ontwikkeling van een netwerk van opgeleide consulenten door de bij de KNMG gelokaliseerde organisatie Steun en Consultatie Euthanasie Nederland (SCEN) en, ten slotte, de ervaringen van de regionale toetsingscommissies euthanasie. De laatste juridische uitspraken betreffen de Brongersma- en Van Oijen-casus. De multidisciplinaire regionale toetsingscommissies euthanasie zijn actief sinds 1998. Zij beschrijven in hun jaarverslagen zowel normale als bijzondere casus en dragen op die manier bij aan de maatschappelijke en professionele consensus omtrent toelaatbare levensbeëindiging.

In elk van deze ontwikkelingen spelen de zorgvuldigheidseisen een cruciale rol. Welke procedures of aspecten ook aan de orde komen, de eisen vormen de oriëntatie en het hart van de regelingen. Die rol spelen de eisen niet alleen in ons land, maar die betekenis hebben zij ook in het verleden in elke officiële regeling of poging tot legalisering gehad. In een vroeg voorstel om euthanasie te legaliseren, uit 1906 voor het parlement van de staat Ohio in de Verenigde Staten, wordt bijvoorbeeld gesteld: 'Als een wilsbekwame volwassene een fataal ongeluk heeft gehad of zo ziek is dat herstel onmogelijk is, of als hij uitzonderlijk pijn lijdt zonder hoop op herstel, dan mag een arts die geen familielid is of geen belang heeft in zijn nalatenschap, hem in aanwezigheid van drie getuigen vragen of hij wenst te sterven. Als hij aangeeft dat hij dit wenst, dan moeten drie andere artsen worden opgeroepen in consultatie en als zij er mee instemmen dat de casus zonder hoop is, dan moeten zij alles in het werk stellen om deze persoon uit zijn pijn en lijden te helpen met zo weinig mogelijk ongemak.'[4] In de Amerikaanse staat Oregon functioneert sinds 1997 een regeling voor hulp bij zelfdoding en in België is een Euthanasiewet in werking getreden sinds 1 september 2002.[5] In beide buitenlandse regelingen functioneren vergelijkbare zorgvuldigheidseisen.

Objectivering

Het gaat bij 'objectivering' om (volgens Koenen-Endepols) *tot voorwerp van inzonderheid wetenschappelijke beschouwing of vaststelling maken* of (Van Dale) *objectief voorstellen of beschouwen, tot een object of voorwerp van objectieve beschouwing maken*[6]. Het gaat dus om een objectieve beschouwing, om het in woord en geschrift weergegeven *denkproces* om duidelijkheid te bieden aan de arts zelf en aan derden. *Het gedachteproces van een arts komt neer op het construeren van een casus: dat wil zeggen het selecteren van de relevante medische elementen voor een conclusie.* Dat is normaal in het beschrijven van een casus, met de toevoeging dat het bij objectivering van de zorgvuldigheidseisen om een aantal kenmerkende toegevoegde elementen gaat, die aparte eisen stellen die moeten en kunnen worden aangeleerd.

REFLECTIE OP OBJECTIVERING: THEORETISCH EN PRAKTISCH

Het is heel goed mogelijk de ontwikkeling van de zorgvuldigheidseisen bij euthanasie en hulp bij zelfdoding als een lineair voortgaand proces te beschrijven met een toenemende consensus tussen artsen, ethici, gezondheidsjuristen en rechters. Dat is ook een vorm van objectivering: het zoeken naar een verbeterde formulering van deze voor iedereen nieuwe materie, naar verankering en grenzen. De criteria van de Rechtbank in Leeuwarden in 1973, waarin voor het eerst sprake was van een opsomming van eisen in Nederland, de uitspraken van de Hoge Raad in 1984 en 1994 en de criteria van de KNMG uit 1995 zijn te beschouwen als voorlopige kristallisaties. De laatste jaren zijn daar opvattingen van de toetsingscommissies, de zorgvuldigheidscriteria in de 'Euthanasiewet' van 2001 en recent de uitspraak van de Hoge Raad in 2002 ten aanzien van de Brongersma-casus bijgekomen. Maar het is ook heel goed mogelijk om dit proces als een opeenvolging van fasen te beschouwen, die wel of niet voldoende tegemoet komen aan wat men als individu of als organisatie uiteindelijk als de meest gewenste structuur voor een goede dood voor ogen heeft. Iedere consensus die daaraan niet voldoet is een reden voor verdere politieke en intellectuele pogingen om het uiteindelijke doel te bereiken.

Praktijk: toetsing in het proces of op het eind

Elke arts die moet nadenken over een verzoek om euthanasie moet wennen aan een andere manier om tegen de medische situatie aan te kijken, omdat de juridische criteria waaraan zijn handelen wordt getoetst niet die van geneeskunde zijn en afstandelijk overkomen. Voor een hulpverlener is de relevante vraag niet of er ondraaglijk wordt geleden, maar of het lijden te behandelen is en draaglijk kan worden gemaakt. Van die spanning moet de arts zich bewust worden om het proces van beoordelen, dus het objectiveren, in de vingers te krijgen. Het gevolg van deze procedurele benadering is dat *het beoordelen van de zorgvuldigheidscriteria komt te liggen in het construeren van een casus, waarin het niet gaat om het vaststellen dat er ondraaglijk wordt geleden, maar de casusconstructie de vraag moet beantwoorden op grond waarvan de conclusie 'ondraaglijk' wordt getrokken.* Met 'constructie' wordt hier bedoeld dat er feiten worden gezocht die oordelen bevestigen of ontkennen, waardoor van fragmenten een overzicht wordt gemaakt. Een arts 'construeert' altijd een casus, maar wel een die is gebaseerd op medisch-inhoudelijke gronden van anamnese, diagnose, therapie en prognose. De casusconstructie bij een verzoek om euthanasie moet zich richten op het hoe en waarom van de zorgvuldigheidscriteria van het verzoek en het lijden teneinde levensbeëindiging (on)mogelijk te maken. Toetsen achteraf is dus pas goed mogelijk als de *reconstructie* van de casus op basis van het aangedragen materiaal van 'de constructie' helder is. De vragen in het modelformulier om levensbeëindiging te melden moeten dan ook worden begrepen als het opstellen van een beschrijving die het voor anderen mogelijk maakt om het verloop van de casus te volgen en te begrijpen welke dilemma's de arts is tegengekomen en welke stappen er zijn gezet. Dilemma's van het behandelen, de alternatieven, de reacties van de patiënt en het verloop van het gesprek tussen arts en patiënt. Met andere woorden: de arts moet zich verplaatsen in de positie van een derde, een lezer van het verslag, die moet begrijpen hoe het proces voor de levensbeëindiging zich heeft afgespeeld.

Voorwaarden en storende factoren

Er is voor en in dat proces tussen arts en patiënt een aantal voorwaarden en storende factoren. Deze zijn afhankelijk van de arts zelf, van de patiënt en van de omgeving van de patiënt: dus persoonsgericht en structureel. Een voorbeeld van 'valkuilen bij overleg over euthanasie' is door Weisz en Stam beschreven, waarbij gevoelens over opname in een verpleeghuis, conflicten binnen een gezin, vakantiewaarneming en 'te weinig sympathie' tussen arts en patiënt worden beschreven als storende elementen om tot een heldere besluitvorming te komen.[7]

a. Persoonsgerichte voorwaarden

Een algemene voorwaarde is dat een arts zich bewust moet worden van zijn of haar eigen stellingname met betrekking tot euthanasie in het algemeen en bij elke casus apart. Die uitspraak lijkt overbodig, maar blijft belangrijk om te herhalen, omdat euthanasie steeds een sterk emotioneel beladen gebeurtenis is die het gevoelsleven en het functioneren van een arts behoorlijk kan ontwrichten. Zelfs een verzoek om levensbeëindiging kan die ontwrichting al oproepen en tot verwarring, diepe twijfel en soms tot een gevoel van wanhoop aanleiding geven. Euthanasie en hulp bij zelfdoding behoren formeel gesproken niet tot normaal medisch handelen, maar voor de meeste artsen is dat feitelijk ook zo. Artsen kunnen euthanasie weliswaar weigeren op gewetensgronden of andere persoonlijke overwegingen en geen arts kan ertoe worden gedwongen, maar voor een overgrote meerderheid van de artsen betekent het niet bereid zijn toch in zekere zin het in de kou laten staan van een patiënt. Ondanks de gezonde weerstand ontwikkelt zich dus wel een zekere standaard van 'het goede euthanatisch handelen', zoals ook zichtbaar is geworden in de vragen die het Hof te Amsterdam aan twee deskundigen stelde in de loop van de Brongersma-casus, waarin wordt gevraagd naar de binnen de beroepsgroep gebruikelijke opvattingen over de redenen waarom tot levensbeëindiging kan worden overgegaan. Maar in die genoemde 'standaard' wordt weinig aandacht besteed aan persoonlijke gevoelens en overwegingen, een gegeven dat al in 1993 door Wiersma is geconstateerd, namelijk dat er 'relatief zeer weinig geschreven [is] over de gevoelens van de huisarts bij euthanasie'.[8]

Persoonlijke gevoelens spelen een rol in elke situatie waarin er sprake is van een mogelijk verzoek om levensbeëindiging. Tot een helder standpunt komen wordt moeilijker als een arts bijvoorbeeld wordt geconfronteerd met een familie die dwingend levensbeëindiging verzoekt voor een familielid of de arts 'overvalt' met een verzoek, terwijl de opvattingen van de betrokken patiënt niet duidelijk en niet besproken zijn. De reden om nadrukkelijk over persoonlijke gevoelens als angst, twijfel en afweer te spreken ligt in de mogelijk storende gevolgen die deze gevoelens kunnen hebben voor het beoordelen van de zorgvuldigheidseisen. Preoccupatie met de eigen gevoelens vergroot de kans dat er te weinig aandacht kan worden geschonken aan de subtiele kanten van het begeleiden en beoordelen. In dat proces dient er een evenwicht te zijn tussen afstandelijkheid en betrokkenheid en dat evenwicht wordt verstoord door sterke emoties, die aanleiding kunnen geven tot zowel afweer en tot overdracht. Afweer is ten nadele van de patiënt. Overdracht kan betekenen dat een arts zich zo sterk identificeert met het lijden zoals de patiënt dit percipieert, dat er onvoldoende sprake is van afstand en het objectief in het oog houden van een eigen oordeel en van de vraag of er is voldaan aan de zorgvuldigheidseisen. Gevoelens spelen altijd een rol. Aan de ene kant wordt artsen geleerd om te handelen naar hun intuïtie, op het scheidingsvlak van emoties en verwerkte ervaring. Van een arts mag worden verwacht dat er voldoende introspectie is om te ontdekken wat voor gevoel er is en wat de mogelijke oorzaak en bron kan zijn. Is er sprake van een gevoel van overvallen worden, van angst en onzekerheid wegens gebrek aan ervaring, is er sprake van 'koudwatervrees', schuldgevoel, gewetensnood? Is er sprake van 'verleiding', zoals de Amerikaanse psychiater Hendin heeft beweerd in zijn boek *Seduced by Death*?[9] Als 'iets niet goed voelt', dan is er reden om pas op de plaats te maken, te reflecteren en het waarom van dat gevoel te onderzoeken. Daarin wordt aan het gevoel een positieve betekenis toegekend: een lokalisatie van zekerheid te midden van verwarrende indrukken. Dat uitgangspunt moet tijdens het gehele proces van begeleiding, en zeker als er een verzoek ligt, worden gehandhaafd. Als je als arts je eigen intuïties en gevoelens, zoals twijfel, niet serieus genoeg neemt, dan loop je het risico om te handelen zonder voldoende innerlijke overtuiging. En onvoldoende innerlijke overtuiging leidt onherroepelijk tot schuldgevoel, onvrede en afstomping en op den duur tot uitputting en een 'burn-out' of een 'cop-out'. Anderzijds kan de verwarring die mogelijkerwijs bij het euthanasieverzoek ontstaat juist het gevoel negatief beïnvloeden, zodat een arts niet op zijn gevoel kan afgaan, omdat er sprake is van overdracht en de kans om meegesleept te worden door de emoties of eisen van patiënten en anderen. Het onderwerp 'gevoelens' speelt in de euthanasiediscussies een nog onvoldoende bestudeerde rol en zou meer voor het voetlicht moeten worden gebracht, in elk geval gedurende de beroepsopleidingen. De beroepsorganisatie, de KNMG, onderschrijft het standpunt dat een arts moet beoordelen of er aan alle zorgvuldigheidseisen wordt voldaan en daarin eigen overwegingen en gevoelens een rol moet laten spelen. De 'oude' omschrijving was bijvoorbeeld dat de ondraaglijkheid van het lijden tot op zekere hoogte invoelbaar zou moeten zijn voor de arts, de omschrijving in de thans geldende 'Euthanasiewet' is dat arts en patiënt samen tot de overtuiging moeten zijn gekomen dat er geen andere redelijke oplossing voorhanden is. Door de Nederlandse Vereniging van Vrijwillige Euthanasie wordt gesteld dat artsen vaak te aarzelend zijn om een verzoek om levensbeëindiging te honoreren en daardoor patiënten onnodig lang laten lijden. Dat is uiteraard niet de intentie. Maar emoties, waaronder aarzeling, verdienen erkenning en vooral een zorgvuldige introspectie om na te gaan in hoeverre een goede beoordeling erdoor wordt beïnvloed.

b. *Structurele voorwaarden: een anticiperende opstelling, tijd, rust en verslaglegging*

Om tot een goede beoordeling omtrent voldoende aanwezigheid van de zorgvuldigheidseisen te komen, moet men zich realiseren dat stervensbegeleiding en het stervensproces complex zijn. Nadrukkelijk wordt hier het woord 'proces' gebruikt om aan te geven dat er sprake is van moeilijke, gecompliceerde hulpverlening die zich uitstrekt over een langere periode. Deze intensieve hulpverlening trekt een behoorlijk zware wissel op de arts als mens en als hulpverlener. Erkenning van het procesmatige van deze hulpverlening impliceert dat men in zijn opstelling als hulpverlener bij stervensbegeleiding dient te kiezen voor een anticiperende, actieve opstelling. Het effect van die keuze voor anticipatie maakt het beoordelen niet eenvoudiger maar wel beter mogelijk, omdat men tijdig alle opties met de patiënt en diens familie of verzorgers kan bespreken. Een van de consequenties van die anticiperende opstelling is bijvoorbeeld dat men als arts kiest voor het op eigen initiatief bespreekbaar maken van de opties van het levenseinde al vroeg tijdens het proces van begeleiding. Voor veel collega's blijkt deze opvatting een heet hangijzer te zijn, en niet alleen voor hen. In de kritiek uit het buitenland wordt het noemen van het woord euthanasie bij terminale patiënten als volstrekt onethisch afgewezen. Veelgehoorde argumenten, zowel hier als in het buitenland, zijn dat men:

- zodoende een latente euthanasievraag kan luxeren;
- misschien wel manipuleert en mensen op gedachten brengt op een tijdstip dat 'te vroeg is';
- patiënten in de richting van een verzoek manipuleert door 'sociaal wenselijk gedrag' te suggereren;
- misschien zelfs wel 'schade toebrengt';
- of wantrouwen oproept dat een arts niet meer alles zal doen wat er mogelijk is.

Mijn stelling dat het initiatief maar beter van de arts kan uitgaan is gebaseerd op vier overwegingen en is een deel van mijn standpunt dat anticipatie en structurering belangrijke voorwaarden zijn voor het objectiveren van de zorgvuldigheidseisen.

De eerste overweging wordt door de wet voorgeschreven: de patiënt moet over zijn situatie zijn voorgelicht, zie artikel 2, lid 1.c. Dat is een eis die nog niets zegt over het tijdstip waarop deze informatie moet worden gegeven of de informatie zelf. Dat is een zaak tussen arts en patiënt en die zaak wordt ook door de loop van de gebeurtenissen bepaald.

De tweede overweging heeft met de uitkomsten van het onderzoek van Van der Wal uit 1992 te maken. Uit dit onderzoek blijkt het initiatief van een gesprek over euthanasie in 10% van de gevallen uit te gaan van de arts, in 6% van de familie en in 80% van de casus van de patiënt. Maar ook wordt er beschreven dat het tijdsverloop tussen het eerste uitdrukkelijke verzoek en de uitvoering in 13% van de casus in zijn onderzoek een enkele dag is geweest, in ruim 50% is die periode een week, terwijl in 22% van de gevallen er slechts eenmaal een uitdrukkelijk verzoek is gedaan en in 5% slechts één gesprek over dit onderwerp is geweest, alvorens tot uitvoering is overgegaan.[10] Deze cijfers zijn ook in 2003 nog steeds relevant als men wil analyseren 'waarom er onvoldoende wordt gemeld', omdat hieruit blijkt dat de beoordeling van het weloverwogen zijn van het verzoek in de korte tijd van een week in elk geval moeilijk, zo niet onmogelijk te onderbouwen is. Deze cijfers betekenen niet alleen voor het onderwerp 'melden' dat afwachten risico's met zich meebrengt, maar ook voor het onderwerp 'objectivering van de zorgvuldigheidseisen' is afwachten en het initiatief overlaten aan patiënten en familie een valkuil, waarbij men onder dwang van de omstandigheden verleid wordt tot 'gehaast besluiten, inwilligen van het verzoek en uitvoeren'.

Een derde overweging om het initiatief voor een gesprek over euthanasie in een vroeg stadium bij de arts te leggen is niet op cijfers uit de praktijk gebaseerd, maar op argumenten van meer principiële aard. Tijdens het stervensproces en de palliatieve behandelingen behoren patiënten te worden geïnformeerd over behandelingsalternatieven, om goed te kunnen overwegen waar men voor of tegen 'kiest'. In de huidige euthanasiewet van 2002 is deze voorwaarde ook vastgelegd in artikel 2 lid d. Om te kúnnen kiezen moeten de gevolgen van elke keuze, voorzover men die kan overzien, de revue passeren. Tot die gevolgen behoort een inschatting over het lijden van patiënten en de wijze waarop het overlijden waarschijnlijk of mogelijk zal gaan. Een inschatting van toenemend lijden en bepaalde verschillende medische antwoorden daarop is onvolledig als men niet ook het alternatief van bewuste levensbeëindiging noemt. Dat zou een onvolledige voorlichting betekenen en mogelijk tot onbedoelde keuzen leiden van patiënten.

Een vierde overweging is van meer medisch-praktische en psychologische aard. Een bespreking van de mogelijkheid van euthanasie en de opstelling van de huisarts brengt vaak gemoedsrust voor de patiënt, als een zekerheid dat onnodig en onmenselijk lijden ten tijde van het levenseinde niet noodzakelijk hoeft te zijn. Deze zekerheid heeft ook een aspect van het verzekeren dat de arts een patiënt niet in de steek zal laten en verantwoordelijkheid neemt tot het einde. Het is die beleving van verantwoordelijkheid die in de mondelinge interviews met huisartsen die Wiersma hield voor zijn scriptie een belangrijke motivering waren om euthanasie toch uit te voeren, ondanks de psychologische belasting voor de arts. Dat is, teruggeredeneerd, ook een kern van de relatie tussen (huis)arts en patiënt, die misschien typerend kan worden genoemd voor de Nederlandse (eerstelijns)gezondheidszorg.

Een andere consequentie van een actieve, anticiperende opstelling is dat de arts het proces leidt en structureert. Niet afwachten maar het initiatief nemen en open communiceren over alle opties op het levenseinde, op een gepaste manier en in een tempo dat door alle betrokkenen kan worden gevolgd en verwerkt, is een uitgangspunt dat voorkómt dat men wordt overvallen door plotselinge veranderingen in het ziekteproces die alle betrokkenen overrompelen. Als de mogelijkheid van euthanasie of hulp bij zelfdoding een reële optie lijkt te worden, dan moet een arts uitgebreid informeren. Dat informeren betekent feitelijk een aantal informatierondes, waarbij in elke volgende ronde wordt voortgebouwd op de informatie in de voorgaande. Het kort noteren van de inhoud van het besprokene in een verslag is dan een belangrijk onderdeel van het objectiveren van de zorgvuldigheidseisen.

Sturing betekent ook: structurering. Structurering betekent: fasering. Cohen, een van de pioniers op het terrein van euthanasie, gebruikt de term 'intake' voor de eerste fase.[11] In een enquête onder huisartsen in de Zaanstreek heb ik de indeling *1 voortraject, 2 uitvoering* en *3 na de uitvoering* gebruikt.[12] Ponsioen c.s. onderscheiden weer andere termen om verschillende fasen aan te geven: *1 oriëntatiefase, 2 organisatiefase* en *3 de fase na het definitieve besluit*.[13] Een dergelijk onderscheid is uiteraard ook een constructie, die een dynamisch proces weliswaar kunstmatig indeelt, maar als hulpmiddel is het een geheugensteun voor het bijhouden van onderwerpen die men bespreekt en in welke mate deze aan de orde zijn geweest.

Hoewel de termen van Ponsioen heel bruikbaar lijken, kleeft er een bezwaar aan: ze zijn van een verschillende orde. Oriëntatie en organisatie geven een intensivering en structurering aan van activiteiten, de derde term betreft een onderscheid in de tijd en is van een andere orde. Ook in die fase moet veel worden 'georganiseerd'. Beter is het waarschijnlijk om met twee assen te werken: één van een volgorde van handelingen, de x-as, en een y-as die is gebaseerd op oordeelmomenten, dus in de vorm van een checklist en als geheugensteun (zie figuur 1).

Vroegtijdige bespreking is dus om meerdere redenen aan te bevelen en zou de professionele standaard moeten zijn. Het geeft rust en tijd, de twee andere belangrijke structurele voorwaarden om een euthanasie goed te kunnen uitvoeren. Van elk gesprek is het niet alleen verstandig maar ook structureel belangrijk om aantekeningen te maken. Deze aantekeningen vormen het materiaal waarmee de casus wordt opgebouwd en geconstrueerd.

Uit de gegeven cijfers van Van der Wal blijkt dat men zich kritisch kan afvragen of er wel voldoende van beide aanwezig is in ten minste de helft van de gevallen. Een tijdsverloop van een week tussen eerste verzoek en uitvoering kan uiteraard voldoende zijn, maar het risico van 'worden overvallen' is behoorlijk groot. Tekenend voor een gebrek aan tijd en rust zijn de verhalen van artsen die een verzoek krijgen voor 'het collegiale consult' terwijl de afspraak om euthanasie uit te voeren al gemaakt is voor dezelfde of de volgende dag.

De zorgvuldigheidseisen: vooropmerkingen

Om deze voorgaande punten nader te concretiseren bij een bespreking van de objectivering van de zorgvuldigheidseisen zal ik eerst enkele globale uitgangspunten formuleren. Het is verstandig om een aan het recht ontleend medisch-ethisch uitgangspunt te hanteren: het is beter om (te) veel tijd aan het beoordelen te spenderen dan het risico te lopen een twijfelende patiënt een uiteindelijk niet-gewenste dood te bezorgen of euthanasie uit te voeren terwijl er onzekerheid bestaat over het voldoende aanwezig zijn van de juri-

Figuur 1. Checklist. De activiteiten om tot een oordeel omtrent de zorgvuldigheidseisen te kunnen komen, zijn hier in een checklist getekend. Dit diagram vervangt uiteraard een verslag niet, maar kan als geheugensteun dienen.

indeling: tijd activiteiten	intake oriëntatie t_0	t_1	t_2	t_3	t_4	t_5	consultatie/ voorbereiding consultatie	uitvoering	controle lijk- schouwer
informatie 1	×	×	×	×	×	×	×		
informatie 2, 3, x		×	×	×	×	×			
verzoek: datum 1e verzoek		×	×	×	×	×	×	×	×
wilsbekwaamheid	×	×	×	×	×	×	×	×	×
vrijwilligheid	×	×	×	×	×	×	×	×	×
weloverwogen	×	×	×	×	×	×	×	×	×
duurzaamheid	×			×	×	×	×	×	×
lijden:				×	×	×	×	×	×
ernst	×	×	×	×	×	×	×	×	×
draaglijkheid	×	×	×	×	×	×	×	×	×
uitzichtloosheid	×	×	×	×	×	×	×	×	×
aard van het lijden	×	×	×	×	×	××	×	×	×
behandeling/ alternatieven	×	×	×	×	×	×	×	×	×
rapportage	×	×	×	×	×	×	×	×	×
wilsverklaring	•	•	•	•	×	×	×	×	×
datum									

dische voorwaarden. Voor de arts kan er bijvoorbeeld een gevoel van twijfel ontstaan omtrent de vrijwilligheid van een verzoek, de omgeving kan in paniek raken door een onverwacht snelle verergering van het lijden of de patiënt kan een inzinking krijgen en plotseling veranderen van een afwachtende naar een paniekerig dwingende opstelling. Voor al deze veranderingen en de gevolgen voor het beoordelingsproces geldt dat steeds opnieuw een herhaling moet plaatsvinden. Herhaling is de sleutel tot zekerheid. Waarbij men steeds dient te bedenken dat euthanasie niet móét, liever niet zelfs als het enigszins kan, maar als het plaatsvindt, dan wel met zo veel mogelijk zekerheid op basis van meerdere gesprekken. Gesprekken over euthanasie vinden bij vroegtijdige openheid over dit onderwerp sowieso veel meer plaats dan de daadwerkelijke toepassing.[14]

Het verzoek: vrijwillig, weloverwogen (Euthanasiewet artikel 2, lid 1.a)

In de formulering van deze beide criteria is een derde criterium weggevallen dat oorspronkelijk aan de eis van vrijwilligheid werd toegevoegd: de duurzaamheid van een verzoek, ook wel omschreven als 'herhaald verzoek'. Kern van deze begrippen is het uitgangspunt dat iemand achter zijn beslissing moet blijven staan, met zijn wil, verstand en emoties. Gezegd dient te worden dat het doorgaans verrassend is hoe sterk patiënten overtuigd zijn van hun verzoek om niet langer te willen leven, maar te willen sterven. Dat is een observatie uit de praktijk die door veel artsen wordt gedeeld en die in de literatuur over het sterven afwezig is. Het aspect van vrijwilligheid duidt op de wil, het weloverwogene wijst op het verstand. Hoewel het begrip duurzaamheid uit de criteria is verdwenen omdat het niet te concretiseren is, geeft het begrip 'weloverwogen' aan dat er sprake moet zijn van consistentie in het verzoek, in tegenstelling tot een ingeving of paniekverzoek. Elk van deze aspecten van het verzoek kan apart worden beschreven, maar de beide aspecten dienen aanwezig te zijn om op een verzoek in te kunnen gaan. Het is dus niet of/of, maar en/en. Een vrijwillig verzoek hoeft niet per se weloverwogen te zijn. Theoretisch gesproken kunnen opwellingen 'geheel vrijwillig' plaatsvinden, inclusief wispelturige opstellingen, en deze kunnen ook duurzaam zijn. Dus vrijwilligheid op zichzelf is onvoldoende garantie voor de kwaliteit van het verzoek. Vroegtijdige bespreking maakt het beter mogelijk het weloverwogen en duurzaam karakter van een verzoek te beoordelen. Opnieuw geldt hier dat herhaling een sleutel tot meer zekerheid biedt.

HET BEOORDELEN VAN 'VRIJWILLIGHEID' IN RELATIE TOT HET WELOVERWOGENE VAN EEN VERZOEK

De definitie van vrijwilligheid kan op verschillende manieren worden ingevuld, positief en negatief. In negatieve omschrijvingen betekent vrijwillig: het niet-beïnvloed zijn door anderen, in positieve omschrijvingen betekent vrijwillig: het innemen van standpunten op basis van eigen inzichten en na een redelijke afweging van mogelijkheden. Vrijwilligheid komt dan in de buurt van omschrijvingen van wilsbekwaamheid: een mens is in juridische zin wilsbekwaam als men de gevolgen van zijn handelen kan overzien. Het niet-beïnvloed zijn door anderen is in absolute zin een onzinnige eis. Elk mens wordt door anderen beïnvloed tijdens zijn leven en ook tijdens het stervensproces. Zonder interactie en beïnvloeding is er geen ontwikkeling en zou er geen groei zijn. Waar het om gaat, is het voorkomen van ongewenste invloed op het verzoek, omdat daardoor de authenticiteit van het verzoek in het geding is. Die ongewenste invloed kan verschillende vormen aannemen en van verschillende oorsprong zijn. Mensen kunnen iemand beïnvloeden, iemands wil kan door een ziekte worden beïnvloed en iemand kan zich de wensen en verlangens van anderen zo toeëigenen, dat er nauwelijks van een vrije wil sprake is. De vormen van uiting van beïnvloeding variëren dan ook nogal: van duidelijke pogingen van beïnvloeding tot subtiele manipulatie en zelfs introjectie van sociaal wenselijk gedrag. Duidelijke vormen van beïnvloeding zijn verzoeken door de familie, via de patiënt of direct aan de arts. In dergelijke situaties moet een arts alle vaardigheden mobiliseren om de communicatiekanalen met zowel de patiënt als de familie alsook tussen patiënt en familie open te houden. Maar ingaan op een dergelijk verzoek is uiteraard niet wenselijk. Subtiele vormen van beïnvloeding kunnen ook worden waargenomen, bijvoorbeeld in de argumenten die patiënten gebruiken, zoals het niet meer tot last willen zijn van de familie. Dit laatste argument kwam bij het onderzoek naar de meldingsprocedure van Van der Wal en Van der Maas toch nog in 13% van de gevallen voor.[15] Het is nodig om speciale aandacht aan deze argumentatie te besteden. Hoeveel respect en liefde voor de nabestaanden uit het hanteren van dit argument ook kan blijken, er is niettemin sprake van een grens. Op dit punt kan de sterke kant van huisartsen zichtbaar worden omdat zij dit argument met alle betrokkenen meerdere keren kunnen bespreken en ontdoen van ongewenste effecten op een verzoek, omdat men die betrokkenen kent. Dat is in een ziekenhuis veel lastiger. Om te kunnen beoordelen of er sprake is van voldoende persoonlijke vrijwilligheid en geen ongewenste invloed van anderen bij het komen tot een verzoek is het zinvol en noodzakelijk de patiënt en zijn omgeving te kennen om te weten of iemand zijn eigen mening formuleert of een mening van anderen die men zich heeft eigen gemaakt. Of het zinvol is in het ziekenhuis voor dit intensieve deel van een euthanasieproces een aparte euthanasieconsulent aan te stellen zal de tijd moeten leren en valt buiten het bestek van deze bijdrage.

BEDREIGENDE FACTOREN VOOR VRIJWILLIGHEID

Andere factoren die de revue moeten passeren bij de vraag of er sprake is van 'voldoende vrijwilligheid' kunnen worden gevonden in de vragenlijst uit het onderzoek van Van der Wal en Van der Maas met betrekking tot de redenen om een verzoek niet in te willigen bij driekwart van de uitdrukkelijke verzoeken.[16] Deze zijn: het té emotioneel zijn van een patiënt, té labiel/depressief zijn, het hebben van een psychiatrische stoornis, dement zijn, zwakbegaafdheid of 'een andere oorzaak'.

Emotionaliteit staat in tegenstelling tot weloverwogen zijn; een conclusie zou in dat geval zijn dat men met de patiënt doorpraat tot er helderheid is over de werkelijke motieven. Moeilijker ligt het met het oordeel '*te labiel/ depressief*'. Misschien is de verbinding labiel/depressief hier ongelukkig, omdat het twee termen van een verschillende soort zijn. Labiliteit verwijst naar actueel gedrag, depressie wijst op een medische diagnose, waarvan labiliteit deel kan uitmaken, maar waarbij doorgaans ook andere kenmerken aanwezig zullen zijn. Depressiviteit gaat meestal gepaard met een constante sombere stemming, maar kan ook met angst en agitatie gepaard gaan. Het is noodzakelijk uit te sluiten of er sprake is van een klinisch behandelbare depressiviteit, omdat een depressieve reactie deel kan uitmaken van het rouwproces dat patiënten en verzorgenden doormaken en de depressie het verzoek tot levensbeëindiging kan beïnvloeden.

Bedacht moet worden dat er een sterke overeenkomst is tussen de klinische symptomen, zowel somatische als psychische, tijdens een stervensproces, en die van een depressie. Depressies leiden in sterke mate, in 50 tot 75%, tot suïcidale gedachten.[17] Er is dus alle reden om op dit onderdeel van het beoordelen uiterst zorgvuldig en beredeneerd te werk te gaan en indien nodig een specialistisch consult van een RIAGG of PAAZ-psychiater aan te vragen om meer zekerheid te krijgen.

Een apart onderdeel van het proces van het beoordelen van de vrijwilligheid vormt de *status en de betekenis van een geschreven verzoek*. Het is niet alleen zinvol maar ook noodzakelijk te bevorderen dat er een geschreven verzoek komt. Voor een toetsing achteraf is de aanwezigheid van een schriftelijk verzoek belangrijk. De afwezigheid van een geschreven verzoek hoeft niet per se te betekenen dat er geen of onvoldoende sprake is van vrijwilligheid. Ook hoeft een geschreven verzoek op zichzelf niet te betekenen dat daarmee de vrijwilligheid of het weloverwogen zijn van een verzoek wordt bewezen: een verzoek kan net zo goed geschreven zijn in een opwelling. En ook kan een geschreven verzoek voor een twijfelende patiënt een reden zijn om de twijfel niet te uiten om anderen niet in hun verwachtingspatroon teleur te stellen. De boodschap van Bange, 'alert blijven tot het einde', omdat een patiënt soms denkt niet terug te kunnen komen op een eerdere uitspraak, geldt ook voor dit onderdeel.[18] Indien patiënten niet meer kunnen schrijven kan een gesproken en op een (video)band vastgelegd verzoek in aanwezigheid van getuigen daarvoor in de plaats komen.

Het lijden: uitzichtloos en ondraaglijk (Euthanasiewet artikel 2 lid 1.b)

Als er één conclusie uit de uitspraak van de Hoge Raad met betrekking tot de Brongersma-casus is duidelijk geworden, dan is het de opvatting dat het oordeel 'ondraaglijk lijden' verbonden moet zijn met een medisch classificeerbare ziekte of aandoening, waarbij op het einde van het ziekteproces sprake moet zijn van 'ondraaglijkheid' die geworteld is in het lijden dat het gevolg is van een ziekte. Slechts in die context van 'het medische domein' is het levensbeëindigend handelen van een arts juridisch gerechtvaardigd. Veroudering, vereenzaming, verlies van lichamelijke kwaliteit en functies, aftakeling zonder perspectief op herstel, verlies van de zin van het bestaan of existentiële zinloosheidservaringen kunnen ondraaglijk zijn voor mensen. Maar deze ervaringen op zichzelf, buiten een somatische of psychische ziekte, vormen geen rechtvaardiging voor levensbeëindiging door een arts. Dat is de stand van zaken anno 2003. Wat binnen de professie en de maatschappij als ziekte, dus het medisch domein, wordt gedefinieerd is weliswaar tijdsgebonden, en daarmee in de tijd veranderend, maar op grond daarvan kan de relatie tussen ziekte en lijden niet worden losgelaten, omdat wat men ziekte noemt de inbreng van een arts legitimeert. Hoewel er binnen de maatschappij individuen en groepen zijn die hier anders over denken, doet een arts die geconfronteerd wordt met een verzoek om levensbeëindiging er goed aan zich deze grens van legitieme betrokkenheid te realiseren.

De condities uitzichtloos en ondraaglijk zijn twee afzonderlijke voorwaarden: het is' en-en', niet 'en-of'. Het belang van deze vaststelling is niet puur theoretisch, maar is belangrijk omdat er bij sommigen een neiging bestaat de termen in elkaar te schuiven: een situatie wordt als ondraaglijk ervaren omdat deze uitzichtloos is. Uitzichtloosheid betekent de afwezigheid van een genezende of verzachtende behandeling of interventie. Uitzichtloosheid is door de rechter verbonden met deze afwezigheid, die ten slotte tot een 'noodtoestand' leidt waarbij de arts 'met de rug tegen de muur staat'. De beschrijving van de Hoge Raad is dan ook 'dat naar wetenschappelijk verantwoord medisch inzicht en naar de in de medische ethiek geldende normen zich een situatie voordeed die als noodtoestand kan worden aangemerkt.'[19]

Lijden is geen objectief feit noch een subjectief gegeven: lijden is een ervaring. Het beoordelen van het lijden van patiënten is goed mogelijk maar maakt ook de beperkingen zichtbaar van onze manier van observeren en benoemen. Ook de beperking van artsen, die zich als medische wetenschappers richten op objectiviteit, zelfs als het om persoonlijke belevingen gaat. De medisch en wetenschappelijk gebruikelijke termen om überhaupt iets, dus ook het lijden, te beoordelen zijn *objectiviteit, subjectiviteit en intersubjectiviteit*.[20] Het probleem bij het beoordelen van het lijden is dat we weten dat het lijden een privé-aangelegenheid is die slechts tot op zekere hoogte kan worden meebeleefd door een ander. Het lijden is dus geen 'objectief feit', wel zijn aspecten van het lijden te objectiveren, omdat we deze observeren en omdat patiënten deze meedelen. Daarmee lijkt het lijden in het gebied van 'de subjectiviteit' te worden geplaatst. En die 'subjectiviteit' zou niet te beoordelen zijn, voor sommige artsen lijkt de plicht om te beoordelen het overschrijden van een ethische grens. Toch is het nodig om te objectiveren en dus te oordelen, omdat de wetgever die verantwoordelijkheid en die plicht bij de arts neerlegt. Daarom moet men het lijden observeren, beschrijven, en dus: overdraagbaar en indirect toetsbaar maken.

De constatering van lijden kan ook nooit een puur objectief feit zijn. Elk lijden wordt bepaald door de belastbaarheid, tolerantie en beleving van patiënten. Maar in de praktijk blijkt er wel degelijk een tendens om een oordeel uit te spreken, ook als dat negatief is. Uit het onderzoek van Van der Wal en Van der Maas blijkt dat er in 1990 bij 10% van de niet-ingewilligde verzoeken sprake is van het oordeel 'het lijden was niet ondraaglijk' en in 1995 bij 35% van de gevallen.[21]

Vanwege de plicht van de arts om het lijden te beoordelen concluderen sommigen dat artsen patiënten onnodig en onnodig lang laten lijden omdat zij eigen maatstaven aanleggen en deze aan patiënten opdringen. Dat is uiteraard niet de bedoeling, maar er ligt een duidelijke verantwoordelijkheid om tot een overdraagbaar instemmend oordeel te komen bij de arts. Het uitgangspunt van de KNMG in 1984 was, zoals gezegd, 'dat een arts deze zaken toch tenminste moet kunnen invoelen en tot op zekere hoogte objectiveren om aan een euthanasieverzoek tegemoet te kunnen komen'.[22] Die verantwoordelijkheid wordt ook door de wetgever bij de arts gelegd. Artikel 8 van de Euthanasiewet verwijst naar het verslag dat de arts moet maken van elke euthanasieprocedure op grond van artikel 7 in de Wet op de Lijkbezorging.

Dit dilemma lijkt te worden overbrugd met de term 'intersubjectiviteit', die het best kan worden omschreven als gemeenschappelijke ervaring. De term intersubjectiviteit kan hiervoor worden gebruikt, als men zich maar bewust is van de opdracht om in het proces van beoordelen tot een gemeenschappelijke conclusie te komen op het eind en de vraag kan beantwoorden waarom ook de arts denkt dat er voldaan is aan het criterium van ondraaglijkheid.[23] Mijn standpunt is dat de kern van een 'oplossing' niet in het woord intersubjectief ligt, maar in het begrip *ervaring*. Subjectief en objectief zijn woorden met een kennistheoretische achtergrond: het zijn begrippen van de menselijke geest, om orde te scheppen in de chaos van ervaringen en geen eigenschappen van de dingen rondom ons. De indeling subjectief/objectief als basisindeling voor de werkelijkheid is een weerspiegeling van de denkwijze van de westerse cultuur en van onze wetenschappelijke traditie van twee visies op de werkelijkheid: objectivisme en subjectivisme. Waar deze traditie 'werkt' voor wetenschap, werkt deze onvoldoende of niet voor het begrijpen van intermenselijke ervaring. Het begrijpen van intermenselijke ervaring is een 'derde weg', waarin subjectief en objectief als metaforen worden gezien waarmee ervaring wordt gestructureerd, zoals bijvoorbeeld in het beschrijven van een kameel als 'schip van de woestijn'. Objectivisme en subjectivisme missen als uitgangspunt beide de waarheid dat menselijk begrip primair is gebaseerd op interactie met de wereld waarin men leeft. 'Wat objectivisme mist is het feit dat begrijpen, en daarom: waarheid, noodzakelijk betrokken is op onze culturele begripskaders.' Aan het subjectivisme ontbreekt het begrip dat ons begrijpen, zelfs onze verbeelding, bij de gratie van onze begripskaders bestaat, die zijn gefundeerd in ons met succes overleven in onze materiële en culturele omgeving.[24,25] Ook artsen werken vanuit deze theorie, hoewel men zich daarvan niet altijd bewust is. De termen 'klinische blik', 'pluis/niet-pluisgevoel' en medische intuïtie zijn uitdrukkingen van deze middenweg tussen objectivisme en subjectivisme, waarin het niet om verstand versus gevoel gaat maar om de verstandelijke verwerking van emotionele ervaring en verbeelding. Het weten van de arts omtrent het lijden van de patiënt is mogelijk omdat er sprake is van hetzelfde fundament van ervaring van twee individuen die hun bestaan ontlenen aan dezelfde cultuur en dezelfde taal. Dat maakt een herkenning van ervaringen mogelijk, die uitstijgt boven persoonlijke vooroordelen en individuele illusies en fouten. Het is opnieuw de herhaling van de ervaring van het lijden waardoor er zekerheid ontstaat van ondraaglijkheid, ernst en uitzichtloosheid, die tot een conclusie van duurzaamheid leiden.

Een standpunt dat het lijden niet meetbaar is, is een uiting van een behoefte aan een absolute zekerheid die boven het cultureel bepaalde van alle taal en ervaring uitgaat. Die zekerheid bestaat niet: begrippen als lijden en normen over (on)toelaatbaar of (on)menselijk lijden zijn afhankelijk van de cultuur waarin zij zich voltrekken. Tussen culturen zullen op dit essentiële onderdeel dan ook welhaast verschillen móéten zijn, waardoor de overdraagbaarheid van de Nederlandse praktijk naar een ander land – of misschien zelfs wel binnen het land, maar bij een andere cultuurdrager – niet mogelijk of niet gemakkelijk zal blijken te zijn.

De consequentie van deze opvattingen voor een oordeel over het lijden van patiënten laat zich als volgt omschrijven. Het oordeel over het lijden is een constructie, gebaseerd op ervaringen. Een arts kan vertrouwen op het gemeenschappelijke en het te delen karakter van ervaringen van lijden en moet tegelijkertijd bevestiging zoeken voor conclusies tijdens elk volgend bezoek aan een patiënt, totdat er voldoende consensus is tussen deze arts en deze patiënt.

HET LIJDEN: EEN HANTEERBAAR CONCEPTUEEL KADER

De meeste studies op het gebied van lijden zijn gericht op het begrijpen van lijden, om een ernstige, meestal onherstelbare ziekte te verwerken en aan het lijden een zinvolle betekenis trachten te geven. Lijden betekent doorgaans een oproep om het te verminderen of op te heffen. Dat is een medische plicht en daarop is de aandacht van de arts gericht. Bij een verzoek om levensbeëindiging ligt die situatie anders: dat verzoek betekent de erkenning dat lijden ook zinloos kan zijn, althans in de beleving van de patiënt die het verzoek doet en ten slotte ook in de ogen van de behandelend arts. Bepaalde religieuze opvattingen verzetten zich principieel tegen een opvatting dat er überhaupt sprake kan zijn van zinloos lijden, omdat alle lijden zich oriënteert op het lijden van Christus of een andere betekenis heeft, en vaak wordt lijden gezien als een soort test voor de toegang tot het hiernamaals.

Anderzijds, minder religieus en meer medisch gesproken: lijden is veel méér dan pijn alleen. Dat is ook empirisch bevestigd: slechts in 6% van de gevallen van levensbeëindiging was alléén pijn de reden voor het verzoek. Lijden is een uiting van het individu, een expressie van de gehele mens. In de literatuur wordt weliswaar vaak geconstateerd dat lijden vooral iets 'persoonlijks' is, maar die conclusie geldt alleen als er geen mogelijkheid bestaat om het lijden te beëindigen buiten een behandeling en de arts het hiermee eens moet zijn, of zien te worden. *Inventarisatie van de aspecten van het lijden is niet zoiets als een optelsom die automatisch tot een conclusie leidt van 'ondraaglijkheid'. Het is met andere woorden niet een kwestie van logica of continuïteit: er zal altijd een gedachtesprong zijn, een discontinuïteit in de gang van inventarisatie naar conclusie.* Maar wel één die door de arts als conclusie te rechtvaardigen en overdraagbaar is. Aspecten van het lijden en met name de beoordeling van ondraaglijk lijden hebben te maken met:

1. de tijd (toekomstig en actueel: klachten en verlies van functies);
2. de persoonlijkheid (karakter en beleving van de klachten en het functieverlies);
3. de persoonlijkheid in de tijd (biografie: beleving van de situatie in het licht van de levensloop);
4. de omgeving.

EEN EERSTE UITWERKING[26]

In *de tijd* zijn toekomstig lijden (1.1) en huidig of actueel lijden (1.2) te onderscheiden. Actueel lijden kan worden onderscheiden in synchrone (1.2.1) en diachrone aspecten (1.2.2). Aspecten van *de persoonlijkheid* betreffen het karakter en de levenshouding of attitude van een patiënt. De persoonlijkheid is bepalend voor de beleving van de klachten en symptomen van een patiënt. Aspecten van de persoonlijkheid-in-de-tijd, de biografie van iemand, zijn van betekenis om te begrijpen waarom déze mens met déze geschiedenis tot de conclusie is gekomen dat het leven op déze manier niet meer leefbaar is. Door de biografie wordt zichtbaar waar iemand de grens van 'waardig', 'mensonwaardig' of 'ontluisterend' trekt: deze begrippen overstijgen het fysieke en integreren het persoonlijke. Ten slotte zijn er aspecten die met de *omgeving* van de patiënt te maken hebben, waardoor iemand tot de conclusie kan komen dat het leven niet langer leefbaar is. Als ezelsbruggetje wordt gesuggereerd drie letters te onthouden om het schema gemakkelijker te kunnen hanteren: t, p en o. *T* voor tijd, *p* voor persoonlijkheid en persoonlijkheid-in-de-tijd, en *o* voor omgeving. Aangetekend zij dat de onderscheidingen onderling samenhangen en elkaar ook wel overlappen. Het doel van dit schema is om tot een heldere reconstructie te kunnen komen, die in-

Figuur 2. Het lijden in schema gebracht.

1. Lijden en tijd	1.1 Toekomstig lijden	1.1.1 Welk toekomstig lijden? Waarop is dit gebaseerd? Is dit reëel? Is dit lijden behandelbaar? Zo ja, is het reëel deze behandeling voor te stellen aan de patiënt? Zo nee, waarom niet? (bijv. te weinig effect versus onevenredige belasting) Is er sprake van een behandelweigering en is die weigering reëel gezien de te verwachten effecten?	
	1.2 Actueel lijden	1.2.1 Wat zijn de *huidige* klachten/symtomen van de patiënt? Checklijst *synchrone aspecten*: angst, ascites, blaasretentie, cachexie, darmobstructie, decubitus, dehydratie, depressie, diarree, droge mond, dysfagie, hik, hoesten, jeuk, koorts, kortademigheid, misselijkheid, obstipatie, pijn (lokalisaties/vormen), slaapstoornissen, urine-/feces-incontinentie, verwardheid, andere symptomen.	1.2.1.1 Wat is het functieverlies? Checklijst: – *ADL*: staan, lopen, zelfredzaam bij kleden, wassen, eten, drinken, toiletbezoek. – *Communicatie*: spreken, horen, zien, schrijven, bewustzijn, concentratie. Wat is de *betekenis* van verlies voor *deze* patiënt?
		1.2.2 *Diachrone aspecten* Welke klachten zijn verergerd en zullen verergeren? Hoe beleeft de patiënt die verergering?	1.2.2.1 Welk functieverlies zal stabiliseren of alleen maar verder gaan? Hoe beleeft de patiënt dit?
2. Lijden en persoonlijkheid		Hoe schetst de patiënt het eigen karakter? Welke klachten vindt de patiënt het ergste en waarom?	
3. Lijden en persoonlijkheid-in-de tijd (biografie)		Is de patiënt religieus? Welk beroep heeft de patiënt uitgeoefend? Welke ziekte-ervaringen heeft de patiënt en welke betekenis heeft dat verleden voor deze patiënt? (verlies van partners, ouders, geweldservaringen)	
4. Omgeving		Woonsituatie, mantelzorgondersteuning, hulpbehoefte versus zorgbereidheid, draagkracht versus draaglast van patiënt en omgeving gezien de ziekteduur	

zichtelijk is en overdraagbaar. Het schema is 'heuristisch' bedoeld, als een hulpmiddel om te zoeken en te vinden.

Een verdere uitwerking

1.1 Het onderscheid tussen *toekomstig en actueel lijden* is van belang om te bepalen of uit dit lijden een door de arts beleefde verantwoordelijkheid kan volgen om mee te werken aan levensbeëindiging. Toekomstig lijden wordt zichtbaar als angst voor (toekomstig) lijden. Angst voor lijden is een sterk geladen emotie en draagt soms een overtuigingskracht in zich, waaraan men zich moeilijk kan onttrekken, omdat patiënten volstrekt duidelijk kunnen maken op welke ervaringen die angst gebaseerd is. Vaak betreft dit een sterfbed van een direct familielid of een vriend, bij wie het sterven moeilijk is geweest. In die zin is er sprake van een valkuil, omdat angst vóór ondraaglijk lijden niet identiek is aan ondraaglijk lijden. Die angst is voorstelbaar en als emotie integer, maar een behandelbaar symptoom. Dat wil zeggen behandelbaar omdat de angst kan worden behandeld door middel van medicamenten, maar ook door het uitzoeken van de basis van de angst en het aangaan van een belofte dat 'dergelijke situaties' waar de patiënt bang voor is, op dat moment een reden zullen of kunnen zijn voor de arts om het leven dán te beëindigen. Men kan soms vaststellen dat patiënten die bijvoorbeeld zijn geopereerd en waarbij uitgebreide ongeneeslijke afwijkingen zijn geconstateerd, direct een verzoek uiten tot levensbeëindiging omdat zij toekomstige ontluistering en achteruitgang niet mee willen maken. Een dergelijk verzoek is te beschouwen als een uiting van afweer in de shockfase na het horen van slecht nieuws. Het accepteren van een verzoek om levensbeëindiging in de fase van verwarring, boosheid en depressiviteit kan betekenen dat mensen een deel van leven dat nog kan worden geleid, wordt afgenomen. Deze overweging is een 'oud argument' van de tegenstanders van euthanasie en het is verstandig om bij angst voor toekomstig lijden die gedachte in het achterhoofd te houden. Voorzover er binnen de professie een consensus bestaat geldt in elk geval dat in principe angst voor toekomstig lijden in beginsel niet tot levensbeëindiging behoort te voeren op dat moment. Een uitzondering echter betreft de categorie patiënten waarbij de angst heel concreet gericht is op een reële dreiging, bijvoorbeeld stikken ten gevolge van een acute bloeding in het hoofd/halsgebied bij lokale tumoren met doorgroei in de vaten of bij bloedingen in de longen. In die situatie kan de angst reëel zijn en een onderbouwing van ondraaglijkheid leveren. Een ander voorbeeld van feitelijk reële inhoud van de angst voor toekomstig lijden is de angst voor een ileus, bij tumoren van de darmen of metastasen van tumoren in de buik, die tot een pijnlijke darmverstopping aanleiding geven, waarbij een definitieve afsluiting tot de reële mogelijkheden behoort. Nog een ander, weliswaar extreem voorbeeld voor een reële inhoud van angst voor toekomstig lijden betrof de angst voor het opnieuw binnen een medische context te vallen bij een patiënte die op grond van dit uitzicht herbelevingen kreeg van trauma's die zij als jonge vrouw bij medische experimenten in een kamp in de oorlog had opgelopen. Dit laatste voorbeeld is zeker en gelukkig niet exemplarisch. Maar ik wil hiermee duidelijk maken dat het uitgangspunt bij angst voor toekomstig lijden in het algemeen weliswaar is dat er geen sprake kan zijn van het voldoen aan het criterium 'ondraaglijk', er zeker situaties zijn waarbij dit argument wel aan de orde is.

1.2 In de beoordeling van actueel of huidig lijden is het onderscheid tussen *synchrone (1.2.1.)* en *diachrone (1.2.2.)* klachten zinvol. Synchroon is een term die in de spreektaal en ook in de geneeskunde wordt gebruikt. Bedoeld wordt het tegelijkertijd voorkomen van gebeurtenissen. Diachroon is een term uit de culturele antropologie en slaat op het verloop van gebeurtenissen in de tijd en betreft dus in dit verband de ontwikkeling van klachten, symptomen en functieverlies zoals deze zich bij patiënten voor kunnen doen.

    1.2.1 Onder de *synchrone klachten en symptomen* worden de klachten en symptomen verstaan die direct en indirect door de ziekte worden veroorzaakt. Dit betreft in principe het hele scala van mogelijke afwijkingen, te beginnen met pijn in alle soorten en schakeringen, maar ook functieverlies ten gevolge van de ziekte of verzwakking door de ziekte. Ook de mentale reacties op de ziekte en haar gevolgen horen thuis in de rij van actuele afwijkingen in het hier en nu. Uiteraard bepaalt de ernst van de klachten en het verlies van functies voor een groot deel de ondraaglijkheid ervan, maar er is niet een algemene regel aan te geven. Wat de patiënt aangeeft is één kant en wat naar het oordeel van de arts moeilijk, gedeeltelijk of niet behandelbaar is, is de andere kant van de beoordeling. Voor een juiste beoordeling is kennis van de pathologie en fysiologie onontbeerlijk, hoewel uiteraard ook leken en bijstaanders kunnen zien of iemand ernstig lijdt. Wat men niet kan beoordelen is de (on)behandelbaarheid van de symptomen in relatie tot het onderliggend of oorzakelijk lijden. Bij pijn is de lokalisatie bijvoorbeeld van belang, maar ook de aard van het weefsel waarin een tumor groeit. Ingroei in botten of zenuwen of zenuwknopen, zoals bij longkanker met doorgroei in de plexus cervicalis, geeft extreme pijnklachten, die moeilijk te behandelen zijn. In het schema is een alfabetisch overzicht gegeven van veel voorkomende klachten, symptomen en functieverlies, dat als een reminder kan worden gebruikt voor de opbouw van het eigen oordeel van de arts ten aanzien van ondraaglijkheid.

1.2.2. Met het begrip *diachrone klachten*, het klachtenpatroon in de tijd, worden die klachten in kaart gebracht die in de loop van de tijd zijn verergerd, mogelijk moeilijker met medicamenten te beïnvloeden zijn en voor de patiënt vanwege het verloop bijdragen aan de conclusie 'ondraaglijk lijden'.

2. *Lijden en persoonlijkheid*

Door het integreren van het karakter of de persoonlijkheid van mensen in het oordeel van ondraaglijk lijden komt men zo dicht mogelijk bij hun subjectieve belevenis. Deze is weliswaar niet eenzijdig bepalend, omdat er sprake is van een proces waaraan twee mensen deelnemen en er, in de formulering van de KNMG uit 1994, sprake moet zijn van een 'tot op zekere hoogte invoelbaar zijn' voor de arts van de beleving van de patiënt. In de Euthanasiewet van 2002 is die gemeenschappelijkheid omschreven in die zin dat de arts 'de overtuiging heeft gekregen dat er sprake was van uitzichtloos en ondraaglijk lijden van de patiënt' (artikel 2, lid 1.b). Daarin is een duidelijke vingerwijzing te zien voor een eigen beoordeling van de arts als medicus, die een plicht heeft om het lijden te verlichten en het leven te beschermen.

In de geneeskunde kan men in het algemeen constateren dat geen twee patiënten op dezelfde manier een bepaalde ziekte ondergaan en beleven, hoewel er natuurlijk allerlei overeenkomsten zijn in de uiterlijke tekenen van een ziekte. Dat geldt mogelijk nog sterker aan het levenseinde en in het bijzonder geldt dit voor de beleving van ondraaglijkheid. Voor iemand met een grote zelfstandigheid is het verlies van controle een grotere aanslag op zijn eigenwaarde dan voor iemand die meer volgend is en gewend is om lijdzaam ontwikkelingen te ondergaan. Voor iemand die prijs stelt op orde en netheid is de ervaring van lichamelijk ongerief in het ongecontroleerd verlies van urine en feces een ervaring van toegevoegd lijden, dat tot de conclusie 'ondraaglijk' kan leiden bij déze patiënt. Ook in therapeutisch opzicht speelt de persoonlijkheid een rol van betekenis: het afwijzen van morfine wegens angst voor het verlies van mentale helderheid is voor de een veel belangrijker dan voor de ander en dus ook van betekenis voor de beleving van ondraaglijkheid.

3. *Lijden en persoonlijkheid-in-de-tijd*

Karakter en biografie hangen nauw samen en vormen beide elementen waardoor het begrijpen waarom iemand zijn actuele situatie als ondraaglijk beleefd wordt verdiept. Dit geldt speciaal voor het beroep dat iemand heeft uitgeoefend of de manier waarop iemand zijn leven heeft ingericht. Hierbij kunnen bepaalde zaken aan de orde komen. In de eerste plaats het beroep dat men heeft gehad of de maatschappelijke taak die men heeft uitgeoefend en in de tweede plaats de ziekten die men al dan niet zelf of met anderen heeft doorgemaakt. Wat men als ondraaglijk beleeft, heeft dan te maken met de manier waarop men in het leven heeft gestaan, zelfstandig beslissingen heeft genomen, zich heeft verzet tegen ongewenste of negatieve ervaringen. Ontluistering en verlies van waardigheid zijn termen die in dit kader aan de orde komen. Hoewel deze begrippen veel verschillende betekenissen kunnen hebben, wordt uit doorvragen naar het waarom van deze ontluistering duidelijk in welke context een patiënt de ondraaglijkheid een plaats en betekenis geeft. Een arts die met de patiënt tot een besluit komt dat het lijden inderdaad ondraaglijk is heeft deze ervaringen of opvattingen nodig voor zijn conclusie. Op het gevaar af afbreuk te doen aan de eerdere heldere formulering van 'uitzichtloos' wil ik erop wijzen dat het uitzichtloze ook een persoonlijke beleving is, die vanuit de biografie begrijpelijk wordt. Of zoals een patiënte het ooit formuleerde: 'Ik heb nu drie ernstige ziekten doorgemaakt en ben daarvan hersteld, tegen de huidige ziekte kan en wil ik mij niet meer verzetten. Het is genoeg geweest.'

4. Lijden en omgeving
Zoals Beijk[27] heeft geformuleerd: 'De ondraaglijkheid van het lijden wordt ook bepaald door situationele factoren, die stuk voor stuk van belang zijn.' Dit zijn factoren die voor een patiënt bij kunnen dragen tot de beleving van ondraaglijkheid. Bedoeld zijn bijvoorbeeld:

a de woonsituatie, of men alleenstaand is, een slechte behuizing heeft voor een adequate langdurige verzorging;
b de situatie binnen een gezin met een verzwaring of een volledige omkering van de 'gewone' zorgverhoudingen, waardoor de stevigheid van een gezin wordt bedreigd;
c het voldoende aanwezig zijn, naast professionele zorg, van adequate mantelzorg, die door voldoende mensen wordt opgebracht;
d de belastbaarheid van het systeem als totaal, te zien als een vaak bedreigd evenwicht tussen draagkracht en draaglast, waarbij het verlies van rek ten slotte kan bijdragen aan de formulering van een verzoek om levensbeëindiging.

In beginsel zou men willen dat omgevingsfactoren niet bijdragen aan dat verzoek, omdat men idealiter zou willen dat er adequate hulp wordt geboden en dit ook moet organiseren. Desondanks valt niet te ontkennen dat het besluit 'dat genoeg genoeg is' het resultaat is van een proces bij de patiënt en deze elementen kunnen worden meegenomen in de vaak steeds zwaarder en moeilijker wordende situatie. Het is de opdracht aan de arts om na te gaan in hoeverre daarvan sprake is en indien mogelijk hierin verandering te brengen.

De consultatie: pleidooi voor een terminologisch onderscheid tussen 'formele' en 'collegiale' consulten

Aan een consultatie bij een verzoek om levensbeëindiging kan men twee doelen onderscheiden, een medisch doel en een juridisch doel. Bij de eerste doelstelling gaat het primair om het verlenen van bijstand aan de consultvragende arts. Het tweede doel is een vóórtoets voorafgaande aan de uitvoering van euthanasie of hulp bij zelfdoding. In de juridische toetsing ligt de nadruk op *expertise en onafhankelijkheid* van de consulent: deze moet zo weinig mogelijk beïnvloed zijn door voorgaande contacten met de arts of voorkennis omtrent de patiënt.

De medische consultatie is een ander verhaal. Voor een dergelijk consult kunnen voorkennis van en voorgaande ervaringen met een patiënt zelfs voordelen bieden, die de kwaliteit van een consult ten goede komen en de onafhankelijkheid niet behoeven te compromitteren. Deze consultatie van een collega-arts kan op elk moment en in iedere fase van het proces plaatsvinden om een arts bij te staan in het vinden van antwoorden op medische vragen, onduidelijkheden en onzekerheden. Dat kan somatische aspecten van de patiënt betreffen, begeleidingsaspecten en vragen rondom de zorgvuldigheidseisen. Gezien de complexiteit van het begeleidingsproces voor zowel de patiënt als de arts, in het bijzonder als er een verzoek om levensbeëindiging in aan de orde is, lijkt het verstandig eerder en vaker uit de solistenrol te treden en een consult van een collega te vragen of in overleg te treden met andere artsen, zoals de leden van een waarneemgroep. Een consult van dit type vereist niet per se dat een consulent de patiënt bezoekt of kent, maar het helpt wel. Op dit uitgangspunt is alle (inter)disciplinaire samenwerking gebaseerd.

Tussen een medisch consult en een consult in het kader van een verzoek om levensbeëindiging is een fundamenteel onderscheid. Het consult in het kader van de zorgvuldigheidseisen heeft een andere status en andere vraagstelling: of er in het perspectief van het juridische oordeel aan de zorgvuldigheidseisen is voldaan. De eisen die aan een consulent zijn gesteld zijn afkomstig van de eisen die aan een getuige-expert worden gesteld bij een juridische procedure. Dat zijn: deskundigheid en onafhankelijkheid. Onafhankelijkheid betekent: geen voorkennis van de patiënt, geen relatie als maatschapslid met de consultvrager, geen familieband en geen hiërarchische relatie in het kader van een dienstverband. Wezenlijk is de vraag of een consultgever zich voldoende onafhankelijk weet van de consultvrager. In de praktijk van het toetsen heeft de structuur van een huisartsengroep, een HAGRO, voor onduidelijkheid gezorgd omdat de commissies van mening waren dat men elkaar binnen een HAGRO niet zou mogen consulteren. Daarop is men teruggekomen met de introductie van de norm dat 'men zich voldoende onafhankelijk zou moeten weten en voelen' en geen eerdere contacten met de betrokken patiënt zou moeten hebben gehad.

Qua methode is er sprake van *'reconstructie' op basis van de 'constructie' van de arts*. Het is gezien de inhoudelijke overlap ondanks een verschil in formele status tussen beide vormen van consulteren verstandig deze beide consultaties dan ook van een verschillende term te voorzien. Beide zijn consulten, maar het ene consult heeft een formele status met een duidelijke structuur in het kader van het toetsen, het andere type is informeler en zal vaker op onderdelen van het proces gericht zijn. Het een is dus meer 'naar buiten' gericht, in het kader van het afleggen van verantwoording, het ander is meer op collegiale ondersteuning gericht. Ik stel dan ook als onderscheidende termen voor: *formeel consult* naast en tegenover *collegiaal consult*. Een andere keuze kan zijn: 'consult in het kader van de Euthanasiewet' tegenover 'medisch consult'. Ik pleit voor handhaving van de term consult, en tegen beperking van het gebruik van de term consult tot de formele consultatie en het gebruik van de term overleg voor het intercollegiale contact.

Aan een dergelijk consult zijn specifieke, mogelijk storende problemen verbonden, waarvan zowel de consultvrager als de -gever zich bewust moeten zijn. Door sommige patiënten wordt dit toetsend consult als een 'examen' beleefd, waardoor veel extra spanning kan worden veroorzaakt. Dit 'laatste consult' moet dus goed worden ingeleid en zou eigenlijk een formaliteit moeten zijn, omdat de behandelend arts overtuigd behoort te zijn dat er wordt voldaan aan de eisen. Het kan echter ook anders. Vaak wordt een laatste consult onder tijdsdruk gevraagd. Het gebeurt ook wel dat artsen ten onrechte een consult vragen in situaties waarin zij eigenlijk willen weigeren en de consultgever inschakelen om deze weigering te rechtvaardigen. Voor een consulent is vooroverleg dus verstandig om te weten te komen wat de eigenlijke vraag van het consult is, of er onduidelijkheden of onzekerheden zijn en of de betrokken patiënt en diens familie dit weten.

In de feitelijke uitvoering van het consult heeft de consulent een aantal bronnen om zich op de hoogte te stellen van de informatie die nodig is om tot een oordeel te kunnen komen. Die bronnen zijn: de (huis)arts, de patiënt en eventuele verzorgers, de status van de patiënt en het verslag van de arts. Om zo goed mogelijk te kunnen objectiveren is het verslag van de arts bijzonder belangrijk. Er zijn onderdelen van de zorgvuldigheidseisen die de arts direct kan verifiëren met de patiënt en de verzorgers, maar voor een aantal onderdelen geldt dat niet.

Wilsbekwaamheid en vrijwilligheid van het verzoek kunnen worden geconstateerd door een gesprek en worden bevestigd door het verslag. Met het verslag worden de duurzaamheid van een verzoek en het weloverwogen karakter onderbouwd. Voor beperkingen van de wilsbekwaamheid, zie het bovenstaande onder 'vrijwilligheid'.

De reconstructie van het oordeel over het lijden is eveneens gebaseerd op verschillende bronnen. Voor een oordeel over het actuele lijden en het ondraaglijk zijn baseert de consulent zich op een gesprek met de patiënt. Voor een oordeel over het lijden kan het gesprek met de patiënt, de verzorgers en de arts ook dienen, maar uiteindelijk is een objectiever bron het verslag van het proces, waarin dit aspect enkele tot meerdere malen expliciet zal zijn beschreven. Uitgaande van een scenario van 'gezond wantrouwen', waarin 'de belanghebbenden' de uitvoering van een euthanasie als hún belang zien en de consulent op zoek is naar onafhankelijke bronnen, is het verslag eigenlijk de onafhankelijkste bron.

Het verslag van de arts en de consulent

HET VERSLAG VAN DE MELDEND ARTS

Met de effectuering van de nieuwe Euthanasiewet zijn er nieuwe formulieren gemaakt. Deze bestaan uit drie onderdelen:
1. een formulier voor het aanmelden van een levensbeëindiging aan de gemeentelijk lijkschouwer;
2. een formulier van de gemeentelijk lijkschouwer aan de regionale toetsingscommissie;
3. het modelverslag voor de meldend arts, dat aan de gemeentelijk lijkschouwer moet worden overhandigd en het proces voorafgaande en tijdens de levensbeëindiging feitelijk en inhoudelijk beschrijft.

Het belangrijkste in dit verband is het laatste formulier, dat van de feiten en het proces.

Het nadeel van het 'oude' meldingsformulier had vooral met de ruimte te maken. De geringe invulruimte tussen de vragen en de nogal forse schrijftrant van vele artsen leidde in veel gevallen tot een summiere invulling. In dit geval was er een foute 'message' in het 'medium' en zijn artsen, om dit positief te labelen, op het verkeerde been gezet. Met het nieuwe formulier is aan deze ruimtelijke beperking enigszins tegemoetgekomen, maar in beginsel bestaat het gevaar van 'groot schrijven' met te weinig informatie nog steeds. Het is goed dat men zich als meldend arts realiseert dat een commissie op afstand een beoordeling moet uitvoeren op basis van de informatie van de arts, gesecundeerd door de informatie van de consulent – waarover hieronder meer. Op grond van te summiere informatie moet een commissie 'sprokkelen' uit de bijgevoegde brieven uit de kliniek en uit het verslag van de consulent. Dat levert beoordelingen op waarbij er een zeker voordeel van de twijfel bestaat door ervaringen van de leden van de toetsingscommissie. In geval van onvoldoende informatie gebeurt het regelmatig dat er over en weer gecorrespondeerd wordt tussen de meldend arts en de commissie, waardoor er onnodige schrik optreedt en een definitief oordeel moet worden opgeschort. Als men zich beter realiseert wat de bedoeling is van het verslag, is dat niet nodig.

Als bijlagen leveren veel artsen brieven uit de kliniek met een beschrijving van de diagnose en het ziekteverloop. Daarnaast leveren meldende artsen een verslag aan van het ziekteverloop en hun medisch handelen in de vorm van een journaaloverzicht over een bepaalde periode.

Deze combinatie van informatie levert doorgaans een garantie van voldoende overzicht om het denkproces van de arts en het feitelijk verloop van de gebeurtenissen te kunnen beoordelen.

Als pro memorie: indien er nogal wat tijd is verstreken tussen het moment van het verzoek om levensbeëindiging en het laatste schrijven van een specialist in het ziekenhuis kan men zich als huisarts moeite sparen door deze specialist te verzoeken in korte tijd een zogenaamde 'uitbehandelingsbrief' op te stellen ten behoeve van de informatie aan een consulent. In mijn ervaring is dat een vraag waaraan in korte tijd wordt tegemoetgekomen en deze brief levert altijd eenduidige en heldere informatie op.

HET VERSLAG VAN DE CONSULENT

Door de ervaringen van SCEA (Steun Consultatie Euthanasie Amsterdam, sinds 1996) en SCEN (Steun Consultatie Euthanasie Nederland, sinds 1998) is er veel tijd geïnvesteerd in het structureren van een verslag van de consulent en het bepalen van de eisen waaraan een goed verslag moet voldoen. Dit onderwerp wordt tijdens de SCEN-cursussen expliciet aan de orde gesteld en het resultaat is verschillende malen in de jaarverslagen van de toetsingscommissies als voorbeeld genoemd voor goede informatie. In de cursussen wordt de volgende checklist gebruikt, die als een geheugensteun kan dienen voor het maken van een consultverslag. De checklist bestaat uit de volgende aandachtspunten:

Consulent
1. NAW-gegevens, medisch specialisme, eventueel: instelling
2. verhouding tot behandelend arts, met een specificatie van de onafhankelijkheid

Behandelend arts
1. NAW-gegevens, medisch specialisme, eventueel: instelling

Patiënt
1. NAW-gegevens, geslacht, geboortedatum

Werkzaamheden van de consulent
1. Eerste contact met de aanvragend arts, verheldering consultvraag, schriftelijke informatie voor een eerste oriëntatie, eventueel via de fax [tegenwoordig ook e-mail?] aan te leveren.
2. Contact met de patiënt, gesprek, ten minste een deel daarvan onder vier ogen, observatie, contact met naasten, eventueel gesprek met andere behandelaars

Huidige toestand van de patiënt
1. Voorgeschiedenis, wat is er tot nu toe gebeurd?
2. Wat is de huidige situatie?
3. Waaruit bestaat, volgens de behandelend arts, het lijden van de patiënt (klachten, symptomen en behandelingen tot nu toe)?
4. Welke maatregelen ter verlichting van het lijden zijn er mogelijk?
5. Zijn deze mogelijkheden met de patiënt besproken en afgewogen?
6. Hoe staat de patiënt tegenover deze alternatieven?

Ondraaglijk en uitzichtloos lijden
1. Waaruit bestaat volgens de patiënt het ondraaglijk lijden en wat maakt dit ondraaglijk?

2. Is er sprake van uitzichtloos lijden?

Vrijwillig en weloverwogen verzoek

1. Is het verzoek van de patiënt vrijwillig en niet onder druk van anderen tot stand gekomen?
2. Waaruit blijkt het weloverwogen karakter van het verzoek?
3. Zijn er omstandigheden die de wilsbekwaamheid beïnvloeden?
4. Hoe is het proces van besluitvorming verlopen tussen arts, patiënt en familie?
5. Is er een schriftelijke wilsverklaring aanwezig en wanneer is deze gedateerd?

Conclusie

1. In de conclusie moet de consulent zijn eigen mening weergeven als onafhankelijk consulent met een eigen verantwoordelijkheid (ik vind ..., ik ben van mening dat ...).

MEDISCHE ZORGVULDIGHEID VAN DE UITVOERING

In artikel 2, lid f van de Euthanasiewet wordt als laatste materiële criterium voor een zorgvuldig uitgevoerde levensbeëindiging op verzoek de eis van een medisch zorgvuldige uitvoering gesteld. Wat medisch zorgvuldig is in het kader van de wet heeft uitsluitend betrekking op de uitvoering: door wie en met welke middelen. Als aanvulling wordt gevraagd te vermelden wie er behalve 'uzelf' bij de levensbeëindiging aanwezig waren.

Het is om meer dan één reden verstandig om een onderscheid te maken tussen deze juridische aspecten, schijnbaar juridische aspecten (de getuigen: wie waren er nog meer aanwezig) en wat er onder medische zorgvuldigheid moet worden verstaan. Medische zorgvuldigheid impliceert meer dan de juridische zorgvuldigheid van de uitvoering. Juridisch toetsbaar zijn de middelen die zijn gebruikt. Normgevend zijn in dit verband de adviezen van de KNMP-commissie, die sinds 1987 een drietal rapporten heeft laten verschijnen waarin de diverse adviezen zijn gepubliceerd, mede op grond van toegenomen kennis door teruggekoppelde ervaring. In het laatste rapport van 1998 worden drie manieren van toediening van de dodelijke middelen geadviseerd: per intraveneuze injectie, oraal en rectaal, met de aantekening dat een rectale toediening eigenlijk een noodoplossing is, die risico's met zich meebrengt op grond van mogelijke complicaties wegens ineffectieve resorptie ten gevolge van een lage lichaamstemperatuur.[28] Intraveneus gebruike men barbituraten gevolgd door een curariform preparaat en oraal is het advies een drank van pento- of secobarbital na een dag voorbehandeling met anti-emetica. Voor concretere voorschriften wordt verwezen naar de bijdrage van Crul in deze uitgave (hoofdstuk 6).

Bijzondere aandacht verdient het feit dat bij de meldingen aan de toetsingscommissies nog steeds onjuiste middelen worden gebruikt, in casu sederende middelen zoals diazepam, zelfs een hoge dosering van een bolus morfine. Deze middelen moeten worden ontraden omdat een gewenste dood niet of na langere tijd intreedt en de arts het risico loopt dat de patiënt weer ontwaakt of in een diep coma blijft. In het algemeen wordt geadviseerd bij toediening van de drank de nabestaanden te wijzen op de mogelijk langere duur van het sterven na inname. Daarnaast is het gebruikelijk geworden, op advies van de KNMP-commissie, na ongeveer vijf uur het stervensproces te termineren door middel van een intraveneuze toediening van een barbituraat, gevolgd door het curaremiddel, indien het coma van de patiënt niet diep genoeg is. Indien men ervan overtuigd is dat een coma diep genoeg is, kan men volstaan met toediening van enkel het curarepreparaat.

Het is wenselijk om in gedachten te houden dat 'medische zorgvuldigheid' meer impliceert dan alleen de toediening. Hoewel de toediening het meest toetsbaar is, door het nagaan van de gebruikte middelen door de gemeentelijk lijkschouwer direct na de levensbeëindiging en de zorgvuldigheidseisen vervolgens in het traject van de toetsingscommissies, is het belangrijk om de medische zorgvuldigheid ruimer te zien. Medisch zorgvuldig handelen impliceert zorgvuldigheid in het hele proces en heeft met name ook betrekking op de nazorg die men levert aan de nabestaanden, die doorgaans deel blijven uitmaken van de praktijkpopulatie van de huisarts.

Op dit punt is er waarschijnlijk een onderscheid tussen levensbeëindiging in een instelling en levensbeëindiging in de thuissituatie, waar meer dan 80% van de handelingen plaatsvindt. Waar in een kliniek of verpleeghuis de aandacht is gericht op de patiënt, ligt het accent in de eerste lijn ook, en misschien met name, op de nabestaanden. Voor huisartsen is de nazorg een wezenlijk element om de nabestaanden te helpen deze vorm van sterven te verwerken. Ook al lijkt deze aanvulling misschien overbodig, desondanks vermeld ik deze activiteiten omdat ze wezenlijk tot de zorg van een goed hulpverlener behoren. Het sterven, als discontinuïteit van het leven, staat ook in de context van de continuïteit van leven van diegenen die rouwen en verder moeten leven. En huisartsen hebben in die context een belangrijke rol, waarin medische zorgvuldigheid gestalte kan krijgen.

Conclusies en afronding

In het voorgaande is betoogd dat beoordeling van voldoende aanwezigheid van zorgvuldigheidseisen niet een activiteit is die op het einde van een proces van stervensbegeleiding dient plaats te vinden, vooral omdat het tijdsaspect van weloverwogen zijn een wezenlijke betekenis heeft voor de objectivering van deze eisen. De consequentie hiervan is dat het beoordelen binnen en tijdens het proces van stervensbegeleiding dient worden uitgevoerd. Er dient te worden gekozen voor een actieve, anticiperende opstelling. Een arts die met een mogelijk verzoek tot levensbeëindiging wordt geconfronteerd dient zich bewust te zijn dat het serieus nemen van deze keuze impliceert dat er informatie wordt gevraagd en moet worden gegeven ten aanzien van de mogelijkheid van actieve stervenshulp. Deze informatie kan op verschillende tijdstippen (t_o tot en met t_x) worden gegeven op een manier die is aangepast aan het tolerantie- en verwerkingsniveau van de betrokken patiënt en misschien zelfs ook van diens omgeving. 'Medische' consultaties van collega's om vragen te beantwoorden zouden vaker tijdens het proces van stervensbegeleiding dienen plaats te vinden. Consensus op onderdelen versterkt de objectiviteit van het oordeel van de arts. Indien er een verzoek ligt tot levensbeëindiging en de situatie ook voor de arts in de richting gaat van inwilliging van een verzoek, dient er tijdig een collegiale consultatie te worden uitgevoerd, die op de juiste manier wordt geïntroduceerd zodanig dat er geen onnodige fantasieën worden opgeroepen en onnodig potentiële emotionele schade wordt veroorzaakt. Een afspraak voor een laatste consultatie nadat er al een datum voor de euthanasie is vastgesteld is in beginsel een kunstfout.

Een arts dient het oordeel omtrent de mate van vrijwilligheid op verschillende tijdstippen vast te stellen, dus te herhalen, om een casus te construeren die de norm van objectiviteit als duurzaamheid benadert. De arts moet alert zijn op factoren die de beslissing van de patiënt kunnen beïnvloeden, waardoor diens vrijheid wordt beperkt door anderen of door bepaalde omstandigheden. Die 'anderen' en die omstandigheden zijn: personen in de directe omgeving van de patiënt, de wilsbekwaamheid van een patiënt, die steeds tijdens elk bezoek moet worden vastgesteld, onvoldoende kennis van (nog mogelijke) medische alternatieven en onjuiste of onvoldoende effectieve behandelingen, waardoor het lijden ondraaglijker is dan nodig.

Het schriftelijk vastleggen van elk van deze stappen geeft inhoud aan het oordeel en maakt toetsing en controle achteraf beter mogelijk.

Vanuit een perspectief van zo goed mogelijke objectivering kunnen de volgende uitgangspunten als voorwaarden worden gezien:
1. zorgvuldige structurering en fasering van het proces van besluitvorming, gebaseerd op een actieve anticiperende instelling van de arts, die steeds de zorgvuldigheidseisen in het achterhoofd houdt en van daaruit registreert en noteert;
2. het helder interpreteren van de gebeurtenissen tijdens het ziekteproces in het licht van de zorgvuldigheidseisen;
3. een nadruk op het rapporteren van belangrijke onderdelen van het proces als 'naslagwerk' voor een 'reconstructie';
4. het herhalen van het bespreken en constateren van de belangrijke onderwerpen totdat er voldoende zekerheid is bereikt; het vastleggen van deze herhalingen in een verslag is een belangrijke bouwsteen voor een reconstructie en dus een objectivering.

Literatuur

1. Wal G van der, Maas P van der. Euthanasie en andere medische beslissingen rond het levenseinde. Den Haag: Sdu, 1996.
2. Kimsma GK, Duin BJ van. Teaching euthanasia: the integration of the practice of euthanasia into the grief, death and dying curricula of postgraduate family medicine training. Cambridge Quarterly of Healthcare Ethics 1996;5(1): 107-13.
3. Kimsma GK, Leeuwen E van. Comparing two euthanasia protocols: The Free University of Amsterdam Academic Hospital and the Medical Center of Alkmaar. Cambridge Quarterly of Healthcare Ethics 1996;5(1):145-57.
4. Persels J. Forcing the issue of physician-assisted suicide. Impact of Kevorkian case on the euthanasia debate. J Legal Medicine 1993:14(1):93-125.
5. Legemaate J. Vergelijkbaar maar niet hetzelfde. Wetgeving voor euthanasie in Nederland en België. Medisch Contact 2002;(57)50:1855-8.
6. Van Dale, Groot woordenboek der Nederlandse taal, 13e druk, 2000.
7. Weisz FH. Stam JLJ. Valkuilen bij overleg over euthanasie. Huisarts en Wetenschap 1999;42(10):461-5.
8. Wiersma W. De euthanasiediscussie en de gevoelens van de huisarts bij euthanasie. Scriptie vervaardigd in het kader van de opleiding sociale geneeskunde, tak algemene gezondheidszorg. Utrecht: SSG, 1993.
9. Hendin H. Seduced by death. Doctors, patiënts and the Dutch cure. New York/London, W.W.Norton & Cy, 1996.
10. Wal G van der. Euthanasie en hulp bij zelfdoding door huisartsen. Rotterdam: Wyt uitgeefgroep, 1992, p. 28-35.
11. Cohen HS. Controlelijst voor een zorgvuldige uitvoering van euthanasie. [Op persoonlijke titel verspreid, ongedateerd.]
12. Kimsma GK. Euthanasie door huisartsen in de Zaanstreek. Verslag van een regionale enquête. Westzaan, 1996, 43pp.
13. Ponsioen BP. Overleg tussen huisarts en patiënt over actieve levensbeëindiging in de thuissituatie. Ned Tijdsch Geneesk 1997;(141)19:921-3.
14. Ponsioen BP. Loc. cit. 1997:921-3.
15. Van der Wal G, Maas P van der. Euthanasie en andere medische beslissingen rond het levenseinde. Den Haag: Sdu, 1996:56.
16. Van der Wal G, Van der Maas P. Loc. cit. 1996:61.
17. Rooijmans HGM, Verdriet en Depressie. In: Gill K, Diekstra RWF (red), Verdriet, Verliesverwerking en Gezondheid. Baarn: AMBO, 1988:57.
18. Bange R. Alert blijven tot het einde: een taak van de arts bij een verzoek om euthanasie. Ned Tijdsch Geneesk 1991(135);21:921-923.
19. Hoge Raad, Ned Juristenblad 87:607.
20. Inzake euthanasie. Standpunt van het Hoofdbestuur, bijlage bij Medisch Contact 1995;50(33/34):26.
21. Wal G van der, Maas P van der. Loc. cit. 1996:62.
22. Inzake euthanasie. Standpunt van het Hoofdbestuur, bijlage bij Medisch Contact 1995;50(33/34):26.
23. Kenter EGH. De intersubjectiviteit van het ondraaglijk lijden.Wie bepaalt? Medisch Contact 1996;51(14):480-2.
24. Lakoff G, Johnson M, Metaphores we live by. The University of Chicago Press, Chicago, 1980, p. 194.
25. Lakoff G. Women, fire and dangerous things. What categories reveal about the mind. Chicago/London: The University of Chicago Press, 1987. p. 157ff.
26. Kimsma GK. Ondraaglijk lijden. Een voorstel voor een conceptueel kader. Medisch Contact 2000;55(49):1757-1759.

27. Beijk MM. Ondraaglijk lijden. Wat is het, waardoor wordt het veroorzaakt en door wie wordt het bepaald. Medisch Contact 1998;53(24):825-827.
28. Toepassing en bereiding van euthanatica. KNMP, 1998.

Hoofdstuk 6

EUTHANASIE IN DE PRAKTIJK: WAAR MOET DE ARTS OP LETTEN?

B.V.M. Crul

De apotheker had persoonlijk in een onopvallend zakje wat ampullen afgeleverd. Nu, een halfuur voor het moment waarop hij voor het laatst bij zijn patiënt zou aanbellen, stond de arts wat onhandig de ampulletjes open te zagen. Hij trilde meer dan gewoonlijk. Terwijl de naald tegen de rand van het opengebroken ampulletje aantikte, realiseerde hij zich dat de steriliteit nu niet meer zo belangrijk was. Vreemd eigenlijk. Toch wisselde hij, nadat hij het dodelijke gif in de spuit had opgetrokken, van naald. Uit gewoonte? Uit eerbied? De etiketjes die de inhoud van de grote spuiten zouden verraden, plakte hij er nog op, alsof hij zich nog zou kunnen vergissen. Zorgvuldig legde hij de spuiten op de bodem van zijn artsentas en hij controleerde nog even of hij ook zijn stethoscoop, lampje en stuwband bij zich had. Met een diepe zucht trok hij de deur van zijn praktijk achter zich dicht. In stilte hoopte hij dat zijn patiënt vóór zijn komst al was overleden.

Inleiding

Gemiddeld een keer per jaar wordt een huisarts die ervoor openstaat geconfronteerd met een vergelijkbare situatie als de hierboven geschetste. Dat hier een heel proces van zorgvuldig wikken en wegen aan voorafgaat, heeft u in de vorige hoofdstukken kunnen lezen. De mate waarin een medisch specialist of verpleeghuisarts met de daadwerkelijke uitvoering van euthanasie geconfronteerd wordt, zal sterk afhangen van het soort ziekenhuis en verpleeghuis, waarbij de signatuur nog immer een belangrijke rol speelt, en bij medisch specialisten natuurlijk ook van het soort specialisme dat men uitoefent. Een oncoloog zal er nauwelijks aan kunnen ontkomen; een radioloog zal de vraag om euthanasie welhaast nooit krijgen. Zoals Anne-Mei The in haar boek 'Vanavond om 8 uur...' treffend laat zien, speelt het sociale systeem in een ziekenhuis een veel belangrijkere rol in beslissingen rondom het levenseinde dan in de huisartspraktijk. Welke hulpverleners moeten er intramuraal allemaal bij betrokken worden en welke rol speelt ieders waardeoordeel hierin?

In dit hoofdstuk wordt de situatie beschreven waarin de arts zich bevindt op het moment dat deze 'ja' heeft gezegd op de vraag van een patiënt om euthanasie en dus met de feitelijke uitvoering van de euthanasie wordt geconfronteerd. Hoe kan hij deze moeilijke taak op een juiste en professionele wijze uitvoeren? Tegen welke problemen zou hij kunnen aanlopen?

Welk euthanaticum kan hij het beste nemen en hoe handelt hij voor, tijdens en na het uitvoeren van de euthanasie?

Hoewel elke euthanasie in mijn ervaring weer anders is, zijn er toch wel enkele adviezen voor de uitvoering te geven, zeker wat betreft het toe te dienen middel. Hiermee is inmiddels zoveel kennis en ervaring opgedaan, dat noch de arts noch de patiënt en zijn omgeving hiervan onverwachte effecten hoeft te verwachten.

Ik richt mij primair op de arts die euthanasie gaat verrichten. Daarom spreek ik deze op de volgende pagina's ook direct aan. Dit 'kijkje achter de schermen' kan ook voor anderen verhelderend zijn.

Zorgvuldigheidseisen algemeen

Juist bij een handeling die zo zelden door een arts wordt verricht en die daarbij zo ingrijpend en onomkeerbaar is, moeten alle zorgvuldigheidseisen als aandachtspunten voor de arts aandachtig doorgenomen worden. Neem hier de tijd en de rust voor. Laat u niet storen. Het is een goed moment om nog eenmaal voor uzelf te beseffen of de door u uit te voeren euthanasie inderdaad de juiste beslissing is. Niet alleen de nabestaanden, maar ook u als dokter moet na deze euthanasie in een verantwoorde gemoedsrust verder in het leven.

Ik herinner mij nog een veelvuldig aan haar primaire tumor en uitzaaiingen geopereerde en uitbehandelde patiënte in het ziekenhuis. Het was in een tijd waarin de beeldvormende techniek van de MRI nog een utopie was. Ondanks een optimale aandacht door het hele team voor haar onduldbare pijn, lukte het niet deze afdoende te bestrijden. Plexusingroei door tumorgroei was bij de uitgemergelde patiënte de meest waarschijnlijke diagnose. Uiteindelijk werd aan haar volhoudende verzoek om euthanasie gevolg gegeven. Bij de obductie werd tot ieders verbazing geen tumorgroei meer gevonden. Hadden we met haar wel de goede beslissing genomen? Ik geloof bijna twintig jaar na dato nog steeds dat de beslissing toen juist is geweest, omdat ook toen al de voorloper van de huidige officiële zorgvuldigheidseisen zeer zorgvuldig gevolgd was: ondraaglijk uitzichtloos lijden met een consistent verzoek om levensbeëindiging. Alleen de 'p.a.' had ons in de steek gelaten.

De bij de meldingsprocedure behorende vragenlijst voor de arts is heden ten dage een zeer nuttige checklist die te downloaden is via www.artsennet.nl. Ook bij de Koninklijke Nederlandsche Maatschappij tot bevordering der Geneeskunst (te downloaden via www.artsennet.nl), en bij sommige Districts Huisartsen Verenigingen en plaatselijke GG&GD is deze modellijst verkrijgbaar. In de bijlage bij dit boek is deze lijst opgenomen (modelverslag).

Bij twijfel over het volgen van de procedure, op welk punt dan ook, is het raadzaam te overleggen met een collega-arts. Dat is voor huisartsen in eerste instantie de dienstdoende SCEN-arts, die naast de formele consultatieve functie ook een adviesfunctie heeft. Ook de gemeentelijk lijkschouwer, de regionale inspecteur voor de volksgezondheid of een curatieve collega die meer ervaring heeft met de procedures rond de uitvoering van euthanasie kunnen een nuttige vraagbaak zijn. Noteer deze contacten goed en ga niet over één nacht ijs.

Maak de patiënt deelgenoot van de zorgvuldigheidseisen en uw plicht deze te volgen. Wees duidelijk daarin. Alle patiënten die ik tot nu toe in deze fase heb ontmoet, zouden het afschuwelijk gevonden hebben als de arts door hun euthanasie voor het gerecht zou moeten verschijnen. Ook al zien zij bijvoorbeeld de noodzaak van de komst van een onafhankelijke consulent zelden in, voor hun eigen arts laten ze zich deze visite maar welgevallen.

Een duidelijk onderscheid dient gemaakt te worden tussen palliatieve sedatie en euthanasie. Beide vallen onder 'beslissingen rondom het levenseinde' en hebben verzachting van het lijden tot doel, maar ze zijn zeker niet synoniem aan elkaar. Bij sedatie in de laatste levensfase – waarbij midazolam het middel van eerste keus is – gaat het om symptoomverlichting en niet om het bekorten van het stervensproces. Palliatieve sedatie ('terminale sedatie' is mij te suggestief) valt dus onder normaal medisch handelen van een arts. Sedatie kan in de terminale fase zelfs levensverlengend zijn en is in principe reversibel. Een patiënt zou weer bij kennis kunnen komen, een kunstfout bij euthanasie.

Enkele zorgvuldigheidseisen specifiek

MEDISCHE DOSSIERVORMING

Overtuig u ervan dat uw medisch dossier over de patiënt die de wens tot euthanasie te kennen heeft gegeven, compleet is. Welke diagnose is gesteld, hoe, wanneer en door wie? Zijn er nog relevante nevendiagnosen gesteld? Welke behandeling is toegepast en met welk resultaat? Wie zijn de medebehandelende artsen, waar zijn ze te bereiken en wat is, behalve de diagnose, hun prognose geweest?

ARGUMENTATIE VOOR EUTHANASIE

Staat duidelijk opgeschreven waarom er geen, voor de patiënt aanvaardbare, behandelingsmogelijkheid meer bestaat? Is er met name sprake van een uitzichtloos en ondraaglijk lijden met een te verwachten ontluisterend levenseinde?

Zijn de mogelijkheden het lijden, volgens de huidige stand van de wetenschap, draaglijker te maken inderdaad uitgeput? Zo niet, wat was de mening van de patiënt hierover? Waarom zijn deze mogelijkheden niet toegepast?

En is het duidelijk dat het verzoek tot euthanasie weloverwogen is? In de patiëntenstatus moet daarom de datum van de eerste vraag om euthanasie vermeld staan en die van de vervolggesprekken die daarover hebben plaatsgevonden.

SCHRIFTELIJKE WILSVERKLARING

Het verzoek van de patiënt dient bij voorkeur schriftelijk vastgelegd te worden en door hem/haar te zijn ondertekend. Een reeds langere tijd geleden opgestelde wilsverklaring is niet voldoende en dient geactualiseerd te worden, desnoods door het herbevestigen van de eerdere verklaring. De KNMG hanteert in haar brochure over schriftelijke wilsverklaringen een termijn van vijf jaar. Duidelijk zal moeten zijn dat de patiënt nú het moment gekomen acht, waaraan hij eventueel gerefereerd heeft in een vroegere wilsverklaring als moment van actieve levensbeëindiging.

De eigen woorden van de patiënt, mits eenduidig interpretabel, wegen zwaarder dan een zorgvuldig opgestelde juridische formulering. Stel de patiënt en zijn familie daarin gerust. Veelal zal in de terminale fase hulp van familie of andere geliefden bij de opstelling van de wilsbeschikking praktisch gezien onontbeerlijk zijn. De arts dient zich er echter steeds van te vergewissen dat deze verklaring in volle vrijheid is opgesteld op een moment dat de patiënt een helder bewustzijn had. Bij twijfel is het raadzaam de patiënt los van de omstanders hierover te spreken. Het argument 'te veel te zijn voor de verzorgende familie', mag nooit een doorslaggevende reden tot euthanasie zijn.

Als bij helder bewustzijn schriftelijk ondubbelzinnig is vastgelegd wanneer de euthanasie zal plaatsvinden bij een eventuele calamiteit, waardoor een patiënt niet meer in staat is zijn euthanasiewens te bevestigen (zoals bij een intredend coma), is ook deze eerdere verklaring rechtsgeldig.

Vergewis u als arts ervan dat u de bedoelde schriftelijke wilsverklaring geverifieerd heeft en bij het medisch dossier heeft gevoegd.

SCHRIFTELIJKE VERKLARING CONSULENT

Heeft een onafhankelijk consulterend arts, zoals beschreven in hoofdstuk 4, de patiënt bezocht en heeft deze een zelfstandig oordeel kunnen geven over het verzoek om euthanasie? Wat was diens mening? De datum waarop deze consultatie plaatsvond dient genoteerd te zijn in de status, dan wel te blijken uit de schriftelijke verslaglegging met de conclusie van de consulent. Ook deze schriftelijke verklaring dient bij het medisch dossier gevoegd te zijn.

Afspraken over de uitvoering van de euthanasie bij de patiënt

Het is raadzaam om met de patiënt en diens directe omgeving een duidelijke afspraak te maken over het tijdstip van de euthanasie, maar daarbij direct te vermelden dat de patiënt er op elk moment weer van mag afzien. De patiënt en diens familie spreken meestal een voorkeur voor het tijdstip uit, soms afhankelijk van personen die de patiënt nog wil zien of die hij aan zijn sterfbed wil hebben. Ga na of deze datum samenvalt met herdenkingen, een verjaardag in de familie en dergelijke, om onnodige dubbele emoties te voorkomen. Dit tijdstip dient ook zo gekozen te worden dat u als arts in alle rust en zonder de kans opgeroepen te worden deze taak tot het einde kunt volbrengen. Een avond waarop geen dienst- of andere verplichtingen gelden, heeft de voorkeur voor de huisarts. In een ziekenhuis en verpleeghuis kan de arts op een andere wijze 'standby' blijven, maar ook in de intramurale setting is het onverstandig de euthanasie aan de dienstdoende collega over te laten. In de laatstgenoemde omstandigheid dient u zich tevoren goed te realiseren welke impact een actieve euthanasie op alle betrokkenen op de afdeling heeft. Goed informeren, zonder daarbij iedereen het gevoel te geven mee te moeten beslissen, kan veel vragen en spanningen achteraf voorkomen. Wat dat betreft heeft de huisarts het gemakkelijker.

De keuze van het euthanaticum, die verderop in 'Keuze van het euthanaticum' besproken wordt, dient tevoren ter sprake te komen. Voorzichtig sonderend kunt u als arts hier vaak in adviseren en sturen. Eerdere eigen ervaring of uw persoonlijke voorkeur speelt hier zeker een rol in. Vaak geeft de medische situatie al een belemmering op een van de toedieningswijzen. Voor iemand die niet meer kan slikken is de orale toedieningsvorm uiteraard uitgesloten. Ook obstructies in de slokdarm of het maagdarmkanaal maken de keuze voor een orale toediening onmogelijk, omdat er geen zekerheid is over adequate absorptie.

Voorzover daar behoefte aan is, vertelt u over uw werkwijze bij de uitvoering van de euthanasie. Met nadruk dient verteld te worden dat er eerst voor een heel diepe slaap c.q. een coma gezorgd wordt en dat pas daarna, als de patiënt er niets meer van merkt, nog een middel gegeven wordt om de ademhaling te stoppen. Ook de procedure na de euthanasie moet verteld worden, met name het oproepen van de gemeentelijk lijkschouwer en diens rol en werkwijze.

Sondeer als arts ook wie er bij de uitvoering van de euthanasie aanwezig zullen zijn. In principe is de keus aan de patiënt, diens familie en geliefden. Door uitleg kunt u aangeven dat het sterven door euthanasie ook voor de omstanders over het algemeen als een 'goede dood' overkomt. Zelf heb ik liever, onder andere vanwege het neutraliserende karakter, liever wél dan geen familieleden om het bed.

Als er een tijdstip genoemd is, dient u zich als arts ook stipt op dat tijdstip te vervoegen bij de patiënt. De ervaring leert dat de laatste uren worden afgeteld en iedereen zich in zijn afscheid van de patiënt op dit tijdstip richt. Het is aan te raden om de, op het geplande tijdstip, dienstdoende gemeentelijk lijkschouwer tevoren te waarschuwen over de ophanden zijnde euthanasie. Zodoende kan deze al rekenen op een telefoontje van de arts en aangeven waar en hoe hij te bereiken is. Dit kan de procedure na de euthanasie aanmerkelijk bekorten. De bereikbaarheid van zowel de dienstdoende gemeentelijk lijkschouwer als de dienstdoende officier van justitie hoeft in het huidige tijdperk van mobiele telefonie geen probleem meer te zijn. Vertel de familie reeds nu welke procedure na het overlijden gevolgd zal moeten worden. De in hun ogen veelal bureaucratische afhandeling met de gemeentelijk lijkschouwer en het telefoonverkeer met de officier van justitie vallen hun dan minder rauw op het dak.

Een ander advies is om kort tevoren de eigen artsenverklaring reeds op te stellen, waarin de medische verslaglegging en verantwoording staan met relevante data over de gevolgde procedure, behandelend artsen enzovoort. Alleen het moment van overlijden hoeft dan later nog ingevuld te worden.

Verkrijgen van het euthanaticum

Om een euthanaticum te verkrijgen overlegt u als arts tevoren rechtstreeks met de apotheker. Apothekersassistenten dienen bij de aanvraag of aflevering hiervan niet betrokken te worden. De apotheker kan om hem moverende redenen, zoals een principiële afwijzing van euthanasie, afzien van aflevering van euthanatica. Zeker bij principiële weigering is het voor de apotheker raadzaam zijn omringende artsen hiervan tijdig in kennis te stellen. In bijna alle gevallen werkt de apotheker echter loyaal mee en is hij ook een goede vraagbaak bij de keus en dosering van de middelen.

Omdat euthanatica onder de Opiumwet vallen, moet het recept als zodanig geschreven en behandeld worden. Ook het etiket voldoet derhalve aan de eisen die de Opiumwet daaraan stelt. Maak ook duidelijk dat deze middelen thans niet meer onder een vergoedingsregeling vallen en betaling nodig is.

De aflevering moet rechtstreeks tussen apotheker en arts plaatsvinden en de eventueel niet gebruikte middelen en de verpakking moeten door de arts aan de apotheker worden teruggegeven.

Het is raadzaam eerder te veel dan te weinig van het benodigde euthanaticum bij zich te hebben, om te voorkomen dat tijdens de uitvoering van de euthanasie alsnog een beroep op de apotheker gedaan moet worden. Dit zou kunnen gebeuren als ter plekke bijvoorbeeld toch gekozen moet worden voor intramusculaire toediening in plaats van de geplande intraveneuze toedieningsweg. Neem ook reservetoedieningssystemen mee, eventueel om thuis nog even 'droog te oefenen', als men weinig ervaring hiermee heeft. Indien voor injecties gekozen wordt, prepareer deze dan in de praktijk vooraf ter voorkoming van een calamiteit als het (laten) vallen van ampullen, zodat deze opnieuw moeten worden gehaald.

Keuze van het euthanaticum

Welk euthanaticum ook gekozen wordt, het uitvoeren is uitsluitend voorbehouden aan artsen! De arts zal bij de uitvoering van de euthanasie dus aanwezig moeten zijn.

Zoals in 'Afspraken over de uitvoering van de euthanasie bij de patiënt' is benoemd, zal de keuze van het euthanaticum afhankelijk zijn van diverse factoren.

a   De wens van de patiënt: sommigen willen heel beslist zelf het euthanaticum, zonder hulp van anderen, tot zich nemen. De orale toedieningsweg is dan te verkiezen. Anderen hebben liever dat de arts de middelen toedient.
b   De voorkeur van de arts: op basis van ervaring en/of emotionele stellingname kan de arts een voorkeur hebben voor een bepaalde toedieningswijze. Voor sommige artsen is een overlijden 'aan de naald' een niet te verkiezen optie. Een door de patiënt zelf ingenomen middel kan daarom hun voorkeur hebben, of eventueel een intramusculaire toedieningswijze.
c   De medische beperkingen van de patiënt: de intraveneuze toedieningsweg kan een probleem geven bij een cachectische en gedehydreerde patiënt, vanwege het moeilijk inbrengen van een intraveneuze naald. Indien een patiënt, zoals vaak in de ziekenhuissituatie, al een intraveneus toegangssysteem heeft, maakt dit de keuze wat gemakkelijker. Controleer wel ruim tevoren of het infuus nog goed doorloopt.

Bij een patiënt die niet of slechts zeer moeizaam kan drinken of zeer snel overgeeft, is de orale toegangsweg geen te verkiezen optie. Een patiënt met nauwelijks nog goed doorbloede spieren is geen goede kandidaat voor de intramusculaire toedieningsweg.

INTRAVENEUS

De intraveneuze toediening is de meest betrouwbare en snelle wijze om euthanasie te plegen en kan daarom zeker worden aanbevolen. Als er nog geen lopend infuussysteem is ingebracht, verdient het zeker aanbeveling tevoren een venflonnaald (bijvoorbeeld groen) in te brengen. Probeer dit inbrengen, ook voor uzelf, los te koppelen van het feitelijke toedienen van de euthanatica. Dat prikt beter. Lukt het inbrengen niet, dan staat u altijd nog de weg open van de – weliswaar minder zekere – intramusculaire toediening. Geen paniek dus, mits u voldoende euthanatica bij u heeft. Probeer na een tevergeefs inbrengen van infuus of venflon nooit 'dan maar' rechtstreeks in het bloedvat te spuiten. De kans op een ontluisterend bloedbad is te groot. Indien men als arts weinig vertrouwen heeft in de eigen intraveneuze inbrengtechniek, is in vele regio's – na overleg – de verpleegkundige van de thuiszorg of ambulance bereid om een intraveneus toedieningssysteem aan te leggen. De discussie over deze specifieke voorbereidende handeling is, met name onder verpleegkundigen, hier en daar nog gaande.

Na het inbrengen van een venflonnaald hebben de omstanders eventueel de mogelijkheid tot een laatste afscheid en heeft de arts de zekerheid van een bruikbare toedieningsweg op het meest kritieke moment. Als men de venflonnaald veel eerder wil plaatsen, zal men in het afsluitdopje wat fysiologisch-zoutoplossing moeten spuiten. Een lopend infuus heeft het voordeel dat er na het inbrengen van het infuus door de arts geen handelingen aan de patiënt meer hoeven te worden verricht en dat samen met de andere aanwezigen het overlijden in alle rust kan worden afgewacht.

Eerst wordt een coma geïnduceerd met thiopentalnatrium (Nesdonal®) 20 mg/kg in 10 ml fysiologisch zout. Dit is 1 tot 2 gram Nesdonal®. (Andere coma-inducerende middelen zoals diazepam zijn af te raden vanwege hun onvoorspelbare reactie.) Spuit bij een infuus de oplossing in 250 tot 500 ml fysiologisch zout en laat dit in 5 tot 15 minuten inlopen. Spuit ingeval van een venflonnaald de 10 ml-oplossing langzaam in. De patiënt zakt snel in een diep coma. Dit duurt ongeveer 5 tot 10 minuten. Niet zelden overlijdt de patiënt al ten gevolge van het barbituraat.

Bij bereiken van het diepe coma (het is verstandig de omstanders door een test te tonen dat dit stadium bereikt is, bijvoorbeeld het knijpen in de nek-schoudermusculatuur, de corneareflex of het wegdrukken van de nagelriem) wordt een spierrelaxans gespoten, zoals pancuroniumdibromide (Pavulon®) 20 mg of vecuroniumbromide (Norcuron®) 20 mg bij een gewicht van 70 kg. Dit zijn 5 ampullen van 2 ml! De ademhaling zal hierop, soms schoksgewijs, binnen enkele minuten ophouden, waarna ook het hart snel zijn functie opgeeft. Een lagere dosering zal een langere tijdsspanne kunnen geven waarin het overlijden optreedt. Doordat tevoren het diepe coma was geïnduceerd, komt het overlijden naar mijn ervaring toch vrij natuurlijk over.

INTRAMUSCULAIR

Als om wat voor reden dan ook de te verkiezen intraveneuze dan wel de orale toedieningsweg niet mogelijk is, rest de intramusculaire weg. Bij patiënten met een marginale hartfunctie en spierdoorbloeding kan dit doseringsproblemen opleveren. Neem dus altijd een veelvoud aan medicatie mee! De bovenarm is bij zeer gedehydreerde patiënten een redelijke toedieningsplaats, waardoor de farmaca nog in de bloedbaan worden opgenomen.

De toediening vindt plaats in dezelfde volgorde en met dezelfde bedoeling als bij de intraveneuze toediening. Kies nu alleen voor een dubbele dosering van de farmaca. Gebruik als spierrelaxans uitsluitend pancuroniumdibromide (Pavulon®) in een dosering van 40 mg (10 ampullen van 2 ml), omdat hiervan de intramusculaire werking bekend is. Lagere doseringen zijn ook mogelijk, maar de arts moet er dan rekening mee houden dat hij eventueel nog bij moet spuiten om het beoogde effect te bereiken. De tijd tot het overlijden is moeilijker te voorspellen, maar meestal vindt dit binnen het uur plaats.

ORAAL

Alleen bij een normale maag-darmpassage en het ontbreken van misselijkheid en braken is de orale toedieningsvorm van het euthanaticum een reële optie. Om de kans op uitbraken van het middel zo klein mogelijk te maken is het aan te bevelen om tijdens de 24 voorafgaande uren een anti-emeticum te gebruiken. Metoclopramide in een dosering afhankelijk van toedieningsweg en patiënt is een goede keus.

De feitelijke euthanasie kan het beste geschieden door het drinken van 100 ml drank met 9 gram pentobarbital of secobarbitalnatrium, voor te schrijven als mixtura nontherapeutica pentobarbitali respectievelijk secobarbitali.

U dient als arts de patiënt de door u meegenomen drank zelf te overhandigen en zelf bij de inname aanwezig te zijn. De drank moet geheel en zo snel mogelijk ingenomen worden, omdat bij langzame inname de patiënt weliswaar in slaap valt, maar onvoldoende kan innemen om een diep coma te induceren dan wel dood te gaan. De bittere smaak ervan is ook door smaakcorrigentia moeilijk weg te nemen. Omdat niet altijd een snelle dood zal volgen of het middel alsnog uitgebraakt kan worden, moet u bereid zijn om alsnog parenteraal een spierrelaxans te injecteren. Gemiddeld zal het moment van overlijden na de orale inname één tot vijf uur duren. Het is raadzaam om tevoren af te spreken dat na uiterlijk drie tot vijf uren het leven actief getermineerd wordt door intraveneuze toediening zoals eerder omschreven.

RECTAAL

De rectale toedieningsweg van euthanatica heeft een dermate onvoorspelbaar effect, dat deze methode niet langer wordt geadviseerd.

Tijdens het stervensproces

Het is goed mogelijk dat u zich tijdens de euthanasie letterlijk op de achtergrond opstelt, zonder het medische overzicht te verliezen. Zorgvuldig aftastend en met een goed invoelend vermogen zult u uw plek moeten bepalen in deze voor patiënt en aanstaande nabestaanden zo ingrijpende en emotievolle gebeurtenis. Soms zult u degene zijn die het dichtst bij de patiënt staat, zoals tijdens het toedienen van het euthanaticum. Dan weer neemt u letterlijk afstand en kunt u door uw autoriteit de omstanders over een eventuele drempel helpen, om toch zo dicht mogelijk bij hun geliefde stervende te staan. Probeer als arts het medisch-technische deel daarom zo veel mogelijk te camoufleren en ervoor te waken dat de omstanders het stervensproces te 'technisch' gaan volgen. Het emotievol aanraken van de stervende is over het algemeen belangrijker dan het tellen van zijn adempauzes. Mede door deze aandacht van de arts weten veel nabestaanden achteraf te melden dat het hele stervensproces toch 'goed' was geweest. Waarbij 'goed' gehoord moet worden als 'het kon niet anders, maar daarin was het op deze wijze goed'.

Direct na het overlijden

Als u als arts de voorafgaande stappen heeft gevolgd, weten de nabestaanden dat u nu eerst contact moet zoeken met de gemeentelijk lijkschouwer. Als u eveneens deze collega al voorafgaande aan de euthanasie heeft kunnen informeren over de ophanden zijnde ingreep, kan het contact snel gelegd zijn en zal de gemeentelijk lijkschouwer snel ter plekke zijn. Soms blijkt in de praktijk dat de gemeentelijk lijkschouwer de verantwoordelijkheid neemt om het lijk niet zelf te schouwen en, op basis van de door de euthanaserende arts verstrekte informatie, rechtstreeks contact op te nemen met de dienstdoende officier van justitie. Het is te verkiezen dat de telefonische contacten zo veel mogelijk buiten gehoor van de nabestaanden plaatsvinden, ook al omdat de zakelijk overkomende toonzetting van deze gesprekken meestal disharmonieert met de eigen emotionele beleving van de nabestaanden op dat moment.

Bij aankomst van de gemeentelijk lijkschouwer wordt deze door u geïntroduceerd en na afloop van zijn schouwing zal deze met u als euthanaserend arts de vragenlijst met zorgvuldigheidseisen (zie het modelverslag, opgenomen in de bijlage in dit boek) doornemen en de benodigde schriftelijke gegevens in ontvangst nemen. Probeer dit buiten gehoor van de familie te doen. Als de gemeentelijk lijkschouwer zich afdoende geïnformeerd weet, neemt hij contact op met de dienstdoende officier van justitie teneinde toestemming te verkrijgen het stoffelijk overschot vrij te geven voor begrafenis of crematie. De gemeentelijk lijkschouwer vult de volgende formulieren in:

a   het verslag als bedoeld in artikel 10 van de Wet op de lijkbezorging;
b   het euthanasieverslag van de gemeentelijk lijkschouwer;
c   het gele CBS-formulier ofwel het B-formulier;
d   een verklaring aan de ambtenaar van de Burgerlijke Stand dat op grond van artikel 10 van de Wet op de lijkbezorging niet tot afgifte van een 'verklaring van natuurlijk overlijden' kan worden overgegaan.

U geeft als behandelend arts dus geen enkele verklaring af ten behoeve van de begrafenisondernemer. U verwijst hiervoor steeds naar de gemeentelijk lijkschouwer. Deze is ook degene die na het vrijgeven van het lichaam door de officier van justitie de familie daarover inlicht.

Zowel voor u als arts als voor de nabestaanden komt het volgen van deze procedure na het gezamenlijk doormaken van zo'n ingrijpend gebeuren niet altijd even passend over. Toch heeft u in uw rol van arts ook in dezen uw verantwoordelijkheid tot een waardig volgen van deze wettelijk vastgestelde gang van zaken.

Nazorg en rouwverwerking

Hoewel de nazorg en rouwverwerking in principe hetzelfde persoonlijke karakter behoren te dragen als bij een natuurlijk overlijden, is het raadzaam dat u bij uw rouwvisite(s) extra aandacht besteedt aan specifieke vragen over de uitgevoerde euthanasie. Soms zijn de nabestaanden intussen geconfronteerd met moeilijke vragen of opmerkingen van derden over de aard van het overlijden. De tekst van de rouwkaart geeft daartoe weleens aanleiding (voor nieuwsgierigen). Bij de direct betrokkenen blijven echter vooral vragen hangen of de overledene er écht niets van gemerkt heeft en – tegen alle beter weten in – of het toch niet anders had kunnen gaan als... Een goed en meermaals recapituleren van het gebeurde heeft dan ook zeker zin, waarbij de arts gerust blijk kan geven van de eigen dilemma's. Bijna altijd overheerst echter, ook jaren later, het besef dat dit toch de beste oplossing was en dat die de overledene veel lijden heeft bespaard. Bovenaan zal steeds weer het argument staan dat het tenslotte – gegeven de omstandigheden – de eigen wil van de dierbare was.

Literatuur

1. Admiraal PV. Toepassing van euthanatica. Nederlands Tijdschrift voor Geneeskunde 1995;139(6):265-8.
2. Richtlijn Euthanasie. Uitgave Integraal Kankercentrum Midden-Nederland, 1996.
3. Euthanasie en hulp bij zelfdoding. Uitgave Districts Huisartsen Vereniging Rijnland en Midden-Holland, 1995.
4. Standpunt Hoofdbestuur KNMG inzake euthanasie. Uitgave KNMG, 1995.
5. Schriftelijke wilsverklaringen, Uitgave KNMG als bijlage bij Medisch Contact nr. 14, 1994.
6. The AM. 'Vanavond om 8 uur...'. Houten: Bohn Stafleu Van Loghum, 1997.
7. Farmaca bij euthanasie: Geneesmiddelenbulletin, 2002;36(9):104-5.
8. Oncologieboek IKMN 2002 deel II, Richtlijnen palliatieve zorg: 329-46.

Hoofdstuk 7

DE SCHRIFTELIJKE WILSVERKLARING

M.C.I.H. Biesaart

Inleiding

In de Wet toetsing levensbeëindiging op verzoek en hulp bij zelfdoding[1] is een regeling opgenomen omtrent de voorafgaande schriftelijke wilsverklaring, die een verzoek om levensbeëindiging bevat[2], in dit stuk ook wel aangeduid als 'euthanasieverklaring'. Dit past in een ontwikkeling waarin in gezondheidswetgeving expliciet aandacht wordt besteed aan de rechtspositie van de wilsonbekwame patiënt. Zo kennen de WGBO, de Wet medisch-wetenschappelijk onderzoek met mensen en de Wet op de orgaandonatie bepalingen voor respectievelijk wilsonbekwame patiënten, proefpersonen en donoren. Het gaat daarbij om regels omtrent het toestemmingsvereiste, vertegenwoordiging en schriftelijke wilsverklaringen.

In dit hoofdstuk wordt de status van de euthanasieverklaring behandeld. Speciale aandacht wordt daarbij besteed aan de weigerende arts, aan wilsonbekwaamheid en de rol van de vertegenwoordiger bij levensbeëindiging zonder verzoek en aan de betekenis van de euthanasieverklaring van minderjarigen en van demente patiënten. Daaraan vooraf gaat een paragraaf over de status van de schriftelijke wilsverklaring in de gezondheidszorg in het algemeen, om de euthanasieverklaring in een breder kader te plaatsen. In deze paragraaf worden achtereenvolgens behandeld: de vormvereisten die aan een schriftelijke wilsverklaring worden gesteld, wilsonbekwaamheid in het algemeen, de schriftelijke wilsverklaring met betrekking tot medische behandeling en zorg en de schriftelijke machtiging.

Schriftelijke wilsverklaringen in de gezondheidszorg

Onder een schriftelijke wilsverklaring wordt verstaan: een document dat een patiënt opstelt op het moment dat hij wilsbekwaam is, dat ertoe strekt om een actuele mondelinge verklaring te ondersteunen (informed-consentverklaring, euthanasieverklaring) of om bepaalde beslissingen in de toekomst, bij eventueel optredende wilsonbekwaamheid, te kunnen beïnvloeden (voorafgaande schriftelijke wilsverklaring).

INLEIDING

Schriftelijke wilsverklaringen worden naar hun inhoud in diverse soorten onderscheiden. De verklaring kan gaan over medische behandeling en zorg en is dan positief geformuleerd (wens van de patiënt om tot een bepaalde behandeling over te gaan) of negatief (weigering van de patiënt). De euthanasieverklaring vertoont enige gelijkenis met de negatieve wilsverklaring[3], maar heeft geheel andere rechtsgevolgen, omdat levensbeëindigend handelen niet wordt gerekend tot normaal medisch handelen. Voorts zijn er schriftelijke wilsverklaringen over deelname aan medisch-wetenschappelijk onderzoek en met betrekking tot orgaandonatie, die hier niet worden behandeld. Ten slotte kan de patiënt in een schriftelijke wilsverklaring of in een aparte verklaring (de schriftelijke machtiging) een vertegenwoordiger aanwijzen, die voor hem besluiten neemt op een moment dat hij daartoe zelf niet meer in staat zal zijn.

VORMVEREISTEN

Ter vervanging van een verzoek om euthanasie bij latere wilsonbekwaamheid vereist de wet uitdrukkelijk de schriftelijke vorm. Dit geldt eveneens voor het aanwijzen van een schriftelijk gemachtigde en voor de verklaring die leidt tot registratie in het donorregister. Vormvereisten stelt de wet niet aan schriftelijke wilsverklaringen, met uitzondering van de donorverklaring, die 'tenminste eigenhandig is gedagtekend en ondertekend'.[4] Algemeen wordt aangenomen dat de wilsverklaring helder en eenduidig dient te zijn geformuleerd en moet zijn voorzien van een naam, dagtekening en identificeerbare handtekening. Het is de verantwoordelijkheid van de patiënt om ervoor te zorgen dat de schriftelijke wilsverklaring niet aan de aandacht ontsnapt, bijvoorbeeld door depot bij de huisarts en het informeren van de naaste omgeving. Centrale registratie van schriftelijke wilsverklaringen, zoals bij orgaandonatieformulieren, heeft de wetgever niet nodig geacht.[5] Een notariële akte, waardoor de identiteit van de opsteller zou vaststaan, is evenmin vereist. Ook stelt de wet geen eisen aan de termijn waarvoor een verklaring geldt. De wijze waarop patiënte de verklaring had opgesteld en haar omgeving daarover had ingelicht werd kritisch beoordeeld in de volgende rechtszaak.[6]

Een vrouw werd bewusteloos in haar huis aangetroffen. Naast haar lagen lege strips Vesperax, een euthanasieverklaring, een non-reanimatieverklaring en een brief aan de huisarts met het verzoek zich te houden aan de verklaringen. De huisarts kende haar nauwelijks, maar greep niet in. De zoon van de vrouw echter waarschuwde de politie, die besloot haar naar het ziekenhuis te vervoeren. In het ziekenhuis pleegde de dienstdoend internist overleg met de directeur en met de huisarts en besloot over te gaan tot beademing. Hij vond dat de non-reanimatie-

verklaring onvolledig was ingevuld en daarom onvoldoende zekerheid verschafte over de identiteit van de opsteller. De vrouw klaagde enige tijd later ziekenhuis en internist aan vanwege het niet opvolgen van de verklaring. De internist verweerde zich door te stellen dat hij de echtheid van de verklaring niet zo snel kon vaststellen. Zowel Rechtbank als Hof stelden hem in het gelijk, onder meer omdat datum en identificeerbare handtekening ontbraken. Patiënte had er naar hun oordeel onvoldoende zorg voor gedragen dat de artsen zelfs maar op de hoogte waren van haar verklaring, terwijl de artsen de verklaring niet veel beter konden onderzoeken dan ze hadden gedaan, gezien de korte tijd die daarvoor beschikbaar was.

Ook moet een wilsverklaring regelmatig worden geactualiseerd, tenzij dit niet mogelijk is als gevolg van ingetreden irreversibele wilsonbekwaamheid. Actualisering kan worden bereikt door de verklaring na een bepaalde periode of bij veranderingen in de situatie, die ten grondslag ligt aan de verklaring, opnieuw te dateren, desgewenst aan te passen en te ondertekenen. Een termijn wordt hiervoor niet genoemd. Van de arts wordt niet verwacht dat hij uit eigen beweging onderzoekt hoe lang geleden de schriftelijke wilsverklaring is afgelegd en of de patiënt bij machte is geweest deze bij te stellen.[7]

Problemen als gevolg van onduidelijke verklaringen kunnen mogelijk worden vermeden, als de verklaring in samenspraak tussen arts en patiënt wordt vastgesteld. Duidelijk moet zijn wat de wensen van de patiënt zijn en wat de mogelijkheden van de arts, zodat de kans op misinterpretatie minimaal is. Een aandachtspunt is de afstemming tussen artsen onderling; het blijkt voor te komen dat de verklaring die de patiënt met zijn huisarts heeft opgesteld niet zonder meer duidelijk is voor bijvoorbeeld de verpleeghuisarts.

Bij het beoordelen van verklaringen is nogal eens sprake van tijdsdruk vanwege het acute karakter van de situatie. Uitgesloten moet zijn dat de arts zou handelen op geleide van een niet-authentieke verklaring. De arts dient zich er dan ook van te overtuigen dat de verklaring niet is vervalst of gefingeerd door derden. Het vastleggen van een wilsverklaring bij notariële akte is niet nodig. In de volgende casus werd de authenticiteit van de verklaring al te gemakkelijk aangenomen.[8]

Huisarts R. diende een klacht in bij de Nationale Ombudsman omdat hij van mening was dat de politie niet behoorlijk had gehandeld door zonder overleg met de huisarts en met voorbijgaan aan diens standpunt ambulancevervoer aan te vragen voor een vrouw die een zelfmoordpoging had gedaan. Een vriend, die de vrouw sinds vier weken kende, was bij haar aanwezig. Bij de vrouw werd een non-reanimatieverklaring aangetroffen. De ombudsman oordeelde de klacht gegrond en overwoog daarbij als volgt. De strekking van de Ambtsinstructie voor de politie bevat weliswaar de regel dat de politie bij gebrek aan adequate medische hulpverlening ter plekke zorgt dat een hulpbehoevende zo snel mogelijk zorg ontvangt, maar deze verplichting van de politie vervalt op het moment dat een arts bij de patiënt aanwezig is. De politie twijfelde aan de authenticiteit van de verklaring, maar deelde deze zorg niet met de huisarts. De ombudsman merkt overigens op dat de – op de non-reanimatieverklaring genoemde – psychiater gebeld had moeten worden ter verificatie van de verklaring.

Ten slotte: een schriftelijke wilsverklaring kan te allen tijde worden herroepen of ingetrokken, uiteraard alleen als de opsteller daartoe in staat is. Verpleeghuisartsen noemen de situatie waarin een demente patiënt daartoe niet meer in staat is, terwijl uit zijn gedrag valt op te maken dat hij verwacht behandeld te worden, bijvoorbeeld aan een luchtweginfectie. Uiteraard gaat dan zijn actuele wil voor, hoe gebrekkig geuit ook, en moet alle mogelijke moeite worden gedaan die te achterhalen.

WILSONBEKWAAMHEID

Een schriftelijke wilsverklaring speelt niet of nauwelijks een rol als de opsteller ervan wilsbekwaam is: in dat geval gaat zijn actuele wil voor. Wel kan de verklaring dienen ter ondersteuning daarvan. Een schriftelijke wilsverklaring is met name bedoeld voor nadien ingetreden wilsonbekwaamheid. Is het in alle gevallen duidelijk of iemand wilsonbekwaam is? In het algemeen wordt een patiënt wilsonbekwaam geacht als hij niet in staat is zijn wil te vormen en/of te uiten; gevolg is dat hij niet in staat is informed consent te geven.[9] De informatie die hij krijgt van een arts (over aard en doel van de behandeling, eventueel over gevolgen, risico's, alternatieven en prognose) moet zijn afgestemd op het begripsvermogen van de patiënt. Bedacht moet worden dat wilsonbekwaamheid kan fluctueren in tijd en intensiteit. Of de patiënt een beslissing kan nemen, hangt mede af van de complexiteit van de beslissing en de aard en ernst van de gevolgen ervan. Met andere woorden: wilsbekwaamheid is een contextafhankelijk begrip. Zo is ook van belang of de patiënt alleen moet beslissen of daarbij hulp en steun ondervindt van mantelzorg en hulpverleners. In de literatuur wordt gesproken van een vooronderstelling van wilsbekwaamheid. Dit houdt in dat de arts die beweert dat een patiënt wilsonbekwaam is, daarvoor de argumenten dient aan te dragen. Harde criteria voor de vaststelling van wilsonbekwaamheid zijn er niet. In 1993 stelde de Commissie Aanvaardbaarheid Levensbeëindigend Handelen[10] vast dat in verpleeghuizen in het algemeen geen duidelijke criteria of parameters werden gebruikt voor de bepaling van wilsonbekwaamheid. Kennelijk komt men tot een oordeel door observatie van en interactie met de patiënt. Het is ook de vraag of naar 'harde' criteria moet worden gestreefd. Beter lijkt het om wilsbekwaamheid als contextafhankelijk begrip te hanteren en regelmatig – dat wil zeggen per besluit – aan de orde te stellen.

Als de patiënt wilsonbekwaam is kan een vertegenwoordiger in zijn plaats treden. De WGBO[11] bevat een rangorde van vertegenwoordigers: als er een *curator of mentor* is gaat deze voor, zo niet, dan is de *schriftelijk gemachtigde* de vertegenwoordiger. Deze hoge prioriteit gaf de wetgever aan de schriftelijk gemachtigde omdat deze persoon geacht wordt het dichtst bij de patiënt zelf te staan. De patiënt heeft hem immers zelf aangewezen. Uit de WGBO-evaluatie blijkt dat artsen niet altijd goed op de hoogte zijn van de mogelijkheid van de patiënt om een schriftelijk gemachtigde aan te wijzen. Net als curator en mentor moet ook de schriftelijk gemachtigde degene die hij vertegenwoordigt zo mogelijk betrekken bij de besluitvorming. Heeft de patiënt niemand schriftelijk gemachtigd om zijn belangen waar te nemen, dan wendt de arts zich tot de *partner* en bij ontbreken of onwil van deze tot *ouders, kinderen, broers of zussen*.

De machtiging heeft betrekking op de reguliere medische behandeling. In plaats van de patiënt ontvangt de gemachtigde de informatie, geeft hij de toestemming, krijgt hij inzage in het dossier et cetera. Soms is er geen vertegenwoordiger of wil niemand als zodanig optreden. Als dat het geval is treedt de arts op als zaakwaarnemer, hetgeen inhoudt dat hij doet wat het beste is voor de patiënt.

WILSVERKLARING OVER BEHANDELING EN ZORG

Voor het verrichten van een medische behandeling heeft de arts de gerichte toestemming van de patiënt of zijn vertegenwoordiger nodig. 'Zonder toestemming geen behandeling' is de kern van de WGBO. Voor kleinere ingrepen kan de arts ervan uitgaan dat de patiënt impliciet toestemming geeft door zijn medewerking eraan te verlenen. Voor het verrichten van meer ingrijpende behandelingen is expliciete toestemming van de patiënt vereist. Die toestemming moet de patiënt weloverwogen geven, op basis van voldoende en adequate informatie. Grondslag van dit informed-consentvereiste is artikel 11 van de Grondwet, dat de burger het recht geeft op onaantastbaarheid van het lichaam.

Sommige patiënten denken vooruit en stellen, in een tijd dat ze (nog) wilsbekwaam zijn, een verklaring op schrift over de behandeling om te gebruiken in een situatie waarin ze niet (meer) in staat zijn tot het geven van toestemming. Deze schriftelijke wilsverklaringen omtrent toekomstige behandelingen kunnen negatief of positief zijn geformuleerd. In het eerste geval zijn ze in beginsel bindend voor de arts, in het tweede geval niet. Ook mengvormen komen voor, bijvoorbeeld in een zelfbindingsverklaring: een schriftelijke wilsverklaring met positieve én negatieve elementen.

De schriftelijke wilsverklaring komt onder allerlei benamingen voor: levenstestament of non-reanimatieverklaring, laat-mij-gaanverklaring, comaverklaring, dementieverklaring, behandelverbod, levenswensverklaring, zelfbindingsverklaring, crisiskaart, zorgverklaring. Niet de benaming, maar de inhoud bepaalt de status van de verklaring.

Negatieve schriftelijke wilsverklaring
De WGBO bepaalt dat de op schrift gestelde weigering van toestemming voor een bepaalde (be)handeling of verzorging, afkomstig van een patiënt van 16 jaar of ouder, moet worden gerespecteerd.[12] Dit is in lijn met de algemene regel, die inhoudt dat behandeling zonder toestemming niet kan plaatsvinden. Met de WGBO-bepaling wordt beoogd de wil van de patiënt, na ingetreden wilsonbekwaamheid, zo veel mogelijk te volgen. Ook de vertegenwoordiger van de patiënt dient de schriftelijke wilsverklaring die een weigering inhoudt, in principe te respecteren. Dit is slechts niet zo, als het opvolgen van de schriftelijke wilsverklaring in strijd zou zijn met het optreden als goed vertegenwoordiger.[13] Bijvoorbeeld omdat de vertegenwoordiger weet dat de verklaring niet is bedoeld voor de situatie waarin een arts eraan zou willen voldoen.

Voor de arts bestaat één uitzondering op de hoofdregel, dat de schriftelijke wilsverklaring moet worden opgevolgd: als hij daarvoor 'gegronde redenen' heeft, is hij niet verplicht de verklaring te volgen.[14] Gegronde redenen zijn in juridische zin zware termen. Men kan daarbij denken aan twijfel aan de echtheid, aan de ondertekening of de interpretatie van de schriftelijke wilsverklaring, aan nieuwe medische mogelijkheden sinds het opstellen van de verklaring. Gewetensbezwaren vormen voor de arts geen reden om een negatieve schriftelijke wilsverklaring van de patiënt terzijde te leggen.

Positieve schriftelijke wilsverklaring
In een positieve schriftelijke wilsverklaring verzoekt een patiënt de arts om bepaalde handelingen uit te voeren of om een behandeling in te stellen of voort te zetten. De arts is niet verplicht een dergelijke verklaring op te volgen. Zo zal hij deze zelfs moeten negeren, als het volgen ervan zou betekenen dat hij handelt in afwijking van de medisch-professionele standaard. Referentiekader daarbij is het handelen zoals dat algemeen gebruikelijk is onder vakgenoten. Een voorbeeld van een positieve schriftelijke wilsverklaring is de levenswensverklaring. De patiënt die niet wil dat tot abstineren wordt overgegaan, vraagt daarin om alles in het werk te stellen om hem toch te behandelen, om te reanimeren. Het is aan de arts om te beoordelen of hij kan voldoen aan het verzoek. Hij bepaalt of er sprake is van medisch zinloos handelen. Noch de patiënt, noch de vertegenwoordiger kan van de arts eisen dat hij een medisch zinloze behandeling inzet of voortzet. De arts moet de patiënt zo mogelijk informeren, met hem overleggen en hem bijstaan. Aangezien het gaat om een wilsonbekwame patiënt, kan de arts de beslissing alleen nemen. Hij pleegt daartoe zo mogelijk overleg met de vertegenwoordiger van de patiënt. Bij de beoordeling hoort centraal te staan het zinvol zijn van het medisch handelen, niet de kwaliteit van leven van de patiënt. Niettemin mag het oordeel van de arts ook, 'zij het in de marge, betrekking hebben op de kwaliteit van leven omdat geneeskunde gericht is op die kwaliteit', aldus bewindslieden in hun brief aan de Tweede Kamer.[15]

Psychiaters worden soms geconfronteerd met voorafgaande schriftelijke wilsverklaringen van patiënten, waarin vermeld staat dat zij bij risicovolle auto-intoxicatie na een zelfmoordpoging willen worden behandeld, ook al verzetten ze zich op dat moment. De patiënt maakt hiermee duidelijk dat zijn verzet mag worden genegeerd door de arts. Overigens kan dat ook op grond van de wgbo, als het gaat om verzet van een wilsonbekwame patiënt en als dat 'kennelijk nodig is om ernstig nadeel voor de patiënt te voorkomen'. Verklaringen met deze strekking van anderen zoals partners, vertegenwoordigers en hulpverleners hoeven niet te worden nageleefd.

SCHRIFTELIJKE MACHTIGING

Sinds een aantal jaren is in diverse wetgeving expliciet vastgelegd dat de patiënt in een schriftelijke wilsverklaring iemand kan machtigen (toestemming geven) om beslissingen over behandeling en zorg voor hem te nemen, op een moment dat hij daartoe zelf niet meer in staat is. De gemachtigde moet zich in eerste instantie laten leiden door hetgeen de patiënt gewild zou hebben. Is dat niet bekend, dan laat hij zich leiden door wat hij in het belang van de patiënt acht. Voor vertegenwoordigers in het algemeen en ook voor de schriftelijk gemachtigde geldt dat hij niet alle beslissingen kan nemen voor degene die hij vertegenwoordigt. Zo kan hij geen hoogst *persoonlijke* beslissingen nemen zoals de weigering om een levensreddende behandeling te ondergaan (bijvoorbeeld bloedtransfusie), toestemming voor een sterilisatie of voor een plastische operatie, het invullen van een donorformulier, het opstellen van een schriftelijke wilsverklaring[16], het doen van een (schriftelijk) verzoek om euthanasie. Wel kan de schriftelijk gemachtigde een rol spelen bij de interpretatie van een schriftelijke wilsverklaring. Met name kan de gemachtigde aangeven of naar zijn mening de situatie aan de orde is waar de verklaring op doelt.

Euthanasieverklaring

Een euthanasieverklaring bevat een verzoek van een patiënt aan een arts om onder in de verklaring aangegeven omstandigheden levensbeëindiging of hulp bij zelfdoding[17] toe te passen. De verklaring kan een rol spelen ter ondersteuning van een wilsbekwaam gedaan verzoek. Ook kan een euthanasieverklaring worden opgesteld met het oog op latere wilsonbekwaamheid. In dat geval beoogt de opsteller ervan te bewerkstelligen dat de schriftelijke wilsverklaring dient ter vervanging van zijn verzoek. Men spreekt wel van voorafgaande schriftelijke wilsverklaring. De euthanasieverklaring kan zijn vergezeld van een verklaring tot aanwijzing van een gemachtigde voor beslissingen rond het levenseinde. In de euthanasieverklaring machtigt de patiënt de arts om levensbeëindigend te handelen, maar deze hoeft dat niet te doen (zie blz. 128 'Geen verplichting voor de arts'). Hoe concreter de verklaring is, des te meer zal zij aanknopingspunten bieden voor de besluitvorming van de arts. Daarom is het van belang dat patiënt en arts tijdig over de inhoud en strekking van de wilsverklaring overleggen.

Het verzoek van wilsbekwamen hoeft niet per se schriftelijk te worden vastgelegd.[18] Wel, aldus de Memorie van Toelichting bij de Wet toetsing levensbeëindiging op verzoek en hulp bij zelfdoding, is dit verzoek 'bij voorkeur schriftelijk vastgelegd, al is dit op zichzelf niet vereist voor het gerechtvaardigd zijn van de inwilliging ervan zolang de patiënt in staat is zijn wil te uiten'.[19] Daarbuiten – dus bij wilsonbekwaamheid van de patiënt – is de schriftelijke vorm vereist. Een wettelijke regeling van de status van deze schriftelijke wilsverklaring, die een verzoek om levensbeëindiging inhoudt, is nieuw.

INLEIDING

Dit uitdrukkelijk verzoek van de patiënt vormt de essentie van gerechtvaardigde levensbeëindiging op verzoek of hulp bij zelfdoding. Het Wetboek van Strafrecht stelt in het eerste lid van artikel 293 strafbaar het opzettelijk beëindigen van het leven van een ander op diens *uitdrukkelijk en ernstig verlangen*. In het tweede lid wordt die strafbaarheid opgeheven indien het feit is begaan door een arts, die daarbij voldoet aan de zorgvuldigheidseisen zoals opgenomen in de Wet toetsing levensbeëindiging op verzoek en hulp bij zelfdoding.[20] Een van die zorgvuldigheidseisen is dat de arts de overtuiging heeft gekregen dat sprake is van een vrijwillig en weloverwogen verzoek van de patiënt. De eis dat het verzoek weloverwogen heeft plaatsgevonden dient om uit te sluiten dat het verzoek in een opwelling is gedaan of als gevolg van een tijdelijke depressie tot stand gekomen is. Bovendien drukt deze zorgvuldigheidseis uit dat het besluitvormingsproces een zaak is van arts en patiënt samen.[21] Herhaling van het verzoek is geen stringente eis; soms zal de situatie van de patiënt zodanig verslechterd zijn dat dit niet meer mogelijk is.

In deze paragraaf staat het (op schrift gestelde) verzoek centraal. Dit is echter slechts een van de zorgvuldigheidseisen. Om legitiem gevolg te kunnen geven aan een euthanasieverzoek moet de arts altijd nagaan of de situatie van de patiënt ook aan de overige zorgvuldigheidseisen voldoet. Kort gezegd zijn dat: uitzichtloos en ondraaglijk lijden, voorlichting aan de patiënt over diens situatie en vooruitzichten, geen redelijk alternatief, minstens één andere onafhankelijke beoordelaar.[22] Zo kan een schriftelijke wilsverklaring bijvoorbeeld niet worden opgevolgd, als er geen sprake is van uitzichtloos en ondraaglijk lijden. Juist voor de beoordeling van dit vereiste is een heldere formulering van de wilsverklaring van groot belang. Of de patiënt uitzichtloos en ondraaglijk lijdt wordt bepaald door een medisch vakkundig oordeel, inhoudende dat de situatie van de patiënt verergert en niet te verbeteren is. Op basis hiervan maakt de arts een afweging of de toestand is ingetreden waarop de patiënt in zijn verklaring doelt. Enige interpretatie van de verklaring kan daarbij aangewezen zijn, aldus de bewindslieden in de Nota naar aanleiding van het verslag bij het Wetsvoorstel toetsing levensbeëindiging op verzoek en hulp bij zelfdoding.[23] 'In het algemeen kan gesteld worden dat, naarmate de verklaring minder helder is geformuleerd, deze door de arts ook minder zal kunnen worden opgevat als concreet verzoek om levensbeëindiging, maar meer als een richtsnoer voor de beslissingen van de arts omtrent de verdere behandeling van zijn patiënt.'

Conform het advies van de Raad van State van 10 februari 1999 is in de Wet toetsing levensbeëindiging op verzoek en hulp bij zelfdoding een bepaling over schriftelijke wilsverklaringen opgenomen, in artikel 2 lid 2. In het oorspronkelijke initiatiefwetsvoorstel was nog geen regeling over de schriftelijke wilsverklaring opgenomen, omdat dit niet nodig leek met het oog op de totstandkoming van een geactualiseerde meldingsprocedure voor levensbeëindiging zonder uitdrukkelijk verzoek. Die is echter nog steeds niet tot stand gekomen. In de wetstoelichting staat vermeld dat het, gelet op het grote aantal euthanasieverklaringen dat thans voorhanden is, wenselijk wordt geacht om te voorzien in een wettelijke status van een dergelijke verklaring. 'Aldus kan deze wettelijke verankering tot richtsnoer dienen voor de arts, indien deze wordt geconfronteerd met de situatie dat zijn patiënt niet langer in staat is tot het uiten van zijn wil. Aan de arts, patiënt en andere betrokkenen wordt aldus meer rechtszekerheid geboden en bovendien is de wettelijke verankering in lijn met hetgeen reeds in belangrijke mate maatschappelijke realiteit is', aldus de Memorie van Toelichting.[24]

Voor een eventuele levensbeëindiging van patiënten die nimmer een schriftelijke wilsverklaring hebben kunnen opstellen of hebben opgesteld (zwaar defecte pasgeborenen, sommige comateuzen), heeft de regeling van de schriftelijke wilsverklaring geen betekenis. Over hen wordt in de Memorie van Toelichting opgemerkt dat gewacht wordt op een parlementair debat over een wettelijke regeling voor levensbeëindiging bij deze bijzondere categorieën. Gesteld wordt dat regeling hiervan niet thuishoort in de Wet toetsing levensbeëindiging op verzoek en hulp bij zelfdoding.[25]

Dat wilsbekwame patiënten hun verzoek op schrift stellen wordt van belang geacht voor de samenspraak tussen patiënt en arts en heeft bewijsrechtelijk betekenis voor de beoordeling achteraf van het handelen van de arts. De verklaring kan daarbij dienen als bevestiging dat sprake was van een actueel verzoek en tevens van wilsbekwaamheid van de patiënt op het moment van levensbeëindiging.[26] Bovendien kan de verklaring een belangrijk hulpmiddel zijn bij de toetsing door de Toetsingscommissie; de arts kan dit document bij zijn melding aan de gemeentelijk lijkschouwer voegen. De verklaring vervangt nooit het actuele, mondelinge verzoek van de wilsbekwame patiënt.

De schriftelijke wilsverklaring van nadien wilsonbekwaam geworden patiënten heeft een geheel andere functie: hier dient de verklaring ter vervanging zijn van een mondeling verzoek, waartoe de patiënt niet meer in staat is. De schriftelijke wilsverklaring is geldig, als de wilsverklaring is opgesteld in de periode dat de patiënt nog wilsbekwaam was en ook aan de overige in de paragraaf 'Schriftelijke wilsverklaringen in de gezondheidszorg' reeds genoemde vormvereisten voor een wilsverklaring is voldaan.

De schriftelijke wilsverklaring geeft de arts die overweegt tot levensbeëindiging bij een wilsonbekwaam persoon over te gaan, een document in handen waarop betrokkene zijn wil heeft kenbaar gemaakt voor de wilsonbekwaamheid intrad. Hieraan is behoefte omdat levensbeëindiging zonder uitdrukkelijk verzoek een delicaat terrein is, waarover onder artsen rechtsonzekerheid bestaat.

In de Wet toetsing levensbeëindiging op verzoek en hulp bij zelfdoding is erkend dat de arts zo'n vooraf opgestelde, schriftelijke wilsverklaring van de patiënt mag beschouwen als een richtsnoer en aanknopingspunt voor het verdere handelen. In de wet is dit als volgt verwoord:

Artikel 2 lid 2 Wet toetsing levensbeëindiging op verzoek en hulp bij zelfdoding: Indien de patiënt van zestien jaar of ouder niet langer in staat is zijn wil te uiten, maar voordat hij in die staat geraakte tot een redelijke waardering van zijn belangen terzake in staat werd geacht, en een schriftelijke wilsverklaring, inhoudende een verzoek om levensbeëindiging heeft afgelegd, dan kan de arts aan dit verzoek gevolg geven. De zorgvuldigheidseisen, bedoeld in het eerste lid, zijn van toepassing.

Samenvattend kan gezegd worden dat de juridische status van de hier bedoelde verklaring is dat een arts, onder de in de wet genoemde voorwaarden, de verklaring van een nadien wilsonbekwaam geworden patiënt mag volgen.[31] Hij willigt het verzoek niet in als hij daarvoor gegronde redenen heeft.

Tijdens de parlementaire behandeling werd gesteld dat nimmer met zekerheid te zeggen valt of de patiënt, als de in de verklaring omschreven situatie zich voordoet, nog steeds dezelfde wens om levensbeëindiging zou koesteren. Bewindslieden hebben deze vraag beantwoord door erop te wijzen dat de patiënt zich hiervan rekenschap moet geven ten tijde van het opstellen van de verklaring en dat de arts met wie de patiënt de verklaring bespreekt, dit de patiënt moet voorhouden. Als dan de verklaring niets aan duidelijkheid te wensen overlaat over de omstandigheden waarin de patiënt wenst dat, eenmaal wilsonbekwaam geworden, zijn leven wordt beëindigd, dan is inwilliging van dat verzoek overeenkomstig de in de wet gestelde voorwaarden naar het oordeel van bewindslieden te beschouwen als levensbeëindiging op uitdrukkelijk verzoek.[32]

GEEN VERPLICHTING VOOR DE ARTS

Net als een mondeling verzoek om euthanasie brengt ook een vooraf op schrift gesteld verzoek geen verplichting voor de arts mee om daadwerkelijk op het verzoek in te gaan.[33] Met andere woorden: een euthanasieverklaring is niet rechtens afdwingbaar. Ook bij een op schrift gesteld verzoek blijft er de noodzaak en de ruimte voor een eigen inschatting van de situatie waarin de patiënt verkeert. In een situatie van wilsonbekwaamheid kunnen bijvoorbeeld vragen rijzen over wat de patiënt nu precies voor ogen stond, of de patiënt wel een reëel beeld had van de situatie en de nog openstaande behandelingsmogelijkheden, of de patiënt vooraf de aard en de intensiteit van het lijden wel genoeg kon overzien et cetera.[34]

Als de arts de gevraagde levensbeëindiging niet met zijn geweten, medisch-professionele opvattingen of persoonlijke overtuiging in overeenstemming kan brengen, is er geen rechtsplicht om aan het gevraagde te voldoen. 'Verwijzing naar een andere hulpverlener is dan wel een plicht', menen de bewindslieden in hun brief aan de Tweede Kamer. De artsenorganisatie KNMG biedt de arts meer ruimte voor eigen afweging in haar euthanasiebrochure: 'Wel dient hij, als hij op grond van gewetensbezwaren niet ingaat op een verzoek van een patiënt, deze daarvan tijdig op de hoogte te brengen en hem desgewenst behulpzaam te zijn bij het in contact komen met een collega'.[35] In gelijke zin uitten bewindslieden zich overigens tijdens de parlementaire behandeling: 'Afhankelijk van de situatie en de wens van de patiënt kan het voor de arts wel aangewezen zijn de patiënt te verwijzen naar een andere arts, die geen gewetensbezwaren heeft.'[36]

Dit recht om te weigeren is in Nederland niet in de wet vastgelegd, omdat dit algemeen erkend is. Op de arts, die besluit niet in te gaan op een wilsverklaring die strekt tot levensbeëindigend handelen, rust geen motiveringsplicht in de strikte zin van het woord. Wel behoort het tot de zorg van een goed hulpverlener (WGBO-norm) dat een arts die een wilsverklaring niet opvolgt omdat hij deze onvoldoende duidelijk acht, dit aantekent in zijn dossier en uitleg geeft aan de vertegenwoordiger of naasten van de patiënt.[37]

Anders is dat vastgelegd in de Belgische euthanasiewet, waarin expliciet is opgenomen dat de weigerende arts de patiënt of zijn vertrouwenspersoon tijdig op de hoogte stelt van zijn weigering, waarbij hij de redenen van zijn weigering toelicht. Ook moet de weigerende arts op verzoek van de patiënt of zijn vertrouwenspersoon het medisch dossier van de patiënt overdragen aan de arts die is aangewezen door de patiënt of diens vertrouwenspersoon.

WILSONBEKWAAMHEID; VERTEGENWOORDIGING

Hoe weet een arts of een wilsverklaring voor of na het optreden van een psychische stoornis is opgesteld? Van belang is dat arts en patiënt vooraf de inhoud van een verklaring bespreken. Van dit gesprek kan aantekening worden gemaakt in het dossier, waardoor de inhoud van de verklaring en de precieze wensen van de patiënt met het oog op toekomstige ontwikkelingen duidelijk worden.[38] Op die wijze kan de arts zich ook overtuigen van de vrijwilligheid en weloverwogenheid van het in de wilsverklaring opgenomen verzoek. De arts is de eerste en enig aangewezene om te beoordelen of de patiënt op dat moment voldoende in staat is om een beslissing te nemen. Mocht de uitvoerende arts (bijvoorbeeld verpleeghuisarts) een andere zijn dan de arts ten tijde van het verzoek van de patiënt (bijvoorbeeld huisarts), dan kan de arts – zo mogelijk in overleg met de huisarts – afgaan op de medische geschiedenis van de patiënt, op gesprekken met de familie en eventuele vertegenwoordiger van de patiënt.

Het is niet aan de vertegenwoordiger om een verzoek om euthanasie te doen; medewerking van een arts aan euthanasie kan alleen legitiem zijn als het verzoek van de patiënt zelf afkomstig is. Wel ligt het voor de hand dat de arts bij zijn besluitvorming de visie van een vertegenwoordiger betrekt, die de patiënt in de regel goed zal kennen en mogelijk al eerder bij de behandeling betrokken was. 'Dit is temeer het geval', aldus bewindslieden in de Nota naar aanleiding van het Verslag, 'indien de patiënt een schriftelijk gemachtigde heeft benoemd, juist omdat daarmee beoogd zal zijn de gewenste omgang met de schriftelijke wilsverklaring ook daadwerkelijk te bewaken.'[39] Hierbij dient te worden bedacht dat familieleden belangen kunnen hebben die niet stroken met het belang van de patiënt.

Voor de arts bestaat geen enkele grond voor het betrekken van vertegenwoordigers of andere familieleden bij euthanasie van een *wilsbekwame* patiënt.[40]

DE MINDERJARIGE PATIËNT

De regeling van de schriftelijke wilsverklaring is ook van toepassing op minderjarigen, vanuit de visie dat ook bij minderjarigen het oordeel des onderscheids aanwezig kan zijn om tot een verantwoord en weloverwogen schriftelijk verzoek om euthanasie te komen.[41] Een onderscheid wordt gemaakt tussen minderjarigen tot 12 jaar en van 12 tot 16 jaar.[42] Erkend wordt, in de wetstoelichting, dat een verklaring die een patiënt opstelde toen hij 14 jaar was in overeenstemming kan worden geacht met zijn wil 'mits aan de regels van de schriftelijke wilsverklaring is voldaan'.[43] Zo is het in beginsel denkbaar, aldus de Memorie van Toelichting, dat de in een wilsverklaring van een 14-jarige vastgelegde wens tot levensbeëindiging in geval van onomkeerbaar coma, jaren later wordt ingewilligd indien zich deze situatie daadwerkelijk voordoet.[44]

Op de algemene regels voor levensbeëindiging bij minderjarigen is de regeling van artikel 2 lid 2 Wet toetsing levensbeëindiging op verzoek en hulp bij zelfdoding mede van toepassing verklaard. Dat wil zeggen dat de bepalingen over de schriftelijke wilsverklaring ook gelden voor minderjarigen. De algemene regels luiden als volgt: voor jongeren van 16 en 17 jaar geldt dat de arts alleen gevolg geven kan aan het verzoek nadat de gezagdragende ouder(s) dan wel de voogd bij de besluitvorming zijn betrokken.[45] Dit betekent dat hun toestemming niet is vereist maar hun betrokkenheid wel, uit een oogpunt van zorgvuldigheid. Voor jongeren van 12 tot en met 15 jaar geldt dat de gezagdragende ouder(s) of voogd zich moeten kunnen verenigen met het verzoek van de minderjarige. Met andere woorden: levensbeëindiging bij patiënten van 12 tot 16 jaar is zonder instemming van ouders of voogd niet toegestaan. Een eerder voorstel, dat dit wel mogelijk maakte, is tijdens de parlementaire behandeling ingetrokken. De wet voorziet niet in de situatie dat een van de ouders niet instemt met het verzoek en de ander wel. De arts zal zich in dat geval moeten laten leiden door het belang van het kind. Zijn de ouders het onderling niet eens en is het kind wilsonbekwaam, dan moet de arts het besluit tot levensbeëindiging nemen op geleide van de eerder opgestelde schriftelijke wilsverklaring. In dat geval zal de arts nog minder geneigd zijn over te gaan tot levensbeëindiging, omdat het kind niet meer in staat is een oordeel te geven over de weigering van een van de ouders.

DE DEMENTE PATIËNT

De wet laat toe dat de schriftelijke wilsverklaring een grondslag kan zijn voor euthanasie bij een inmiddels wilsonbekwaam geworden patiënt, indien ook aan de overige zorgvuldigheidseisen is voldaan. Toch kunnen aan het honoreren van een schriftelijke wilsverklaring in deze situatie tal van problemen kleven.

Een euthanasieverklaring bij later optredende dementie is een erkend moeilijk onderwerp. Zelfs als de arts van mening is, eventueel na overleg met een gemachtigde, dat het in de euthanasieverklaring omschreven moment is aangebroken, dan nog is hij gehouden aan de overige eisen van zorgvuldigheid, hetgeen betekent dat hij ervan overtuigd moet zijn dat de patiënt uitzichtloos en ondraaglijk lijdt. De Gezondheidsraad komt in haar rapport over dementie tot de conclusie dat het in latere stadia niet waarschijnlijk is dat patiënten hun demente levensstaat als uitzichtloos, ondraaglijk en ontluisterend kunnen ervaren. Doorgaans wekken zij ook niet die indruk.[46] De arts kan dan niet tot euthanasie overgaan, zelfs niet bij mensen die uitdrukkelijk in een wilsverklaring vastleggen dat zij niet willen doorleven als ze in het laatste stadium van dementie komen te verkeren. De commissie concludeert dat volgens de huidige wet dementie op zichzelf onvoldoende basis is voor levensbeëindiging op verzoek of hulp bij zelfdoding. Die conclusie is in lijn met opvattingen van de KNMG (CAL 1997) en de NVVA (1997). De Gezondheidsraad acht dit onbevredigend voor mensen die zelf invloed willen hebben op de gang van zaken rond hun levenseinde en komt tot de conclusie dat een brede discussie over de mogelijkheden of onmogelijkheden van levensbeëindiging bij dementen gewenst is. Ook bij het gesprek tussen arts en patiënt over het opstellen van de verklaring moet hierover klip en klaar voorlichting worden gegeven.

Literatuur

British Medical Association. Advance statements about medical treatment, 1995.
Commissie Aanvaardbaarheid Levensbeëindigend handelen (CAL). Discussienota (delen I-III) levensbeëindigend handelen bij wilsonbekwame patiënten, 1993.
Cleiren/Nijboer. Tekst en Commentaar Gezondheidsrecht 1999:651-663.
Delden JJM van. Beslissen om niet te reanimeren. Een medisch en ethisch vraagstuk. Assen: Van Gorcum, 1993.
Dillmann RJM. Wilsverklaringen: praktisch nut nog te bezien. Medisch Contact 1995;50(22): 715-718.
Haverkate I e.a. Richtlijnen voor het nemen van niet-reanimeerbesluiten in Nederlandse ziekenhuizen. TGE 2001:35-39.
Gezondheidsraad. Dementie. Den Haag, 12 maart 2002; publicatie nr. 2002/04.
KNMG. Commissie Aanvaardbaarheid Levensbeëindigend handelen (CAL), Jong E de, Medisch handelen rond het levenseinde bij wilsonbekwame patiënten, hoofdstuk 11. 1997.
KNMG en Overheid: 'Euthanasie; zorgvuldig van begin tot einde' en 'Euthanasie, de nieuwe regels in Nederland', cd-rom Vademecum & overzicht services van de KNMG 2003, Consult nr. 14.
KNMG. Arts en schriftelijke wilsverklaringen, cd-rom Vademecum & overzicht services van de KNMG, 2003.
Leenen HJJ. Handboek gezondheidsrecht, Deel I, Houten, Bohn Stafleu Van Loghum, 2000, p. 311-322.
Legemaate J. Verantwoordingsplicht en aansprakelijkheid in de gezondheidszorg, 1997.
Nys H. Emerging legislation in Europe on the legal status of advance directives and medical decision-making with respect to an incompetent patiënt ('living wills'). European Journal of Health Law 1997(4):179-188.
Sluyters B en Biesaart MCIH. De geneeskundige behandelingsovereenkomst na invoering van de WGBO. 1995:45-48.
Stam JLJ en Weisz FH. Wilsverklaringen over euthanasie. Huisarts en Wetenschap 1999;42(5):220-221.
Stolker CJJM. in: Tekst en Commentaar Gezondheidsrecht; 1999:420.
TK 1999-2000, 26 885, nr.1, Juridische status van wilsverklaringen in de gezondheidszorg.
Veen E-B van. Schriftelijke wilsverklaringen. Tijdschrift voor Gezondheidsrecht 1995:276-287.
Wal G van der, Maas PJ van der. Euthanasie en andere medische beslissingen rond het levenseinde. De praktijk en de meldingsprocedure. Den Haag: Sdu, 1996.
Wind AW e.a. Euthanasie bij dementie. MC 2002;46:1694-1695.

Noten

1. Staatsblad 2001,194; in werking getreden op 1 april 2002
2. Artikel 2 lid 2 Wet toetsing levensbeëindiging op verzoek en hulp bij zelfdoding
3. TK 1998-1999, 26 691, nr. 3, p. 11
4. Artikel 9 lid 4 Wet op de orgaandonatie
5. TK 1991-1992, 21 561, nr.11, p. 23
6. Rechtbank Zwolle, 13 december 1989, TvGR 1990/63 en Hof Arnhem 23 juli 1991, TvGR 1993/8
7. Tweede Kamer 1999-2000, 26 885, nr. 1, p. 9
8. Nationale Ombudsman, rapportnummer 2002/211, 17 juli 2002
9. Commissie Aanvaardbaarheid Levensbeëindigend handelen (CAL), Rapport Deel I, 1993, p. 4
10. CAL, Discussienota deel III, 1993, p. 22
11. Artikel 7:465 lid 3, 4 en 5 Burgerlijk Wetboek
12. Artikel 7:450 lid 3 Burgerlijk Wetboek
13. TK 1999-2000, 26 885, nr. 1, p. 9
14. Artikel 7:450 lid 3 Burgerlijk Wetboek
15. TK 1999-2000, 26 885, nr. 1, p. 13: genoemd worden factoren die een arts in onderlinge samenhang kan meewegen
16. TK 1993-1994, 22 474, nr. 9, p. 11 (tijdens de parlementaire behandeling van de Wet Mentorschap)
17. In dit hoofdstuk wordt verder onder euthanasie ook hulp bij zelfdoding begrepen
18. Ook in de rechtspraak wordt het vereiste van een schriftelijk verzoek bij wilsbekwame verzoekers niet gesteld
19. TK 1998-1999, 26 691, nr. 3, p. 8
20. Artikel 2 lid 1 Wet toetsing levensbeëindiging op verzoek en hulp bij zelfdoding
21. TK 1998-1999, 26 691, nr. 3, p. 9
22. Artikel 2 lid 1 Wet toetsing levensbeëindiging op verzoek en hulp bij zelfdoding
23. TK 1999-2000, 26 691, nr. 6, p. 93
24. TK 1998-1999, 26 691, nr. 3, p. 3
25. TK 1998-1999, 26 691, nr. 3, p. 4
26. TK 1999-2000, 26 885, nr. 1, p. 10
27. Dit neemt niet weg dat ook dan medisch handelen gerechtvaardigd kan zijn. Hierover heeft de rechter zich diverse malen uitgesproken.
28. Van der Wal G, Maas PJ van der. Euthanasie en andere medische beslissingen rond het levenseinde, 1996
29. AMvB ex artikel 10 lid 1 Wet op de lijkbezorging, TK 1990-1991, 21 800 VI, nr. 23
30. KNMG, NVK, NVvP, GGZ Nl, NVVE, Stichting PVP, Aanpassing meldingsprocedures levensbeëindigend handelen, MC 2003, nr.4, p. 152
31. TK 1999-2000, 26 885, nr. 1, p. 11
32. TK 1999-2000, 26 691, nr. 6, p. 93
33. TK 1999-2000, 26 885, nr. 1, p. 16
34. Zie ook KNMG, CAL, de Jong E., Medisch handelen rond het levenseinde bij wilsonbekwame patiënten, Hoofdstuk 11, 1997
35. Brochure Euthanasie; zorgvuldig van begin tot einde; VWS en KNMG 2002, p. 8 en KNMG-gedragsregels
36. TK 1999-2000, 26 691, nr. 6, p. 91
37. TK 1999-2000, 26 691, nr. 6, p. 91
38. TK 2000-2001, 26 691, nr. 9, p.4
39. TK 1999-2000, 26 691, nr. 6, p. 92
40. Leenen o.c. 2000, p. 312
41. TK 1998-1999, 26 691, nr. 3, p. 11

42. Artikel 2 lid 4 Wet toetsing levensbeëindiging op verzoek en hulp bij zelfdoding
43. TK 1998-1999, 26 691, nr. 3, p. 11
44. TK 1999-2000, 26 691, nr. 6, p. 94
45. Artikel 2 lid 3 Wet toetsing levensbeëindiging op verzoek en hulp bij zelfdoding
46. Gezondheidsraad. Dementie. Den Haag, 12 maart 2002; publicatie nr 2002/04, p. 125-126

Hoofdstuk 8

DE WEIGERENDE ARTS

C. Spreeuwenberg

Inleiding

Een cruciaal aspect van euthanasie en hulp bij zelfdoding is dat een ander dan de betrokkene voorwaardelijke handelingen verricht om de dood te bewerkstelligen. De aanwezigheid van deze voorwaardelijke handelingen onderscheidt euthanasie en hulp bij zelfdoding van de dood door zelfdoding. Deze noodzakelijke betrokkenheid van de ander – in het vervolg van dit betoog wordt ervan uitgegaan dat deze een arts is – vormt een uitermate delicaat aspect van de problematiek van levensbeëindigend handelen door artsen. Bekend is immers dat artsen niet op elk verzoek ingaan. In 2001 weigerden artsen in ruim duizend gevallen expliciet in te gaan op een uitdrukkelijk verzoek om euthanasie en hulp bij zelfdoding.[1]

Het is begrijpelijk dat de afhankelijkheid van de bereidheid of welwillendheid van een arts in een beslissende fase van iemands bestaan ongenoegen oproept bij patiënten, familieleden en bewegingen die verruiming van de mogelijkheden van euthanasie en hulp bij zelfdoding voorstaan, zoals de Nederlandse Vereniging voor Vrijwillige Euthanasie. Zeker degenen die in de veronderstelling leven dat mensen zelf het *recht* hebben om het leven te beëindigen, willen dit recht ook kunnen verzilveren en vinden het pijnlijk op het moment dat ze afhankelijk zijn te moeten ervaren dat het vermeende recht op euthanasie en hulp bij zelfdoding niet bestaat en dat hetgeen ze willen dus niet te realiseren is.

Nu komt het wel vaker voor dat een arts een handeling weigert, namelijk als hij deze handeling medisch of anderszins niet geïndiceerd acht. Zo'n situatie doet zich bijvoorbeeld voor als iemand in de ogen van de arts zonder noodzaak verwezen wil worden, als iemand van een regulier werkende arts een alternatieve therapie wil krijgen of als iemand een operatie wil waarvoor medisch gezien geen noodzaak bestaat.

Het is verstandig om bij het denken over de weigerende arts in zaken rond het levensbeëindigend handelen in ogenschouw te nemen dat artsen om uiteenlopende redenen kunnen weigeren. Zo kunnen zij zich principieel verzetten tegen alle vormen van levensbeëindigend handelen door artsen, zij kunnen persoonlijke redenen hebben om niet levensbeëindigend te willen handelen en zij kunnen van oordeel zijn dat er in de specifiek aan de orde zijnde situatie geen of onvoldoende termen aanwezig zijn om euthanasie te verrichten.

Dat een arts het recht heeft zich principieel tegen een handeling te verzetten, maakt duidelijk dat euthanasie en hulp bij zelfdoding geen normale medische handelingen zijn, kortom geen handelingen zijn die gerekend worden tot het goed hulpverlenerschap waartoe de WGBO artsen verplicht.

Dit hoofdstuk handelt over de weigeringen. Hierbij wordt ervan uitgegaan dat voldaan is aan de zorgvuldigheidseis dat er sprake is van een vrijwillig, weloverwogen en duurzaam verzoek. Hoewel dit hoofdstuk voornamelijk handelt over het weigeren van (actieve) levensbeëindigende handelingen, kunnen artsen ook weigeren te voldoen aan verzoeken geformuleerd in een zogeheten 'non-reanimatieverklaring', zoals in 1981 uitvoerig in *Medisch Contact* is bediscussieerd aan de hand van een casus waarin in Amsterdam een comateuze man naar een ziekenhuis werd vervoerd en daar werd behandeld, terwijl hij was aangetroffen met een dergelijke verklaring op zijn borst gespeld. Ook kan worden gedacht aan verzoeken van naaste familieleden van mensen die al zeer lange tijd in een persisterend vegetatief coma verkeren, zoals in de tweede helft van de jaren tachtig van de vorige eeuw speelde in de zaak-Stinissen.[3,4,5] Het handelen van een arts nadat hem een verzoek om euthanasie of hulp bij zelfdoding is gedaan zal echter als 'pars pro toto' voor de gehele weigeringsproblematiek worden gebruikt.

In dit hoofdstuk wordt dieper op de achtergronden van het weigeren ingegaan. Eerst zal onderzoek worden gepresenteerd over de weigerende arts. Vervolgens wordt de problematiek bezien vanuit de vraag in hoeverre euthanasie en hulp bij zelfdoding medische handelingen zijn, of een arts een taak heeft als er sprake is van lijden-niet-door-ziekte en welke plichten de arts heeft ten opzichte van de patiënt. Tevens zal worden ingegaan op de zorgvuldigheid die elke arts, dus ook de weigerende arts, dient te betrachten ten opzichte van de patiënt die om euthanasie of hulp bij zelfdoding vraagt. Ten slotte zal de problematiek van de situatiebepaalde weigering of weigering vanwege persoonlijke factoren worden besproken.

De omvang van weigeringen

In de onderzoeksprojecten naar euthanasie en andere medische beslissingen rond het levenseinde zijn zowel kwantitatieve als kwalitatieve gegevens verkregen.[1,2,6] Tussen 1990 en 2001 is het jaarlijkse aantal verzoeken om euthanasie en hulp bij zelfdoding 'te zijner tijd' naar schatting gestegen van 25.100 naar 34.700, terwijl het aantal uitdrukkelijke verzoeken 'op afzienbare termijn' is gestegen van 8.900 naar 9.700. Het aantal gevallen van euthanasie steeg in deze periode naar schatting van 2300 tot 3500 per jaar, terwijl het aantal gevallen van hulp bij zelfdoding zich stabiliseerde op ongeveer 300 per jaar. Slechts 40% van de verzoeken 'op afzienbare termijn' wordt dus uiteindelijk gerealiseerd. Het aantal niet uitgevoerde verzoeken wordt voor 2001 op ruim 5900 geschat. Hiervan berustte 18% op een weigering van de arts. In 38% van de gevallen van niet-inwilliging van een verzoek kon de patiënt naar het oordeel van de arts zijn situatie niet of niet volledig overzien en daarover niet op adequate wijze een besluit nemen. Dat de patiënt zijn situatie niet kon overzien werd door de arts vooral geweten aan een psychiatrische stoornis, depressiviteit of emotionele labiliteit.

Artsen noemen overigens uiteenlopende redenen om een verzoek niet in te willigen. Het meest genoemd worden: dat het lijden nog niet ondraaglijk of uitzichtloos was, dat er nog alternatieven voor een behandeling waren, dat de arts in dit geval persoonlijke bezwaren had of dat het verzoek niet weloverwogen of duurzaam was.

Tot nu toe ging het over euthanasie en hulp bij zelfdoding 'in het algemeen'. Maar hoe ligt dit in bijzondere situaties? Hulp bij zelfdoding aan patiënten met een psychiatrische aandoening werd in 1995 in 36% door artsen aanvaardbaar geacht[2]. Slechts weinig artsen worden echter daadwerkelijk met zo'n situatie geconfronteerd. Van de in 1995 ondervraagde psychiaters zegt 37% ooit een patiënt onder behandeling te hebben gehad die uitdrukkelijk en herhaald vroeg om hulp bij zelfdoding. Slechts 2% van de psychiaters heeft echter ooit daadwerkelijk deze hulp verleend. Naar schatting wordt minder dan 2% van de uitdrukkelijke en herhaalde verzoeken om euthanasie en hulp bij zelfdoding ingewilligd[2].

De aanwezigheid van een behandelbare psychiatrische aandoening was voor de psychiaters die met een verzoek om hulp bij zelfdoding werden geconfronteerd de belangrijkste reden om het verzoek niet in te willigen. Degenen die inwilliging van dit verzoek niet hebben overwogen, noemden deze reden in 67% en degenen die dit wel hebben overwogen maar niet uitgevoerd, noemden dit in 37%. Andere redenen die werden genoemd waren principiële redenen (37% bij degenen die inwilliging niet hebben overwogen tegen 8% die dit wel hebben gedaan), ontbreken van ondraaglijk en/of uitzichtloos lijden (35 versus 21%), ontbreken van een duurzame doodswens (25 versus 13%) en het oordeel dat het verzoek niet weloverwogen was (25 versus 13%). Opvallend is dat 26% van de psychiaters die inwilliging van het verzoek wel hebben overwogen hiertoe uiteindelijk niet zijn overgegaan nadat advies van de geconsulteerde arts was verkregen.

Ondanks het geringe aantal verzoeken dat feitelijk wordt ingewilligd zegt twee derde van de psychiaters deze vorm van hulp aanvaardbaar te vinden en kan 44% zich een situatie voorstellen waarin zij bereid zouden zijn die hulp daadwerkelijk te verlenen. Een vrij groot deel van de psychiaters (19%) vindt hulp bij zelfdoding weliswaar aanvaardbaar, maar kan zich geen situatie voorstellen waarin zij zelf die hulp zouden verlenen. Als belangrijkste redenen hiervoor noemen ze: professionele opvattingen (59%), het nooit met zekerheid kunnen voorkomen van beoordelingsfouten (31%), mogelijke vervolging of veroordeling (24%), strijdigheid met de bepalingen van de instelling waarin ze werken (19%), geloof of levensovertuiging (16%), de setting waarin ze werkzaam zijn (8%) of het nog niet toe zijn aan zo'n verregaande handeling (6%).

Een andere categorie die de afgelopen jaren ter discussie heeft gestaan betreft de hulp bij zelfdoding aan (hoog)bejaarden die niet ondraaglijk of uitzichtloos lijden, maar hun leven hebben afgerond. De discussie hierover wordt gevoerd aan de hand van de metafoor 'pil van Drion' en de casus van de in 1998 overleden ex-senator Brongersma. In 2001 vond 29% van de artsen dergelijke hulp in uitzonderlijke situaties aanvaardbaar. Opvallend is hier dat de andere categorie die in het kader van het onderzoeksproject geïnterviewd werd meegaander was: 45% van de leden van de regionale toetsingscommissies vond dit aanvaardbaar[1].

Ten slotte geven de resultaten van het onderzoek uit 1995 ook enige achtergrondinformatie over de rol van godsdienst of andere levensbeschouwelijke overtuiging. Van de artsen beschouwt 48% zich als behorend tot een godsdienstige groepering of verbonden met een bepaalde levensbeschouwelijke overtuiging. Grosso modo vindt een derde dat dit geen rol speelt bij hun standpunt over euthanasie en hulp bij zelfdoding; een derde vindt dat dit enigszins een rol speelt en een derde vindt dat dit een grote rol speelt[2].

Een bijzondere vorm van weigering betreft de artsen die een vraag om levensbeëindiging krijgen van pasgeborenen met zeer ernstige aangeboren afwijkingen of van kinderen met een ernstige ziekte of in een persisterend vegetatief coma, die hun wil nooit hebben kunnen uiten. Hoewel van juridische zijde wel eens wordt betwijfeld of ouders beslissingen kunnen nemen over het beëindigen van het leven van hun kinderen, spelen ouders in het beslissingsproces van de betrokken arts een cruciale rol. In het kader van het onderzoek door Van der Maas en Van der Wal in 1995 heeft een sterfgevallenonderzoek onder nuljarigen plaatsgevonden en zijn kinderartsen mondeling geïnterviewd. Alle geïnterviewde neonatologen/intensivisten (31) en 68% van de overige kinderartsen (35) hebben wel eens een levensverlengende behandeling gestaakt vanwege het criterium 'kansloosheid'. Van de neonatologen heeft 45% en van de overige kinderartsen 31% wel eens actief het leven van een kind beëindigd, terwijl 29% van de neonatologen en 49% van de kinderartsen dat weliswaar nooit heeft gedaan, maar dit wel denkbaar vindt.

Alle neonatologen en 77% van de kinderartsen vinden het ondenkbaar dat levensbeëindiging plaatsvindt zonder instemming van de ouders. Voor het staken of niet instellen van een behandeling liggen deze percentages op 93% voor de neonatologen en weer 77% van de kinderartsen. Als reden voor de mogelijkheid van levensbeëindiging of staken van een behandeling zonder instemming van de ouders wordt opgegeven: situaties waarin geen der ouders aanwezig is of waarin ouders niet in staat zijn tot een adequaat oordeel.

Op de stelling 'ouders hebben het recht om zelf te kunnen beslissen over leven en dood van hun ernstig zieke kind' antwoorden 42% van de neonatologen en 37% van de overige kinderartsen instemmend[2].

Euthanasie en hulp bij zelfdoding als medische handelingen

Euthanasie en hulp bij zelfdoding zijn geen handelingen die op grond van hun definitie uitsluitend aan artsen zijn voorbehouden. Wel zijn de bepalingen in het Wetboek van Strafrecht (art. 293 en art. 294) waarop de in Nederland gehanteerde definities aansluiten per 1 april 2002 zodanig aangepast dat de strafbaarheid vervalt als de arts heeft voldaan aan de omschreven zorgvuldigheidseisen en de euthanasie of hulp bij zelfdoding heeft gemeld aan de gemeentelijk lijkschouwer. Een van de redenen om artsen deze uitzonderingspositie te gunnen is dat zij geacht mogen worden gefundeerd te kunnen oordelen over de diagnose, de prognose, de behandelingsmogelijkheden en de andere aspecten die noodzakelijk zijn voor een verantwoord oordeel en dat zij als enigen op professionele wijze en op een passende manier het leven kunnen beëindigen.

Worden euthanasie en hulp bij zelfdoding binnen het discours van het recht beschouwd vanuit het perspectief van misdrijven tegen het leven, binnen het discours van de geneeskunde zijn het medische handelingen, zij het medische handelingen met een bijzonder karakter. Evenals dat voor andere medische handelingen het geval is, heeft de medische professie een aantal randvoorwaarden en eisen ontwikkeld voor het zorgvuldig uitvoeren van euthanasie en hulp bij zelfdoding en wordt aan de kwaliteitsborging grote aandacht geschonken. Bij euthanasie en hulp bij zelfdoding moet vooraf ten minste één andere, onafhankelijke collega zijn geraadpleegd, die de patiënt heeft gezien en schriftelijk zijn oordeel heeft gegeven over de zorgvuldigheidseisen. De gemeentelijk lijkschouwer draagt er zorg voor dat de toetsingscommissie in het bezit komt van het modelverslag van de arts, het verslag van de geconsulteerde arts(en), de wilsverklaring als deze aanwezig is, het formulier ex. artikel 10 Wet op de lijkbezorging en eventuele andere bescheiden zoals journaals of specialistenbrieven. De toetsingscommissie beslist – soms na een verzoek om meer informatie of een persoonlijk gesprek met de arts – of de arts in voldoende mate aan de zorgvuldigheidseisen heeft voldaan. Deze zorgvuldigheidseisen hebben ook betrekking op de medische kwaliteit van het handelen. Zo is voor een verantwoorde beoordeling van het criterium 'uitzichtloosheid van het lijden' medische kennis nodig en wordt tevens de eis gesteld dat de uitvoering van de levensbeëindiging of hulp bij zelfdoding zorgvuldig geschiedt. In de rechtspraak en binnen de toetsingscommissies wordt aan het oordeel van beroepsgenoten over de medisch-professionele aspecten van indicatie en uitvoering grote waarde gehecht. Voor dit oordeel kan worden gelet op de wijze waarop het medisch dossier of journaal is bijgehouden. Tevens zijn er handvatten als richtlijnen voor de uitvoering en protocollen.[7,8] Op diverse wijzen zijn artsen de afgelopen jaren in de verschillende aspecten betreffende levensbeëindigend handelen geschoold. De Hoge Raad heeft herhaaldelijk uitgesproken dat de arts bij euthanasie en hulp bij zelfdoding dient te handelen volgens wetenschappelijk verantwoord inzicht en overeenkomstig de in de medische ethiek geldende normen. Euthanasie en hulp bij zelfdoding zijn dan ook te beschouwen als medische handelingen waarbij richtlijnen voor een verantwoorde uitvoering moeten worden gevolgd. Euthanasie en hulp bij zelfdoding zijn echter geen normale medische handelingen die deel uitmaken van de medisch-professionele standaard zoals bedoeld in het gezondheidsrecht. Leenen verstaat onder deze standaard: zorgvuldige handelingen volgens de medische wetenschap en ervaring die van een redelijk bekwaam arts van gelijke medische categorie in gelijke omstandigheden met middelen die in redelijke verhouding staan tot het concreet behandelingsdoel mogen worden verwacht.[9] Ook de Hoge Raad heeft zich – met het oog op de vraag of er sprake was van medische exceptie – in het tweede euthanasiearrest van 21 oktober 1986 uitgesproken tegen de opvatting dat euthanasie normaal medisch-professioneel handelen zou zijn.[10]

De reden dat euthanasie en hulp bij zelfdoding niet tot de medisch-professionele standaard behoren is dat maatschappelijke en ethische normen zich hiertegen verzetten. Zou dat anders zijn, dan zou elke arts – behoudens wellicht gewetensbezwaarden – in beginsel euthanasie *moeten* toepassen omdat de niet-toepassing hem als niet handelen conform de medische standaard zou kunnen worden verweten. Zo'n verwijt zou niet in overeenstemming zijn met de stand van zaken in het maatschappelijk en ethisch debat over de geoorloofdheid van euthanasie en hulp bij zelfdoding en zou dus 'een brug te ver' zijn. Uit de gepresenteerde cijfers blijkt dat er ook binnen de categorie voorstanders van euthanasie en hulp bij zelfdoding onder de artsen een stroming is die vindt dat deze handelingen mogelijk moeten zijn om tegemoet te kunnen komen aan de autonomie van de patiënt. Er is ook een stroming die euthanasie en hulp bij zelfdoding alleen geoorloofd acht als daad van compassie met een patiënt die ondraaglijk lijdt en voor wie er geen andere mogelijkheid is om het lijden te verlichten. Veel artsen hebben waarschijnlijk een opvatting die zich tussen beide polen in bevindt. Ook de discussie rond wat wel de zaak-Chabot wordt genoemd geeft aan dat er binnen de beroepsgroep genuanceerde opinies zijn en dat er ook binnen de beroepsgroep te weinig consensus is om euthanasie en hulp bij zelfdoding als behorend tot de medisch-professionele standaard te beschouwen.

Lijden zonder ernstige ziekte

Een van de thema's waarover binnen de beroepsgroep van artsen allerminst consensus bestaat betreft de vraag of een arts mag ingaan op een verzoek van een patiënt om levensbeëindiging terwijl die patiënt niet lijdt aan een ernstige ziekte, maar aan wat wel genoemd wordt 'levensmoeheid', 'lijden aan het leven', 'lijden-niet-door-ziekte' of 'levensfaseproblematiek'. De huisarts Sutorius meende deze vraag in het geval van zijn 86-jarige patiënt Brongersma positief te mogen beantwoorden. In cassatie heeft de Hoge Raad echter geoordeeld dat het lijden in verband waarmee levensbeëindigend wordt gehandeld in overwegende mate te maken moet hebben met een lichamelijke of psychische classificeerbare ziekte. Van dit laatste was ook volgens deze huisarts geen sprake.

In deze casus is niet betwijfeld dat de betrokkene ondraaglijk leed. Evenmin heeft een rol gespeeld of er wellicht alternatieven waren om het lijden draaglijker en minder uitzichtloos te maken. Natuurlijk kan er worden gediscussieerd over de vraag of de combinatie van ouderdomskwalen waaraan betrokkene leed niet in een ziektecategorie had kunnen worden ondergebracht en in hoeverre te classificeren ziekten samenvallen met ziek-voelen en ziek-zijn. Dat waren echter vragen waar het hier niet om ging: principieel was aan de orde of een arts gelegitimeerd is tot het beëindigen van leven als er sprake is van lijden dat niet of nauwelijks gerelateerd is aan ziekte. De gezondheidsjurist Legemaate heeft in deze zaak voor het Gerechtshof betoogd dat artsen op grond van de Wet op de beroepen in de individuele gezondheidszorg (BIG) gelegitimeerd zijn tot 'het verrichten van handelingen op het gebied van de geneeskunst' en dat hieronder een breed scala van aspecten en problemen kan worden verstaan. De enige of hoofdzakelijke aanwezigheid van levensfaseproblematiek staat echter in zijn ogen te ver af van het wettelijk gegeven dat aan levensbeëindigend handelen een classificeerbare ziekte ten grondslag moet liggen. Als onze samenleving artsen een rol wil geven bij het vergemakkelijken van zelfdoding voor hoogbejaarden die geen perspectief meer zien en daarom hun leven willen beëindigen, dan zal daarvoor ten minste de wet moeten worden gewijzigd.

Afgezien van de vraag of het oprekken van het taakgebied van artsen tot lijden-niet-door-ziekte wel wenselijk is – een vraag die door mij overigens negatief wordt beantwoord – toont de uitspraak van de Hoge Raad aan dat een arts wettelijke redenen kan hebben om niet op een verzoek van een patiënt in te gaan.

De plichten van de arts rond de beslissing over euthanasie

De plichten waar het in dit hoofdstuk over gaat, betreffen de beslissing en niet de uitvoering van euthanasie en hulp bij zelfdoding. In de WGBO is bepaald dat de arts de plicht heeft 'de zorg voor een goed hulpverlenerschap' op zich te nemen en 'daarbij te handelen in overeenstemming met de op hem rustende verantwoordelijkheid, voortvloeiende uit de voor hulpverleners geldende professionele standaard'. Beargumenteerd is al waarom een arts, zelfs als veel andere artsen dit in vergelijkbare omstandigheden wel zouden doen, niet verplicht is euthanasie of hulp bij zelfdoding uit te voeren.

Hoewel de uitvoering van euthanasie en hulp bij zelfdoding niet tot het normale medische handelen volgens de medisch-professionele standaard behoort, onderschrijf ik de mening van het Hoofdbestuur van de KNMG dat dit anders ligt voor de gespreksvoering over dit onderwerp. Elke arts die te maken heeft met patiënten die de dood onder ogen moeten zien, dient toegankelijk te zijn voor vragen van de patiënt over dit onderwerp en dient – als dit noodzakelijk is – een explorerend gesprek te kunnen voeren met patiënten bij wie hij vermoedt dat zij met vragen omtrent dit onderwerp zitten en met hem hierover zouden willen spreken. In zo'n explorerend gesprek gaat het er in de eerste plaats om dat de patiënt in de gelegenheid wordt gesteld om zelf zicht te krijgen op zijn wensen en behoeften en deze tegenover zijn arts te kunnen uiten. Bij deze fase behoort tevens dat de patiënt informatie kan inwinnen. Vaak hebben patiënten immers wel een vaag idee over euthanasie en hulp bij zelfdoding, maar weten ze niet wat dit concreet voor hen en hun naaststaanden betekent. Hoewel zij in de praktijk niet geheel los van elkaar zullen staan, is het goed als de arts de vraagverheldering zo veel mogelijk van de probleemoplossing probeert te scheiden. In de praktijk heb ik ervaren dat een dergelijk explorerend en verhelderend gesprek de spanning bij de patiënt kan doen verminderen, waardoor de vraag om concrete toepassing van euthanasie of hulp bij zelfdoding kan wegebben. De vraag om euthanasie kan patiënten bezighouden omdat ze met andersoortige vragen zitten, zoals angst voor pijn, benauwdheid, ontluistering, niet-zinvolle overlevering aan de medische macht of manipulaties. Soms blijkt dat de vraag wordt ingegeven door relatiestoornissen, het vastzitten in verwerkingsproblematiek of angst voor doodgaan en hetgeen daarna komt. De achterliggende vraag betreft dan geen vraag om euthanasie, maar een vraag om hulp, aanwezigheid van een medemens, warmte of iemand die luistert, troost en bemoedigt. Een goede arts is gevoelig voor signalen die de patiënt uitzendt en durft het onderwerp euthanasie ook zelf aan te snijden. Het gesprek hierover biedt de arts tevens de gelegenheid preciezer te spreken over de diagnose, de behandelingsmogelijkheden en voorhanden zijnde alternatieven.

Hoewel vraagverheldering en probleemoplossing gescheiden moeten worden en de arts in deze fase het gesprek niet moet afkappen door te zeggen dat hij 'tegen' is, is het goed dat hij, als hij tevoren al weet dat hij geen euthanasie of hulp bij zelfdoding wil of kan uitvoeren, daarover meteen duidelijkheid biedt. Het is voor een patiënt uitermate frustrerend als hij erop rekent dat zijn arts zijn verzoek om euthanasie of hulp bij zelfdoding zal honoreren en pas in een laat stadium merkt dat deze hiertoe niet bereid of in staat is.

Het heeft trouwens verre de voorkeur als patiënten voor wie het principiële standpunt van hun arts belangrijk kan zijn, hiervan ook tijdig op de hoogte worden gesteld. Huisartsen hebben de mogelijkheid om over hun stellingname te spreken in kennismakingsgesprekken met de patiënt of wanneer patiënten een kopie van een wilsverklaring aan hun dossier willen toevoegen.

Een gesprek over euthanasie en hulp bij zelfdoding veronderstelt dat de patiënt op de hoogte is van de diagnose en de prognose. Het heeft de voorkeur als het explorerende gesprek over euthanasie een natuurlijke plaats kan hebben in de gesprekken die de arts met de patiënt heeft over de diagnose, de prognose en de voorbereiding op het naderende einde.

Als blijkt dat een arts en een patiënt heel verschillende opvattingen hebben over de toelaatbaarheid van euthanasie en hulp bij zelfdoding, dient tevens aan de orde te komen hoe met deze situatie moet worden omgegaan. De KNMG heeft zowel in 1984 als in 1995 gesteld dat de gewetensbezwaarde arts de patiënt *in ieder geval* in de gelegenheid moet stellen in contact te treden met een collega die geen gewetensbezwaren heeft.[11,12] Hoewel er begrip is voor de moeilijkheden waarin de arts met gewetensbezwaren zich bevindt, mag toch niet de situatie ontstaan dat het een patiënt vanwege de afhankelijkheid van een arts onmogelijk wordt gemaakt om een andere arts te consulteren. Het is niet per se noodzakelijk dat deze nieuwe arts de gehele behandeling overneemt. Wat in de gegeven situatie het beste is, hangt af van de invloed die de tegenstrijdige standpunten over de toelaatbaarheid van euthanasie heeft op het vertrouwen tussen de eigen arts en de patiënt en op hun wederzijdse relatie.

Als een arts niet om principiële redenen de gevraagde handeling weigert maar omdat hij meent dat niet aan de zorgvuldigheidseisen is voldaan of euthanasie of hulp bij zelfdoding om andere redenen niet is geïndiceerd, ligt de situatie niet anders. Ook dan is het de eerste taak van de arts om naar de patiënt en zijn naaststaanden goed proberen over te brengen waarom hij levensbeëindiging niet of nog niet geïndiceerd acht. Het is uitermate handig als de arts hierbij kan terugvallen op de eerder gevoerde gesprekken.

Zo zegde ik mijn patiënten zelf nooit toe euthanasie of hulp bij zelfdoding te kunnen toepassen. Ik motiveerde dit door te zeggen dat ik nooit wist in wat voor een situatie de patiënt zou komen te verkeren en dat ik mij niet wilde vastleggen. Wel zei ik expliciet tegen de patiënt dat ik hem (of haar) niet in de steek zou laten en dat ik – als de patiënt dat wilde en ook ik vond dat er geen andere oplossing voorhanden was – desnoods euthanasie of hulp bij zelfdoding zou toepassen.

Het voordeel van deze benadering is dat het de patiënt duidelijk maakt dat patiënt én arts met de euthanasie moeten instemmen. Het nadeel is dat deze articuleert dat de patiënt afhankelijk blijft van de arts.

Persisteert de patiënt in zijn wens om euthanasie of hulp bij zelfdoding, dan ligt het voor de hand dat de arts meewerkt aan een 'second opinion'. Anders wordt de plicht van de arts, als de patiënt ook daarna niet tevreden is en gedrag van 'medical shopping' gaat vertonen.

Artsen kunnen ook in de situatie komen te verkeren dat zij op zich een vraag om levensbeëindiging kunnen billijken, maar dat zij om hen moverende reden zich emotioneel niet in staat achten euthanasie uit te voeren. Op zich is het goed als een arts onderkent waar de grenzen van zijn hulpverleningsmogelijkheden liggen. Wel mag er dan van hem worden gevraagd dat hij de patiënt niet de dupe laat worden en aan een adequate oplossing meewerkt.

Een dergelijke situatie deed zich voor toen aan een huisarts, enkele dagen nadat hij bij een andere patiënt euthanasie had uitgevoerd, weer werd gevraagd levensbeëindigend te handelen. Omdat de huisarts nog steeds last had van slapeloosheid en somberheid na zijn vorige euthanasie, bracht hij in de waarnemingsgroep ter sprake dat hij zich emotioneel niet in staat voelde aan de wens van de patiënt te voldoen. Een van de collega's uit de waarnemingsgroep bleek bereid te zijn de taak van de 'eigen huisarts' over te nemen. De huisarts heeft eerst aan zijn patiënt uitgelegd wat hem blokkeerde. Hoewel de patiënt zich teleurgesteld toonde kon deze zich vinden in de aangedragen oplossing. Nadat hij zijn 'waarnemende' huisarts had geïntroduceerd, trok de huisarts zich terug en heeft de collega de euthanaserende daad verricht.

Hoewel van een arts natuurlijk altijd mag worden verwacht dat hij duidelijk is, dat hij zijn afspraken nakomt en dat hij zorg draagt voor een zorgvuldige regeling van waarneming en vakantie, geldt dit na een vraag om euthanasie en hulp bij zelfdoding a fortiori.[13]

Het Medisch Tuchtcollege te Amsterdam onderstreepte deze stellingname door in zijn vonnis van 16 oktober 1989 een arts te berispen die in het bijzijn van getuigen had afgesproken het leven van een van zijn patiënten te zullen beëindigen, als deze op een bepaalde datum niet zou zijn overleden.[14] De arts had deze datum genoemd omdat hij eigenlijk geen euthanasie wilde verrichten en erop had gerekend dat patiënt dan overleden zou zijn. Bovendien hoopte hij dat anderen hem zouden verbieden het leven te beëindigen. Toen de 'deus ex machina' uitbleef en de arts aan zijn belofte werd herinnerd, trachtte hij de zaak op te lossen door 14 tabletten met 75 mg Ludiomil® te verstrekken, hierbij ten onrechte tegenover de patiënt en zijn familieleden suggererend dat het innemen hiervan tot de dood zou leiden; echter de patiënt kwam na een bewustzijnsdaling weer bij. Vervolgens – het was inmiddels zaterdag en de weekenddienst was ingegaan – weigerde de arts aanvankelijk de consequenties van zijn falend handelen te dragen en de patiënt verder bij te staan. De patiënt werd naar een ziekenhuis vervoerd. Toen de artsen daar hoorden van de vraag om euthanasie, weigerden ze die uit te voeren, waarna patiënt naar een verzorgingshuis moest. Inmiddels had de huisarts zich als zodanig van de patiënt teruggetrokken en moest de waarnemer de behandeling overnemen. Ongelukkigerwijs werd de laatste ziek en moest de hulp van de oorspronkelijke huisarts toch weer worden ingeroepen. Pas na overleg met de officier van justitie durfde deze een lage dosis morfine te geven.

De rol van de familie

Als er in het kader van beslissingen rond het levenseinde over de familie wordt gesproken, gaat het meestal over het staken van een behandeling of over ouders van minderjarige kinderen. Er is bijzonder weinig gedocumenteerd over de rol van de familie en de invloed hiervan op het gedrag van de arts in zaken van euthanasie en hulp bij zelfdoding. Toch weet ik uit gesprekken met artsen en uit mijn eigen ervaring als huisarts dat het voor een arts niet gemakkelijk is aan euthanasie of hulp bij zelfdoding mee te werken als de naaste familieleden daarop tegen zijn.

Formeel is bij een vraag om euthanasie of hulp bij zelfdoding alleen aan de orde wat de patiënt wil, hoe zijn toestand is en of de huisarts op zijn vraag wil ingaan. Bij een meerderjarige patiënt die beslissingsbekwaam is, spelen opinies van anderen formeel geen rol bij de te nemen beslissing. Toch zal elke arts de mening van de naaste familieleden meewegen. Hierbij speelt een aantal zaken een rol. Het actief beëindigen van leven is voor vrijwel alle artsen een emotioneel belastende zaak, waardoor zij niet snel zullen meewerken als er 'te veel gedoe' is. Reeds eerder kwam aan de orde dat levensbeëindiging geen normale medische handeling is; hierdoor voelen artsen zich ook eerder vrij niet op de vraag in te gaan. Een belangrijk punt is voorts dat huisartsen in de situatie verkeren dat partners – en soms ook de kinderen – ook tot de praktijk behoren en in zo'n emotionele situatie ook op de zorg door de huisarts moeten kunnen rekenen. Het gevolg is dat huisartsen in de praktijk rekening zullen houden met de negatieve gevolgen die het zonder instemming verrichten van levensbeëindigend handelen voor een achterblijvend familielid zal hebben.

Natuurlijk geldt ook hier dat een adequaat handelende arts zich eerst zal inspannen om duidelijk te krijgen waarom de naaststaande zich verzet tegen euthanasie of hulp bij zelfdoding. Dergelijk verzet kan immers meerdere achtergronden hebben, waarvan de religieuze en emotionele motieven naar mijn ervaring het meest voorkomen. Het is echter niet altijd mogelijk de verschillen te overbruggen. Dan rest de arts weinig meer dan in wijsheid en naar overtuiging het beleid te bepalen.

Conclusie

Omdat actief levensbeëindigend handelen geen normale medische handeling is, hebben artsen het recht te weigeren aan een vraag hiernaar te voldoen. Artsen maken van dit recht veelvuldig gebruik: na een uitdrukkelijk en ernstig verzoek om euthanasie of hulp bij zelfdoding is het aantal malen dat artsen dit verzoek weigeren bijna net zo hoog als het aantal malen dat zij er wel gehoor aan geven. Ze hebben hiervoor zeer uiteenlopende redenen. In een klein aantal gevallen spelen principiële overwegingen een rol. Meestal weigeren artsen omdat zij menen dat niet aan de gehanteerde zorgvuldigheidseisen wordt voldaan, dat wil zeggen dat zij menen dat er geen sprake is van ondraaglijkheid, uitzichtloosheid of afwezigheid van behandelingsmogelijkheden. Deze weigeringsgronden spelen a fortiori als het gaat om psychiatrische patiënten of (hoog)bejaarden die hun leven afgerond achten. Artsen weigeren soms ook levensbeëindigend te handelen als zij zich daartoe emotioneel niet in staat achten.

Van de artsen die om principiële redenen weigeren, is twee derde bereid mee te werken aan de overdracht van de patiënt aan een andere arts. Ook als een arts weigert, dient hij zorgvuldig met het verzoek van de patiënt om te gaan. Van de verschillende categorieën artsen zijn huisartsen het meest bereid het verzoek van de patiënt om euthanasie of hulp bij zelfdoding te honoreren.

Het gesprek over euthanasie en hulp bij zelfdoding valt wel degelijk onder het normale medisch handelen en dient dan ook aan de professionele standaard over hulpverleningsgesprekken en de criteria van de WGBO te voldoen.

Literatuur

1. Wal G van der, Heide A van der, Onwuteaka-Philipsen BD, Maas PJ van der. Medische besluitvorming aan het einde van het leven. Utrecht, De Tijdstroom, 2003.
2. Wal G van der en Maas PJ van der. Euthanasie en andere medische beslissingen rond het levenseinde. Den Haag: Sdu, 1996.
3. Scheffer S en Westendorp J. Ethische en juridische problemen rond een zelfdoding. Medisch Contact 1981;36:69-72.
4. Spreeuwenberg C. Over medische handelingen beslist de arts. Medisch Contact 1989;43:1607.
5. Spreeuwenberg C. Aasgieren. Medisch Contact 1990;44:139.
6. Maas PJ van der, Delden JJM van en Pijnenborg L. Medische beslissingen rond het levenseinde. 's-Gravenhage: Sdu, 1991.
7. Muller MT, Onwuteaka-Philipsen BD, Walkers JM, Tellingen A van en Wal G van der. Standaardisatie van euthanasiereceptuur. Medisch Contact 1996; 51:1059-62.
8. Schouwstra J en Blink JW van den. Euthanasierichtlijnen in de Daniel den Hoed Kliniek. Medisch Contact 1996;51:1063-5.

9. Leenen HJJ. Handboek Gezondheidsrecht; deel 2: Gezondheidszorg en recht. Alphen aan den Rijn: Samsom HD Tjeenk Willink, 1991.
10. Arrest Hoge Raad d.d. 21 oktober 1986. Tijdschrift voor Gezondheidsrecht 1987/2.
11. Standpunt Hoofdbestuur inzake euthanasie. Utrecht: KNMG, 1995 (bijlage bij Medisch Contact nr. 33/34; 1995).
12. KNMG. Standpunt inzake euthanasie. Medisch Contact 1984;39:990-8.
13. Spreeuwenberg C en Kastelein WR. (Hulp bij) levensbeëindigend handelen: niet laf zijn, maar lef tonen! Medisch Contact 1990;45:225.
14. Uitspraak Medisch Tuchtcollege Amsterdam d.d. 16 oktober 1989. Medisch Contact 1990;45:226-8.

Hoofdstuk 9

LEVENSBEËINDIGEND HANDELEN IN EEN INSTITUTIONELE CONTEXT

F.C.B. van Wijmen

Inleiding en probleemverkenning

Op jaarbasis worden zo'n 9700 verzoeken om levensbeëindiging gedaan, waarvan er door artsen circa 3800 worden ingewilligd.[1] Ruim 70% van de gevallen van euthanasie wordt door de huisarts uitgevoerd. In Nederlandse ziekenhuizen en verpleeghuizen moet het op jaarbasis in totaal gaan om ettelijke honderden gevallen van opzettelijk levensbeëindigend handelen. Het aantal medische beslissingen rond het levenseinde is daar een veelvoud van: een aannemelijke schatting is dat het in ruim 42% van alle sterfgevallen om zulke beslissingen ging (19% pijn-/symptoombestrijding en 20% niet instellen/staken van een mogelijk levensverlengende behandeling). Van dergelijke handelingen vindt naar men mag aannemen een groot deel in een institutionele setting plaats. Omgerekend betekent dit dat in Nederland destijds dagelijks in meer dan 150 gevallen, merendeels in een ziekenhuis- of verpleeghuiscontext, een medische beslissing rond het levenseinde moest worden genomen. Dat zal niet minder zijn geworden.

Het gaat hier om uitermate delicate situaties, waarin mensen die ernstig lijden, als ze erom vragen of als ze eraan toe zijn, een menswaardig levenseinde moeten kunnen krijgen. Alle beslissingen en uitvoeringshandelingen, waarbij leven en dood in het geding zijn, zijn per definitie moeilijk. De instellingscontext kan zorgvuldig gedrag van de artsen die daarmee geconfronteerd worden bevorderen. Een klimaat van collegiaal overleg en intercollegiale toetsing is als het goed is als vanzelfsprekend aanwezig. Verder wordt zorgvuldig handelen gefaciliteerd als op instellingsniveau een beleid is geformuleerd dat de artsen de ruimte geeft om in samenspraak met andere professionals, met name de verpleegkundigen, hun eigen verantwoordelijkheid waar te maken. In het geding is hier de professionele autonomie, die hier verder wordt uitgediept in het licht van voorwaarden voor zorgvuldig handelen en van instellingsbeleid ten aanzien van medische beslissingen rond het levenseinde.

Deze beschouwing richt zich met name op opzettelijk levensbeëindigend handelen: euthanasie, hulp bij zelfdoding en levensbeëindigend handelen zonder verzoek van de patiënt[2]; andere medische beslissingen rond het levenseinde, zoals pijn- en symptoombestrijding en het niet instellen of staken van mogelijk levensverlengende behandeling, worden hier niet verder uitgewerkt.

Allereerst wordt aan de hand van de resultaten van onderzoek ingegaan op de praktijk van het instellingsbeleid met betrekking tot medische beslissingen rond het levenseinde in de jaren tachtig en negentig van de vorige eeuw. Recentere onderzoeksgegevens zijn niet beschikbaar. Reeds toen had het merendeel van de instellingen enige vorm van beleid met betrekking tot levensbeëindigend handelen. Ongeveer een derde van de verpleeghuizen had toen een verbiedende opstelling. Dat roept vragen op naar de rechtvaardiging van een dergelijke beperking en naar sancties als een arts het instellingsbeleid niet volgt. Daarom volgen beschouwingen over professionele autonomie en professionele verantwoordelijkheid, mede in relatie tot de instellingscontext. Wat betekent met betrekking tot levensbeëindigend handelen de professionele autonomie van de arts? Kan deze door de instelling worden ingeperkt? Maakt het in dat verband verschil of de arts op toelatingsbasis in de instelling werkzaam is dan wel een dienstverband heeft met de instelling? Daarna wordt de vraag besproken welke sanctiemogelijkheden in de arbeidsrechtelijke sfeer de instelling die een verbiedend beleid voert heeft tegen een arts die desalniettemin levensbeëindigend handelt.

In een volgend gedeelte van dit hoofdstuk wordt ingegaan op het zorgvuldig handelen van de arts in een institutionele setting in kwesties van levensbeëindigend handelen. Wat betekent dat voor procedures van besluitvorming en consultatie? Wat is de rol van medisch-ethische commissies? Hoe krijgt in het kader van zorgvuldig handelen de samenwerking met de (instellings)apotheker gestalte? Hoe dient de arts zich op te stellen naar de verpleging? In het kader van dit laatste aspect is – mede met het oog op instellingsbeleid – van belang op welke wijze wordt omgegaan met gewetensbezwaren in de instelling.

Ten slotte worden op basis van de voorgaande bespiegelingen aanbevelingen gedaan voor een instellingsbeleid dat eigen doelen stelt en lijnen trekt, maar gewetensvol en zorgvuldig handelen van artsen en andere professionals respecteert.

De praktijk van het beleid in instellingen

Pleidooien voor instellingsbeleid met betrekking tot levensbeëindiging zijn al van wat oudere datum.[3] In 1989 heeft Blad een poging ondernomen om de ontwikkeling van instellingsbeleid ten aanzien van levensbeëindigend handelen in ziekenhuizen en verpleeghuizen in kaart te brengen.[4] Slechts 44,2% van de ziekenhuizen en 54,9% van de verpleeghuizen wilden hierover opening van zaken geven. 32,6% van de ziekenhuizen voerde een veroorlovend beleid, 11,6% stond afwijzend tegenover euthanasie en hulp bij zelfdoding. Bij de verpleeghuizen bedroegen die percentages 22,7% en 32,1%.[5]

Een wat uitvoeriger onderzoek van dezelfde strekking is eind 1994, begin 1995 uitgevoerd door Haverkate en Van der Wal. Zij richtten zich op 'de prevalentie en enige inhoudsaspecten van het beleid inzake medische beslissingen rond het levenseinde in Nederlandse ziekenhuizen, verpleeghuizen en algemene instellingen voor verstandelijk gehandicapten'. Hoeveel instellingen hebben een beleid ten aanzien van levensbeëindigend handelen? Welke 'sancties' staan erop als de arts niet dienovereenkomstig handelt? Bestaan er verschillen tussen soorten instellingen? De resultaten zijn in rapportvorm verschenen, maar vormen ook een onderdeel van de dissertatie van Haverkate.[6] Van deze laatste publicatie wordt hier uitgegaan.

Beleid werd in dit onderzoek gedefinieerd als 'schriftelijk vastgelegde afspraken binnen de directie van een instelling voor de intramurale gezondheidszorg'. Onderscheid werd gemaakt tussen het ontbreken van beleid, mondeling en schriftelijk beleid. Dit laatste was weer verdeeld in een schriftelijk beleidsstandpunt en een richtlijn of protocol. Verder werd onderscheiden naar:
- *gedogend beleid*: euthanasie/hulp bij zelfdoding is niet mogelijk, tenzij ... of het al dan niet toepassen van euthanasie/hulp bij zelfdoding wordt volledig overgelaten aan de verantwoordelijkheid van de artsen;
- *veroorlovend beleid*: euthanasie/hulp bij zelfdoding is mogelijk, mits ....;
- een *volledig verbod*.

In de inventarisatie werden intramurale instellingen voor 24-uursverpleging, verzorging, behandeling en begeleiding geïncludeerd, onderverdeeld naar ziekenhuizen, verpleeghuizen, algemeen psychiatrische ziekenhuizen en algemene instellingen voor verstandelijk gehandicapten. De ziekenhuizen met een PAAZ kregen een afzonderlijke vragenlijst. Wat betreft de psychiatrische zorgverlening is alleen het beleid ten aanzien van hulp bij zelfdoding aan de orde geweest.

Van de 622 aangeschreven instellingen reageerde 85%. Veel ziekenhuizen (69%) en verpleeghuizen (74%), maar minder dan een vijfde van de instellingen voor verstandelijk gehandicapten hadden een schriftelijk beleidsstandpunt over euthanasie en hulp bij zelfdoding geformuleerd. In 5 van de 38 APZ'en en 6 van de 46 PAAZ'en had de directie een schriftelijk standpunt over hulp bij zelfdoding ingenomen. In vrijwel alle ziekenhuizen en ruim twee derde van de verpleeghuizen was het beleid gedogend of veroorlovend; verpleeghuizen waar euthanasie en hulp bij zelfdoding niet waren toegestaan hadden vaker een levensbeschouwelijke signatuur en waren vaker kleiner. De directies van de meeste ziekenhuizen en verpleeghuizen maakten hun beleidsstandpunt over euthanasie en hulp bij zelfdoding ongevraagd kenbaar aan eigen artsen en verpleegkundigen, terwijl veel minder verpleeghuizen en bijna geen ziekenhuizen hun beleid ongevraagd bekendmaakten aan patiënten.

In weinig ziekenhuizen en instellingen voor verstandelijk gehandicapten had de directie een schriftelijk standpunt over levensbeëindigend handelen zonder verzoek ingenomen. De meeste instellingen hadden geen schriftelijke richtlijnen over beslissingen rond het levenseinde die tot normaal medisch handelen kunnen worden gerekend, behalve ten aanzien van niet-reanimeerbesluiten, waarvoor meer dan de helft van de ziekenhuizen richtlijnen had. Het totale beeld was dat op beleidsgebied ten aanzien van euthanasie en hulp bij zelfdoding belangrijke stappen zijn gezet, maar dat dit nog te wensen overlaat ten aanzien van beslissingen rond het levenseinde die tot het normaal medisch handelen kunnen worden gerekend, zoals het staken of niet instellen van een behandeling en non-reanimatie.

In 6% van de ziekenhuizen en 38% van de verpleeghuizen met een schriftelijk beleid werden euthanasie en hulp bij zelfdoding verboden. Welke consequenties had dit voor de arts die desondanks toch besloot tot levensbeëindigend handelen? Niet veel artsen hoefden anno 1994/1995 voor hun baan te vrezen: de ziekenhuizen gaven aan dat er geen sprake was van sancties in de rechtspositionele sfeer indien de arts zich niet aan het instellingsstandpunt zou houden. Slechts twee verpleeghuizen spraken zich onomwonden over zulke sancties uit. De kans op rechtspositionele gevolgen leek veel groter te zijn als de arts in weerwil van een prohibitief beleid toch over zou gaan tot levensbeëindiging zonder verzoek. De emotionele beladenheid van dit thema zal daaraan ongetwijfeld debet zijn geweest.

Vergelijking met het onderzoek van Blad[7] laat zien dat de respons hoger was en de openheid voor euthanasie en hulp bij zelfdoding groter. Dit geeft voedsel aan de veronderstelling dat tegen het eind van de vorige eeuw het taboe rond euthanasie en hulp bij zelfdoding in instellingen aan het verdwijnen was, terwijl dat van levensbeëindiging zonder verzoek nog niet gezegd kon worden. Opmerkelijk was ook dat het percentage verpleeghuizen met een afwijzend beleid nagenoeg gelijk was gebleven.

Een kritische beschouwing van het onderzoek van Haverkate en Van der Wal levert het volgende beeld op. 'Beleid' is niet goed gedefinieerd: 'afspraken binnen de directie' is weinig to the point. Het gaat in dit verband om een doelgericht door het bevoegd gezag van de instelling schriftelijk vastgelegd samenstel van regels betreffende de wijze waarop in de instelling met levensbeëindiging als hier bedoeld wordt omgegaan. Daarbij is het goed om onderscheid te maken tussen instellingsbeleid en van de professie afkomstige richtlijnen of protocollen; deze kunnen uiteraard wel aan elkaar gerelateerd zijn. 'Mondeling beleid' is welhaast een contradictio in terminis. Ook de indeling in soorten beleid is niet consistent. De volgende vierdeling lijkt mij duidelijker:

1. *ontbreken van beleid:* beslissingen inzake euthanasie/hulp bij zelfdoding worden de facto geheel aan de arts overgelaten;
2. *gedogend*[8] beleid: er is een schriftelijk instellingsstandpunt of -richtlijn, inhoudende dat beslissingen inzake euthanasie of hulp bij zelfdoding geheel aan de arts worden overgelaten;
3. *permissief of veroorlovend*[9] beleid: er is een schriftelijk instellingsstandpunt of -richtlijn, inhoudende dat ruimte wordt gelaten aan de arts om medewerking te verlenen aan euthanasie of hulp bij zelfdoding, maar

dat dit moet passen in een bredere door de instelling geformuleerde beleidscontext;
4. *prohibitief of verbiedend beleid:* de instelling laat, hoe dan ook, geen ruimte voor medewerking door de arts aan euthanasie of hulp bij zelfdoding. Levensbeschouwelijke motieven spelen hierbij vaak een rol.

Een waardering van deze vier mogelijkheden levert een voorkeur op voor permissief of veroorlovend beleid. Vanzelfsprekend is het ontbreken van beleid niet goed. Een gedogende opstelling is nauwelijks als beleid te kwalificeren: men spreekt slechts als beleid uit dat men zich erbij neerlegt dat artsen het zelf regelen. Deze aanpak heeft de gevoelswaarde van 'door de vingers zien' of ook wel van struisvogelpolitiek. Bij een verbiedend beleid komt de instelling in strijd met de professionele autonomie. Het past de instelling niet op deze wijze met de individuele hulpverleningsrelatie te interfereren.[10] De slotsom is, dat permissief of veroorlovend beleid het beste is. De instelling formuleert dan een beleid, bij voorkeur voor alle medische beslissingen rondom het levenseinde, dat erop gericht is zorgvuldig handelen van artsen en andere betrokken professionals te bevorderen.

Professionele autonomie en professionele verantwoordelijkheid

Levensbeëindigend handelen hoort tot het medisch domein. Ook al zijn beslissingen met betrekking tot euthanasie en hulp bij zelfdoding niet primair medisch[11], rechter en wetgever vinden dat beslissingen en uitvoeringshandelingen op dit terrein door artsen moeten worden verricht omdat het om medische inschattingen gaat en de uitvoering medisch verantwoord dient plaats te vinden. Vragen zijn daarom welke betekenis hier aan de professionele autonomie moet worden toegekend en of deze autonomie onaantastbaar is.

Principiële vrijheid van handelen kenmerkt de medische beroepsuitoefening als professie. In zijn medisch handelen is de arts in beginsel vrij, zoals hij voor dat handelen ook persoonlijk verantwoordelijk is. Dit is de essentie van de professionele autonomie.[12] Beroepsgenoten hebben wel inzicht in aard en kwaliteit van het medisch handelen, zij het dat dit voor gespecialiseerde handelingen niet zonder meer geldt. Aan een professie is dan ook inherent dat de inhoudelijke beroepsnormen door de professie worden gesteld en door beroepsgenoten worden gehandhaafd.

Lange tijd is de professionele vrijheid betrekkelijk absoluut geweest in de zin dat de individuele arts op grond van eigen kennis en vaardigheid besliste. Als hij er op grond daarvan niet uitkwam kon hij een collega raadplegen. Inmiddels zijn de beperkingen en risico's van deze exclusieve 'klinische blik' onderkend en hebben naast intercollegiale gevalsbespreking allerlei technieken en hulpmiddelen voor de ondersteuning van de arts in zijn besluitvorming en uitvoering op brede schaal hun intrede gedaan. Deze hebben evenwel niet de intentie om de arts in zijn autonomie te beperken; hij dient in het individuele geval te bepalen of deze protocollering bruikbaar en toepasbaar is. De arts kan er slechts op afgerekend worden als hij zich niet van een beschikbaar en aanvaard hulpmiddel heeft bediend en zich geen rekenschap heeft gegeven van de betekenis van een in dat verband aangegeven standaard voor het concreet medisch handelen.

Laat de medisch-professionele beroepsuitoefening zich alleen maar intern normeren en reguleren, van buiten af kan wel conditionerend worden opgetreden. Zulke condities kunnen inhouden dat de arts richtlijnen voor medisch handelen in acht neemt, collegiaal overlegt of consulteert en aan intercollegiale toetsing meewerkt. Gedeeltelijk worden dergelijke condities ook weer binnen de beroepsgroep gesteld, bijvoorbeeld in het kader van de toelating tot en de (her)registratie voor een specialisme en in het kader van kwaliteitsbewaking van de organisatie van de praktijk of van een beroepsopleiding. Denkbaar is evenwel ook dat de werkgever en de verzekeraar eisen stellen en deze contractueel vastleggen. Ook de wetgever treedt conditionerend op. Hij houdt zich daarbij doorgaans verre van medisch-inhoudelijke kwalificaties, doch stelt – bijvoorbeeld in het geval van abortus en euthanasie – slechts procedurele eisen.

De Nederlandse wetgeving erkent en waarborgt de professionele autonomie en kent mechanismen om de arts op zijn professionele verantwoordelijkheid aan te spreken. Lange tijd had de medische beroepsuitoefening zelfs een monopolistisch karakter. De Wet op de beroepen in de individuele gezondheidszorg maakt daaraan een eind: op de voorbehouden handelingen na staat het eenieder vrij handelingen op het gebied van de geneeskunst uit te oefenen, mits hij daarmee voor mensen geen schade veroorzaakt of de ernstige kans daartoe creëert. De Wet op de geneeskundige behandelingsovereenkomst stipuleert in één bepaling de professionele autonomie en de daarbij passende verantwoordelijkheid. Artikel 7:453 BW bepaalt dat de hulpverlener bij zijn werkzaamheden de zorg van een goed hulpverlener in acht neemt en daarbij handelt in overeenstemming met de op hem rustende verantwoordelijkheid, voortvloeiende uit de voor hulpverleners geldende professionele standaard. Voor in instellingsverband werkzame artsen biedt daarnaast de Kwaliteitswet zorginstellingen een kader dat moet inspireren tot het bieden van verantwoorde zorg, in termen van voldoen aan de behoeften van de patiënt en van doeltreffendheid, doelmatigheid en patiëntgerichtheid. Daarmee sluit de driehoek van wettelijke waarborgen van en voor de professionele autonomie en professionele verantwoordelijkheid (figuur 1).

Wat betekent dit alles voor het levensbeëindigend handelen van de arts? Voorzover het gaat om de strikt medisch-professionele aspecten is de autonomie in het geding. Dat geldt voor de beoordeling van de medische situatie en voor het bepalen van de wijze waarop aan de levensbeëindiging uitvoering wordt gegeven. De beslissing om euthanasie toe te passen of om hulp

Figuur 1. Wetgeving en professionele autonomie

Beroepenwetgeving (BIG)
'individuele gezondheidszorg'
deskundigheidsterrein arts
tuchtnormen:
zorgvuldig handelen
en in het belang van
een goede individuele
gezondheidszorg

Behandelingsovereenkomst (WGBO)
handelingen op het gebied
van de geneeskunst
'goed hulpverlener'
handelen volgens
de professionele
standaard

Kwaliteitswet zorginstellingen
verantwoorde zorg
voldoen aan behoeften patiënt
doeltreffend
doelmatig
patiëntgericht

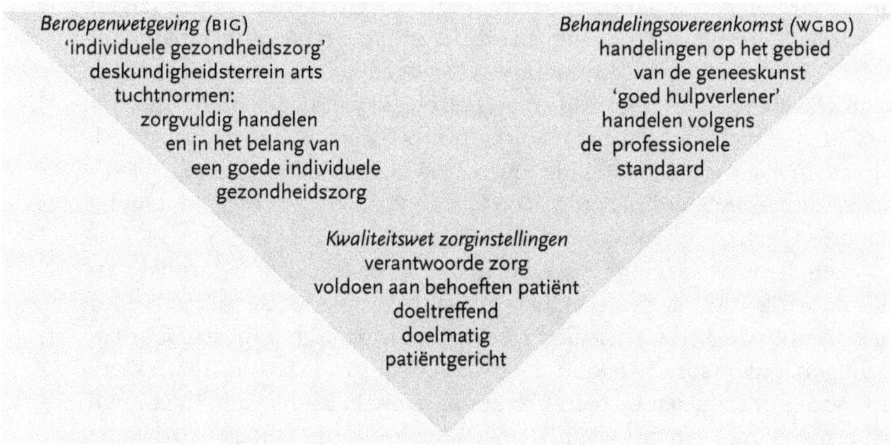

bij zelfdoding te verlenen is er evenwel niet een van medische aard. Met name met die beslissing hebben de rechter en de wetgever zich in conditionerende zin bemoeid. Euthanasie, hulp bij zelfdoding en levensbeëindiging zonder verzoek mogen als maatschappelijk aanvaard worden beschouwd als aan in de Wet toetsing levensbeëindiging op verzoek en hulp bij zelfdoding (Stb. 2001, 194) vastgelegde voorwaarden is voldaan.

Professionele autonomie in instellingscontext

Als levensbeëindigend handelen in een instelling plaatsvindt roept dat de vraag op in hoeverre de instelling daarop invloed kan en mag uitoefenen. Binnen de abstractie van 'de instelling' kan men dan in de eerste plaats denken aan de leiding van de instelling (het 'bevoegd gezag'), gepersonifieerd in het bestuur en/of de directie[13] en verder aan een professionele instantie als de medische staf. Mijn uitgangspunt is, dat de arts – zowel wat betreft de medisch-professionele als wat betreft de overige aspecten – persoonlijk verantwoordelijk is voor (zijn aandeel in) het levensbeëindigend handelen en dat de instelling zich daarmee niet anders dan in conditionerende zin mee heeft te bemoeien. Dat betekent dat een instellingsverbod om levensbeëindigend te handelen of om daaraan medewerking te verlenen uit den boze is, net zoals een doorslaggevende invloed van de professie – van de medische staf of van een uit collega/stafleden of anderen bestaande ethische commissie – op het handelen van de arts zich niet met de professionele autonomie zou verdragen.

Maakt het in deze context uit of de arts in dienst is van de instelling dan wel daar werkzaam is op basis van een zogeheten toelatingscontract, dus als 'vrijgevestigd specialist'? Juist omdat het bij medische handelingen (zowel beslissingen als uitvoeringshandelingen) rond het levenseinde om de professionele autonomie gaat is het in mijn ogen niet relevant of zij worden uitgevoerd door een arts die in dienstverband is dan wel een vrije praktijk uitoefent. De professionele autonomie is te vergelijken met een enclave: een vrijplaats die rondom begrensd en gecontroleerd wordt. Dat brengt, zoals al gezien, met zich mee dat het medisch-professioneel handelen zich aan de directe invloed van de instelling onttrekt. Wel kan de instelling de professional om verantwoording vragen en kan zij van hem verlangen dat hij het handelen inzichtelijk maakt.

Een dienstbetrekking tussen de arts en de instelling laat – als het goed is – de enclave van de professionele autonomie onverlet; de hiërarchie kan zich niet uitstrekken tot instructies betreffende medisch-professionele handelingen. Andersom betekent de afwezigheid van een dienstbetrekking evenwel geenszins dat de betrokken professional zich niet aan (niet-medische) directieven van de instelling te houden heeft. In dat opzicht maakt het niet uit of men een dienstverband heeft dan wel op toelatingsbasis in een ziekenhuis werkzaam is.[14]

Enige tijd geleden is dit nog eens bevestigd in de achtergrondstudie die ten behoeve van de Commissie modernisering curatieve zorg (Commissie-Biesheuvel) is gemaakt over de relatie medisch specialist – ziekenhuis.[15] Daarin wordt beschreven dat een kenmerk van de arbeidsovereenkomst is dat er sprake is van een gezagsverhouding. Deze mag evenwel niet worden verward met de professionele autonomie 'die een medisch specialist dient te bezitten wil hij tot een adequate uitoefening van zijn professie kunnen komen'. De gezagsverhouding heeft betrekking op de juridische relatie werkgever – werknemer, terwijl de professionele autonomie verband houdt met 'de eigen verantwoordelijkheid en zelfstandigheid die een medisch specialist dient te bezitten wil hij zijn werk kunnen doen'. Het gaat hier niet om tegenstellingen: 'de grenzen verbonden aan de professionele autonomie worden niet gesteld door de gekozen juridische constructie voor de verhouding medisch specialist – ziekenhuis'. Zoals in de academische ziekenhuizen wordt geïllustreerd gaan dienstverband en professionele autonomie heel goed samen.[16,17]

Arbeidsrechtelijke aspecten

In de voorgaande paragraaf is duidelijk geworden dat er in Nederland toch nogal wat instellingen zijn, die artsen geen ruimte laten voor medewerking aan euthanasie en hulp bij zelfdoding. Eerder is aangegeven dat dit een ontoelaatbare inbreuk is op de professionele autonomie. Meestal worden aan 'eigenmachtig' optreden van de arts evenwel geen consequenties verbonden. Consistenter is het dan om een permissief beleid te voeren, waarbij duidelijk kan worden aangegeven dat de instelling vanuit haar levensbeschouwelijke achtergrond geen voorstander is van euthanasie en hulp bij zelfdoding.

Als er sancties moeten worden gesteld op optreden in strijd met vigerend instellingsbeleid liggen die in de arbeidsrechtelijke sfeer. Swenker heeft in dit verband onderscheid gemaakt tussen artsen die nog een dienstverband met de instelling moeten aangaan – van arbeidsrechtelijke consequenties kan dan niet worden gesproken – en artsen die reeds in dienst zijn van de instelling. De eerste categorie kan van de functie afzien. Ten aanzien van de tweede categorie is Swenker van oordeel dat de instelling tegen een arts slechts arbeidsrechtelijke maatregelen mag treffen als deze in strijd komt met de zorgvuldigheidseisen, zoals deze in wet en jurisprudentie zijn uitgewerkt. Zij construeert het zo, dat de arts met een prohibitief instellingsbeleid akkoord kan gaan, maar daarvan op grond van psychische noodtoestand moet kunnen afwijken.[18] Zo is de overmacht in de zin van noodtoestand niet alleen een rechtvaardiging voor het overtreden van de strafwet, maar ook voor het negeren van het instellingsbeleid. Een gekunstelde constructie, dunkt me. Naast het justitieel apparaat zal ook de leiding van de instelling nog eens over de arts gaan rechteren.

Inmiddels is er nog geen deugdelijk antwoord op de vraag of ontslag van een arts die euthanasie heeft toegepast of hulp bij zelfdoding heeft verleend in strijd met het instellingsbeleid juridisch geldig is. Als het verbod tot dergelijk handelen overeengekomen is, met als sanctie ontslag, lijkt mij dit onontkoombaar, tenzij men 'strijd met de goede zeden' aanneemt.[19] Maar een arts zal een dergelijk contract niet sluiten. De eerste arts die om een dergelijke reden ontslagen wordt, zou dit in rechte moeten aanvechten met als argumentatie dat de arbeidsovereenkomst ten onrechte zou worden beëindigd omdat de arts gewetensvol handelt, dat wil zeggen in overeenstemming met de in de medische ethiek en de rechtspraak aanvaarde opvattingen. Gewetensvol handelen dient net als weigering wegens gewetensbezwaren te worden gerespecteerd. Ontslag als overeengekomen sanctie is derhalve alleen denkbaar als de arts dat bij het aangaan van de overeenkomst accepteert. Dan is er nog ontslag op staande voet of wegens dringende redenen.[20] Daarvoor geldt hetzelfde als hierboven is verdedigd: de arts zou dit ontslag kunnen aanvechten omdat hij juist heeft gehandeld en omdat de instelling hem ten onrechte in zijn professionele autonomie aantast.

Zorgvuldig handelen

De individuele verantwoordelijkheid van de arts inzake medische beslissingen rond het levenseinde staat voorop. Dat laat onverlet dat in instellingen – en mutatis mutandis ook in samenwerkingsrelaties in de extramurale zorg – dankbaar gebruik gemaakt kan worden van de collegiale context.

Daartoe inspireren ook de zorgvuldigheidseisen zoals die in de loop der jaren in literatuur, rechtspraak en laatstelijk ook in wetgeving zijn ontwikkeld.[21]

DE TOTALE PROCEDURE IN EEN BREDERE CONTEXT

Van belang is dat bespoediging van het levenseinde niet geïsoleerd wordt gezien, maar deel uitmaakt van een visie en een beleid, gericht op het omgaan met vragen rondom het sterven en de dood. Allereerst dient daarbij een filosofie over palliatieve zorg gestalte te krijgen, volgens een definiëring van de WHO 'actieve, integrale zorg voor patiënten wier ziekte niet meer reageert op curatieve behandeling'[22]. Behandeling van pijn en andere symptomen, bestrijding van psychische en sociale problemen en aandacht voor zingevingsaspecten staan daarin centraal. Palliatieve zorg is niet gericht op versnelling of uitstel van de dood, maar op pijn- en symptoombestrijding. Het is evenwel onjuist de suggestie te wekken dat palliatieve zorg een alternatief is voor euthanasie en hulp bij zelfdoding. Al deze vormen van zorg maken deel uit van stervensbegeleiding in termen van zorgvuldig handelen in de laatste levensfase.

De zorgvuldigheid van het medisch handelen in het kader van euthanasie en hulp bij zelfdoding is door de Nederlandse wetgever geconditioneerd in de Wet toetsing levensbeëindiging op verzoek en hulp bij zelfdoding (Stb.2001, 194): er moet sprake zijn van een vrijwillig en weloverwogen verzoek en van een uitzichtloos en ondraaglijk lijden van de patiënt; die moet goed zijn voorgelicht over de situatie waarin hij zich bevindt en over zijn vooruitzichten; de arts moet er mét de patiënt van overtuigd zijn dat er geen redelijke andere oplossing is; de arts moet ten minste één andere, onafhankelijke arts hebben geraadpleegd; en ten slotte moet de levensbeëindiging medisch zorgvuldig worden uitgevoerd. De wet opent de mogelijkheid dat de arts ingaat op een schriftelijk euthanasieverzoek. In de meldingsprocedure moet dit alles worden verantwoord. Dat geldt ook voor de wijze waarop het levensbeëindigend handelen is uitgevoerd. Daarbij moet onder andere ook worden aangegeven of de directie van de instelling op de hoogte is gesteld. Deze aandachtspunten vormen een goed uitgangskader voor de formulering van inhoudelijk en procedureel instellingsbeleid.

CONSULTATIE EN DE FUNCTIE VAN EEN ETHISCHE COMMISSIE

De Wet toetsing levensbeëindiging op verzoek en hulp bij zelfdoding is ondubbelzinnig in de eis, dat de arts alvorens te beslissen om euthanasie toe te passen of hulp bij zelfdoding te verlenen ten minste één onafhankelijke collega raadpleegt; datzelfde geldt ook bij beslissingen inzake levensbeëindiging zonder verzoek. In de keuze is de arts vrij, zij het dat wel duidelijk is dat de collega vrij moet staan ten opzichte van arts en patiënt. Ingevolge wettelijk voorschrift ziet de collega indien mogelijk de patiënt om zich een beeld te kunnen vormen van diens toestand, de te verwachten termijn van overlijden, de eventueel aan te wenden alternatieven en de vrijheid, weloverwogenheid en duurzaamheid van het verzoek. Uitgangspunt voor de consultatie dient in mijn ogen te zijn dat deze een even delicaat verloop dient te hebben als het contact tussen de behandelend arts en de patiënt.

In instellingen kan teamoverleg, zoals dat te doen gebruikelijk is om de casuïstiek rond de behandeling, verpleging, verzorging en begeleiding van de patiënt te bespreken, naar mijn mening niet als consultatie dienst doen. De teamleden hebben veelal een directe of indirecte zorgrelatie met de patiënt en hebben doorgaans al langer meegedacht over de strategie van de zorgverlening. Zij staan in een rechtstreekse collegiale verhouding met de behandelend arts. Zulk teamoverleg is daarom niet minder belangrijk. Het biedt de mogelijkheid om de gedachteontwikkeling in de loop van een bepaalde periode te toetsen en accentueert dat het om een besluitvormingsproces gaat. Teamoverleg draagt daarom bij aan de zorgvuldigheid van handelen en zal door een rechter ook ongetwijfeld als zodanig worden gewaardeerd. Voor goed begrip moet worden benadrukt dat beslissingen waar het hier om gaat géén teambeslissingen zijn: de behandelend arts neemt de beslissing en is daarvoor verantwoordelijk.

Vele instellingen kennen ethische commissies, die bij moeilijke medische beslissingen te consulteren zijn.[23] Zulke commissies kunnen een belangrijke steun betekenen bij het besluitvormingsproces. Noodzakelijk is dat zij op korte termijn bijeen kunnen komen en over de vereiste expertise beschikken om in de medische afweging te kunnen begeleiden en om de ethische en juridische kaders te kunnen aangeven. Gelet op de intimiteit van de situatie en op de noodzaak om letterlijk 'stand-by' te kunnen zijn is een klein gezelschap waarin de medische, ethische en juridische discipline vertegenwoordigd zijn meer aangewezen dan een breed samengestelde commissie. Voorts moet de ethische commissie een hulpmiddel zijn om de arts deskundige ondersteuning te bieden en niet een formele 'hindernis' die genomen moet worden in het kader van de instellingsprocedure. Evenmin als het teamoverleg kan de ethische commissie de plaats innemen van het collegiaal consult zoals dat in de rechtspraak en in de wetgeving wordt geëist.

DE ROL VAN DE APOTHEKER

In ziekenhuizen betrekken artsen de middelen voor levensbeëindigend handelen van de ziekenhuisapotheker. Verpleeghuizen hebben op dit punt ofwel een relatie met een naburig ziekenhuis ofwel maken zij gebruik van de diensten van officine apothekers. Voor de rol die de apotheker speelt maakt dat in beginsel niet uit. De apotheker heeft op grond van zijn eigen verantwoordelijkheid met betrekking tot de bereiding en aflevering van geneesmiddelen een bijzondere rol bij euthanasie en hulp bij zelfdoding.[24]

Daarmee moet bij de formulering van instellingsbeleid rekening worden gehouden.

Euthanatica zijn geen geneesmiddelen in de zin van de Wet op de geneesmiddelenvoorziening.[25] Aanvragen zijn geen recepten, maar 'schriftelijke verzoeken'. De apotheker is echter evengoed verantwoordelijk voor zorgvuldige bereiding en aflevering.

De apotheker heeft tot taak de arts die voornemens is euthanasie toe te passen of hulp bij zelfdoding te verlenen te adviseren inzake het verantwoord gebruik van de middelen. De arts van zijn kant moet ook advies vragen. De apotheker moet de arts op onjuistheden in de aanvraag attenderen. De consequentie van een en ander is, dat de apotheker de mogelijkheid moet hebben om bereiding en aflevering te weigeren. Ook om principiële redenen mag de apotheker uiteraard zijn medewerking weigeren. De opvatting dat ook hij dan een doorverwijzingsplicht heeft ligt voor de hand. Of dat ook gebeurt is minder relevant: van de arts die op een weigering van een apotheker stuit mag worden verwacht dat hij de weg naar een andere apotheker weet te vinden.

Hoe moet de apotheker zich opstellen in een instelling met een prohibitief beleid? Zijn positie wijkt in geen enkel opzicht af van die van de arts. De apotheker heeft een eigen professionele verantwoordelijkheid inzake de bereiding en aflevering van middelen. Die is niet alleen wettelijk verankerd in de Wet op de geneesmiddelenvoorziening, maar ook in artikel 23 van de Wet BIG. Ook hier geldt dat een permissief beleid beter is. Expliciete aandacht daarin voor de rol van de apotheker is aan te bevelen.

DE ROL VAN VERPLEEGKUNDIGEN

Met name bij euthanasie in instellingen zijn vaak ook verpleegkundigen betrokken.[26] Het verzoek om euthanasie wordt vaak (mede) aan of via een verpleegkundige kenbaar gemaakt. Betrokken verpleegkundigen vervullen vaak een rol in het besluitvormingsproces. Met name bij meervoudige uitvoeringshandelingen (bijvoorbeeld toediening van euthanatica per infuus) worden vaak verpleegkundigen ingeschakeld. Bij dit laatste staat de praktijk op gespannen voet met de theoretische uitgangspunten. De zorgvuldigheidseisen zoals die in de rechtspraak zijn ontwikkeld impliceren onder meer dat euthanasie door een arts dient te worden toegepast. Daarachter gaat de gedachte schuil dat het de arts is die professioneel het hele traject kan volgen, van de inschatting van de medische situatie tot en met het verantwoord toedienen van middelen.

De KNMG en NU'91 hebben tezamen richtlijnen opgesteld hoe in kwesties van euthanasie de samenwerking tussen arts en verpleegkundige verloopt.[27] Kort samengevat komen de belangrijkste richtlijnen hierop neer:
— als de verpleegkundige als eerste met een verzoek wordt geconfronteerd

brengt deze dat in in het overleg met de behandelend arts; deze van zijn kant bespreekt, als hij het eerst op de hoogte is, een verzoek met de direct bij de zorgverlening betrokken verpleegkundige; uiteraard is daar de toestemming van de patiënt voor nodig;
- het wordt zeer gewenst geacht dat de direct bij de zorgverlening betrokken verpleegkundige in de besluitvorming participeert;
- bij voorkeur wordt een zodanige methode gekozen dat de arts de euthanasie geheel zelf kan uitvoeren; als dat niet kan, moeten (in overleg met de patiënt) afspraken worden gemaakt ten aanzien van de uitvoeringsfase.

KNMG en NU'91 spreken de wenselijkheid uit dat per organisatie procedurele afspraken worden gemaakt.

De genoemde richtlijnen zijn bruikbaar voorzover het gaat over de communicatie over en de besluitvorming met betrekking tot euthanasie: aan de plaats van de verpleegkundige wordt daarbij recht gedaan. Bevredigend zijn zij niet als het gaat over de uitvoeringspraktijk. Daarin staan tegenstrijdigheden en verkeerde voorbeelden. Wanneer als uitgangspunt wordt gehuldigd dat de arts de euthanasie altijd zal moeten uitvoeren, mogen uitvoeringshandelingen niet aan verpleegkundigen worden overgelaten. Als de arts altijd aanwezig moet zijn, is hij in staat de uitvoeringshandeling ook zelf te verrichten. Maar de praktijk is anders: verpleegkundigen zijn vaak bij euthanaserende handelingen betrokken, zeggen KNMG en NU'91. En – terug naar het voorbeeld – met name bij zelfdoding zal de arts evenzeer zelf aanwezig dienen te zijn. Van tweeën één: de uitgangspunten zullen aan de praktijk moeten worden aangepast of de praktijk aan de uitgangspunten. Het is realistisch dat verpleegkundigen onder strikte condities bij meervoudige uitvoeringshandelingen, voorzover die tot hun deskundigheidsterrein behoren, mogen worden ingeschakeld. Daarmee pleit ik voor aanpassing van het uitgangspunt dat de uitvoering altijd door de arts geschiedt.

Nog iets over de schriftelijke vastlegging. De arts dient ingevolge de meldingsprocedure het verloop van het levensbeëindigend handelen goed te documenteren. Ik vind het nogal wat als – zoals de richtlijnen willen – in driehoeksoverleg met de patiënt een minutieus 'draaiboek' wordt gemaakt: wie, wat, waar, wanneer en hoe. Ik ben van mening dat dit niet van voldoende respect getuigt voor de patiënt. Ik pleit voor een helder en sluitend instellingsbeleid, óók op dit punt. Transparante richtlijnen van de beroepsorganisaties, óók op dit punt, zijn daarvoor welhaast onmisbaar.

GEWETENSBEZWAARDEN

Als de behandelend arts vanwege zijn gewetensovertuiging geen medewerking wenst te geven aan euthanasie of zelfdoding kan hij dat zijn patiënt kenbaar maken. Geaccepteerd is de gedachte dat hij de patiënt dan in contact brengt met een arts die deze medewerking in beginsel wel wil verlenen.

De problematiek van de gewetensbezwaarden doet zich met name voor als anderen bij levensbeëindigende handelingen worden betrokken. Het gaat dan met name om de uitvoering. In de sfeer van communicatie en besluitvorming kan de gewetensbezwaarde zijn opvatting immers duidelijk kenbaar maken en kan hij aangeven niet met het besluit gecommitteerd te willen worden. In concreto spitst de problematiek van de gewetensbezwaarden zich met name toe op verpleegkundigen, die met uitvoeringshandelingen worden belast.[28] Eerder is al aangegeven dat dit eigenlijk niet mag, maar dat het toch vaak gebeurt. Me dunkt dat de arts, gelet op de delicate situatie, gewetensbezwaren in dezen zonder voorbehoud zal respecteren en dat een verpleegkundige niet bevreesd hoeft te zijn dat de gewetensbezwaren hem zullen worden aangerekend. Niettemin bevatten de Euthanasie-richtlijnen arts – verpleegkundige (zie vorige paragraaf, 'De rol van verpleegkundigen') een paragraaf over gewetensbezwaarden.

In het algemeen vormen gewetensbezwaren een alom aanvaarde begrenzing van professioneel handelen. Van gewetensbezwaren is sprake als het verlenen van hulp een ernstige en onoverkomelijke inbreuk zou betekenen op morele principes die voor de hulpverlener 'heilig' zijn.[29] Bij gewetensbezwaren moeten dus fundamentele waarden van professioneel-ethische aard in het geding zijn; voor praktische bedenkingen staat een beroep op bescherming bij gewetensbezwaren niet open. Het mag duidelijk zijn dat weigering om aan euthanasie of hulp bij zelfdoding mee te werken op morele gronden allerszins te respecteren is. Het gaat dan meestal om persoonlijke levensbeschouwelijke en/of religieuze overtuigingen.

Gewetensbezwaarden worden arbeidsrechtelijk beschermd.[30] Een beroep op gewetensbezwaren kan niet alleen gedaan worden jegens de hulpvrager en jegens collega's, dat geldt ook jegens de werkgever als die van de hulpverlener in dienstverband zou vragen om bepaalde uit moreel en/of maatschappelijk oogpunt controversiële handelingen te verrichten. Men kan die gewetensvrijheid ook contractueel vastleggen, hetgeen in feite is gebeurd in de collectieve arbeidsovereenkomst voor het ziekenhuiswezen, die de werknemer het recht geeft 'op grond van ernstige gewetensbezwaren het uitvoeren van bepaalde opdrachten te weigeren'. Het begrip 'ernstige' zou tot interpretatieproblemen kunnen leiden: men kan over de 'ernst' van gewetensbezwaren van mening verschillen. Elk ander adjectief – denk aan 'serieuze', alsof er ook niet-serieuze gewetensbezwaren zouden kunnen bestaan – zou soortgelijke exegesemoeilijkheden oproepen. Verder is de bepaling niet als een professionele vrijheid geredigeerd, maar – in het arbeidsrechtelijk jargon – als het mogen weigeren van een opdracht. Een betere formulering zou al zijn, dat een werknemer niet kan worden verplicht om, al dan niet in opdracht, bepaalde handelingen te verrichten.

Men heeft de persoonlijke vrijheid om naar (eigen) eer en geweten te handelen, maar dat betekent niet dat de patiënt daar de dupe van mag worden. Als hij op de hulp is aangewezen, moet hij die kunnen krijgen. Voor noodzakelijk medisch handelen wordt aangenomen dat op de hulpverlener de verplichting rust om, als hij zelf niet wil handelen, ervoor te zorgen dat een ander dat doet. Levensbeëindigend handelen als hier bedoeld kan niet als noodzakelijk medisch handelen worden beschouwd. Daarom is omstreden of ook hier een dergelijke doorverwijzingsplicht kan worden geconstrueerd. De Staatscommissie Euthanasie is daarin vrij ver gegaan. De omstandigheid dat de arts een afwijzend standpunt inneemt laat zijn plicht om de patiënt in nood zo veel mogelijk te helpen onverlet, aldus de Staatscommissie. Onder die hulp is begrepen het verstrekken van informatie over instanties dan wel collega's die hun medewerking wel willen verlenen. 'Mocht dit voor de arts problemen opleveren, dan dient desondanks het recht op informatie van de patiënt te worden gehonoreerd', zo eindigt de Staatscommissie raadselachtig.[31] In instellingen kan dit worden opgelost door in het beleid met betrekking tot het levensbeëindigend handelen voor dergelijke gevallen een adequate informatiemogelijkheid op te nemen. Artsen die wegens gewetensbezwaren geen medewerking aan euthanasie of zelfdoding wensen te geven kunnen naar dit algemene informatiepunt verwijzen. Voor het verstrekken van dergelijke informatie kunnen één of meer artsen worden aangezocht. Een ethische commissie kan op dit punt ook een nuttige functie vervullen.

HULP BIJ ZELFDODING IN DE PSYCHIATRIE

Afgaande op de resultaten van het onderzoek van Haverkate en Van der Wal is hulp bij zelfdoding in de psychiatrie nog een heet hangijzer: slechts circa één op de acht psychiatrische ziekenhuizen en psychiatrische afdelingen van algemene ziekenhuizen had medio jaren 1990 op dit punt een schriftelijk beleidsstandpunt. In veel psychiatrische ziekenhuizen was men daar wel mee bezig; in algemene ziekenhuizen komt dit vraagstuk vrijwel niet aan de orde. Dit vraagstuk is sterk in de belangstelling komen te staan door de uitspraak van de Hoge Raad in de Chabot-zaak (HR 21 juni 1994). Toen is het beginsel aanvaard dat ernstig psychisch lijden een aanvaardbare grond kan zijn voor hulp bij zelfdoding. Impliciet is daarmee geaccepteerd dat het zelfgekozen levenseinde ook kan spelen in situaties waarin van de stervensfase geen sprake is.

Kortmann heeft erop gewezen dat in psychiatrische ziekenhuizen kwesties betreffende hulp bij zelfdoding niet louter een zaak tussen de patiënt en de behandelend arts zijn.[32] 'Voor de andere opgenomen patiënten liggen de belangen anders. De meeste patiënten komen naar een ziekenhuis voor een behandeling. Een belangrijk element in een behandeling is de 'installation of hope'. De confrontatie met de inwilliging van een verzoek om hulp bij zelfdoding van een van hun medepatiënten door hun eigen medebehandelaar kan hun vertrouwen in de behandelmogelijkheden van hun behandelaar en die van het ziekenhuis schaden.' Ook een onverwachte suïcide brengt vaak een grote emotionele schok, ontreddering en wanhoop teweeg bij de andere patiënten. Vanwege het 'besmettelijke' karakter ervan moeten extra veiligheidsmaatregelen worden genomen, bijvoorbeeld het tijdelijk gesloten houden van de afdeling.

Uit het oogpunt van bescherming van de medepatiënten verdient het daarom aanbeveling dat de instelling in de vorm van beleid stelling neemt. Kortmann geeft een voorzet hoe een dergelijk ziekenhuisbeleid eruit zou kunnen zien. Allereerst moet bekeken worden of het verzoek van de psychiatrische patiënt aan alle zorgvuldigheidscriteria voldoet; dan moet, indien de benaderde hulpverlener geen gehoor kan of wil geven aan het verzoek, verwezen worden naar een hulpverlener die dit wel kan. Beleidsmatig moet ook bepaald worden waar de hulp wordt geboden. Om de aangegeven redenen kan dat beter niet op de afdeling plaatsvinden. Kortmann is van mening dat hulp bij zelfdoding in de psychiatrie in principe buiten het psychiatrisch ziekenhuis moet worden gegeven; hij pleit voor een poliklinische voortzetting van het contact. Ik vraag mij af of deze oplossing naar de betrokken patiënt zorgvuldig genoeg is. Deze is niet voor niets in het ziekenhuis opgenomen en juist bij voorgenomen zelfdoding kan ontslag bijzondere risico's met zich meebrengen.

Deze beschouwingen maken duidelijk dat het ook voor psychiatrische ziekenhuizen belangrijk is om beleid te formuleren en dat in dat kader voor het bijzondere aspect van de effecten die de problematiek van hulp bij zelfdoding voor andere patiënten kan hebben een passende oplossing moet worden gevonden.

Blauwdruk voor een instellingsbeleid

Een integraal instellingsbeleid voor de wijze waarop met 'levensbeëindigend handelen' en de consequenties daarvan wordt omgegaan is aan te bevelen. Dat vergt een door het bevoegd gezag vastgesteld beleidsdocument met doelstellingen c.q. uitgangspunten voor zulk beleid en met materiële en formele regels. Met een dergelijk beleid bekent de instelling kleur naar haar patiënten en naar het publiek en verschaft zij ook duidelijke kaders voor de medewerkers. Van belang is ook dat met deze gevoelige materie binnen de instelling uniform wordt omgegaan.

Eerder heb ik duidelijk gemaakt dat het instellingsbeleid het beste permissief of veroorlovend kan zijn. Een verbiedende opstelling betekent niet alleen een inbreuk op de professionele autonomie van de arts, maar – en dat is nog erger – minachting voor patiënten die, in ernstige nood, voor een menswaardig levenseinde willen kiezen.

Het beleid verschilt al naargelang de aard van de instelling. In een ziekenhuis verdient het aanbeveling beleid te ontwikkelen voor alle beslissingen rond het levenseinde. In een psychiatrisch ziekenhuis zal het accent op hulp bij zelfdoding liggen; in de paragraaf 'Hulp bij zelfdoding in de psychiatrie' zijn aanwijzingen voor een beleid weergegeven. Voor verpleeghuizen zullen met name euthanasie en eventueel hulp bij zelfdoding centraal staan. Instellingen voor verstandelijk gehandicapten zullen proberen om levensbeëindigingsvraagstukken in de specifieke context van dit type zorg te plaatsen. Duidelijk is, dat in alle gevallen met levensbeëindiging zonder verzoek uitermate behoedzaam moet worden omgesprongen.

Het beleid dient te zijn gegrondvest op een duidelijke beleidsvisie en heldere uitgangspunten. Hierbij mag de signatuur van de instelling een rol spelen. Ook hierin mag de instelling kleur bekennen. Als dat de overtuiging is van de instelling, kan worden aangegeven dat aan die signatuur inherent is dat de instelling euthanasie en hulp bij zelfdoding afwijst, maar dat men daarin niet zó ver gaat, dat men patiënten die dat weloverwogen verlangen en hulpverleners die daarbij de vereiste zorgvuldigheid in acht nemen, wil verhinderen om de weg van het zelfgekozen levenseinde af te leggen.

De uitgangspunten liggen vooral in de sfeer van respect voor de weloverwogen wilsuitingen van de patiënt en voor de professionele autonomie en de daaraan inherente verantwoordelijkheid van de arts. In dit kader is ook de inbedding van belang in een totaalbeleid met betrekking tot palliatieve zorg en begeleiding in de laatste levensfase.

Het is van belang dat deze visie en deze uitgangspunten bekendgemaakt worden: primair aan de patiënten voor wie dat van betekenis kan zijn, verder aan de medewerkers die op duidelijkheid aanspraak mogen maken en ten slotte aan de samenleving ten opzichte waarvan de instelling een verantwoordelijkheid heeft.

Van het instellingsbeleid dienen deel uit te maken deugdelijke feitelijke informatie (wat is de medisch-ethische status quo, welke ethische opvattingen leven er, en wat is de stand van wetgeving en jurisprudentie) en aansprekelijke procedures (welk traject wordt in de instelling bewandeld als levensbeëindigend handelen aan de orde komt, wie worden wanneer erbij betrokken). Het verdient aanbeveling dat er op deze aspecten ook een deskundige vraagbaak beschikbaar is en zo men wil een goed toegankelijke helpdesk. Daarbij kan men aan één of meer bepaalde functionarissen denken (beleids-/stafjurist, medewerkers op het terrein van zingevingsvraagstukken) of aan een instantie als de ethische commissie. Vanzelfsprekend treedt het secretariaat daarvan dan op als meld- en informatiepunt.

Expliciet moet in de instellingscontext aandacht worden besteed aan consultatiefaciliteiten. Eerder is in dit verband de ethische commissie ten tonele gekomen, niet als verplichte formaliteit, maar als hulpmiddel voor de arts. Benadrukt mag nog eens worden dat daarmee de collegiale-consultatiefunctie niet wordt overgenomen. In aansluiting op ideeën die in het kader van de maatschappelijke discussies over medische beslissingen rond het levenseinde kan – al dan niet in het kader van de genoemde commissie – worden gedacht aan het (in of buiten de instelling) identificeren en profileren van specifieke deskundigheid met betrekking tot palliatieve zorg, pijnbestrijding en inhoudelijke en procedurele aspecten van levensbeëindiging.

In het beleid dient, letterlijk en figuurlijk, expliciet ruimte te worden gemaakt voor de betrokkenheid van anderen. In voorgaande paragrafen zijn met name de rollen van de apotheker en verpleegkundigen genoemd. Ieder kan vanwege zijn specifieke deskundigheid bij de consultatie, het overleg en de uiteindelijke besluitvorming worden betrokken. De procedurele positie van de apotheker is vrij scherp af te bakenen. Dat geldt ook voor de 'communicatieve' plaats van de verpleegkundigen. Problematisch is de inschakeling van verpleegkundigen bij uitvoeringshandelingen in het kader van levensbeëindiging. Eigenlijk mag het niet, maar het gebeurt op vrij grote schaal. Herijking en verheldering van de algemeen maatschappelijke uitgangspunten op dit onderdeel zijn dringend gewenst. In het verlengde hiervan dient in het beleid ook aandacht te worden geschonken aan de problematiek van de gewetensbezwaarden.

Een belangrijk en noodzakelijk sluitstuk van het beleid vormen de registratie en verslaglegging, interne en externe verantwoording en de kwaliteitsbewaking. Voor de externe verantwoording en controle is een zorgvuldige verslaglegging noodzakelijk. Stroomlijning op instellingsniveau is gewenst. De privacy-aspecten mogen daarbij niet uit het oog worden verloren. Bij kwaliteitsbewaking moet worden gedacht aan systematische melding en rapportage binnen (specifieke onderdelen van) de instelling, zodat intercollegiale en interdisciplinaire toetsing van de zorgvuldigheid kan plaatsvinden en periodieke evaluatie van de procedurele aspecten. Goede, directe en intense onderlinge toetsing met onmiddellijke feedback is als kwaliteitsbevorderingsmechanisme onmisbaar.

Tot slot

Medische beslissingen rond het levenseinde betreffen een bij uitstek individuele situatie: de weg die de patiënt te gaan heeft naar een menswaardige voltooiing van zijn leven. In feite moest juist dit een zaak zijn van de grootste vertrouwelijkheid tussen de patiënt, eventueel dierbare naasten en de meest betrokken hulpverleners. Maar de maatschappelijke en politieke discussies rondom het levenseinde hebben aan euthanasie en hulp bij zelfdoding in zekere mate een publiek karakter gegeven. Met behulp van de wettelijke voorgeschreven meldingsprocedure legt de arts verantwoording af en maakt hij controle mogelijk. Deze externe regulering maakt het ook voor instellingen noodzakelijk om zich beleidsmatig met medische beslissingen rondom het levenseinde bezig te houden.

Medische beslissingen bevinden zich in het hart van de onaantastbare ruimte die professionele autonomie heet. De arts is voor die beslissing zelf en als enige verantwoordelijk en in juridische zin ook aansprakelijk. Daaraan doet niets af dat euthanasie en hulp bij zelfdoding geen medisch handelen zijn in de strikte zin van het woord. Hulp verlenen aan de patiënt en daarin tot het uiterste gaan kan verantwoorde zorg zijn in termen van de Kwaliteitswet zorginstellingen en kan een vorm van goed hulpverlenerschap zijn in termen van de Wet op de geneeskundige behandelingsovereenkomst.

Noten en literatuur

1. Wal G van der, Heide A van der, Onwuteaka-Philipsen BD, Maas PJ van der. Medische besluitvorming aan het einde van het leven. Utrecht, De Tijdstroom, 2003.
2. In het navolgende is regelmatig sprake van 'levensbeëindigend handelen', waarmee dan het uitvoeren van euthanasie, het verlenen van hulp bij zelfdoding en levensbeëindigend handelen zonder verzoek worden bedoeld.
3. Zie onder andere het rapport van de Staatscommissie Euthanasie. Deel 1: Advies. 's-Gravenhage, Staatsuitgeverij 1985, p.105; Wijmen FCB van. Instellingsbeleid inzake euthanasie. Medisch Contact 1986; 41: 1095-7; Wijmen FCB van. Euthanasiebeleid: regels of ruimte? Boon L (red). Euthanasie & zorgvuldigheid. Sympoz: Amstelveen, 1989, 33-7.
4. Blad JR. Tussen lots- en zelfbeschikking. Gouda Quint: Arnhem, 1990.
5. Zie ook Blad JR, Abolitionisme als strafrechtstheorie (diss). Gouda Quint: Arnhem, 1996, 408-409.
6. Haverkate I, Wal G van der. Instellingsbeleid inzake medische beslissingen rond het levenseinde in de intramurale gezondheidszorg. Inspectie voor de Gezondheidszorg en Vrije Universiteit: Amsterdam, 1996. Haverkate I, Wal G van der. Policies on medical decisicons concerning the end of life in Dutch health care institutions. JAMA 1996; 275:435-439. Haverkate Policies and guidelines on medical decisions concerning the end of life in Dutch health care. Thesis Vrije Universiteit Amsterdam 1999.
7. Behoedzaamheid is hier geboden. Stellige uitspraken kunnen niet worden gedaan; veeleer kan van indrukken en tendensen worden gesproken.
8. 'Gedogen' heeft hier de gevoelswaarde van 'dulden', bijna: door de vingers zien.
9. 'Veroorloven' is te verstaan als 'toestaan', hetgeen een actievere betrokkenheid veronderstelt dan bij 'gedogen'.
10. Zie Wijmen FCB van. Instellingsbeleid inzake euthanasie. Medisch Contact 1986;41:1095-7.
11. Leenen HJJ. Regulering van euthanasie, melding en commissies. Medisch Contact 1997;52:45-48, zie nt.15.
12. Wijmen FCB van. Het recht, de professionele autonomie en richtlijnen voor medisch handelen. Kwaliteit & Zorg 1996;4:25-33.
13. Welke instantie het in dezen voor het zeggen heeft hangt af van de in de desbetreffende instelling gekozen en (bij particuliere instellingen) in de statuten vastgelegde bestuursstructuur. In brede kringen van de institutionele gezondheidszorg is het zgn. raad-van-toezichtmodel gangbaar, hetgeen betekent dat de betrokken bestuursbevoegdheden door het directieorgaan worden uitgeoefend. Hier wordt verder de term (instellings)bestuur gehanteerd.
14. Zie NF van Manen, De medische specialist in het algemeen ziekenhuis. Kluwer, serie medisch Recht nr.10, Deventer, 1976, p.38.
15. Graaf NJ van der, Jong C de, Mijn WB van der, Wiarda HS. Advies inzake de juridische vormgeving van de relatie medisch specialist – ziekenhuis. Gedeelde zorg: betere zorg. Achtergrondstudies van de Commissie modernisering curatieve zorg. Z.pl., 1994, 95-137.

16. Idem, p.111.
17. In 1996 is de Schiedamse kantonrechter naar mijn mening over de schreef gegaan door te aanvaarden dat een thuiszorginstelling aan haar consultatiebureauartsen een protocol oplegde, waarin de arts onder andere verplicht werd medische handelingen aan verpleegkundigen te delegeren. De arts die hiertegen op grond van haar professionele autonomie in het geweer kwam werd in het ongelijk gesteld, omdat de persoonlijke opvattingen over de professionele autonomie van de arts 'daaraan in arbeidsrechtelijk zin – in beginsel – ondergeschikt zijn'. Medisch handelen en het verstrekken van opdrachten terzake aan verpleegkundigen zijn ingevolge de Wet BIG bevoegdheden en verantwoordelijkheden van de arts. Deze uitspraak is in de publiciteit gekomen door een artikel van EH Hulst en I Tiems, Het professionele domein van de arts in dienstverband. Medisch Contact 1996;51:879-882. Zie ook een reactie daarop van EJC de Jong en J van Daal-Sanders in Medisch Contact 1996;51:1127-1128.
18. Swenker P. Arbeidsrechtelijke aspecten bij euthanasie. Medisch Contact 1986,41;1098-1100.
19. Een van de juridische geldigheidseisen voor een overeenkomst is dat de inhoudelijke afspraken niet strijdig mogen zijn met de 'goede zeden' of de openbare orde. Goede zeden hebben te maten met ethische en maatschappelijk aanvaarde (fatsoens)normen.
20. Dringende redenen (7A:1639p BW) zouden moeten zijn dat de arts weigert te voldoen aan redelijke bevelen of opdrachten dan wel grovelijk de plichten verwaarloost die de overeenkomst hem oplegt.
21. Zie o.a. Duynstee-Bijvoet WEM en Wijmen FCB van. Overpeinzingen bij de aanvaarding van de 'euthanasiewet'. Tijdschrift voor Geneeskunde en Ethiek 11 (2001)3;72-75.
22. World Health Organization. Cancer pain relief and palliative care. Nr 804 WHO Tech Rep Ser 1990.
23. Deze *ethische consultatiecommissies* moeten wel worden onderscheiden van zgn. medisch-ethische toetsingscommissies voor de toetsing van medisch-wetenschappelijk onderzoek met mensen. Er zijn instellingen waarin beide functies in één commissie verenigd zijn.
24. Wijmen FCB van en Mennen WHT. De apotheker en medische beslissingen rond het levenseinde. Pharmaceutisch Weekblad 1996,131;46-50. Van recenter datum Gebhardt DOE. Euthanasie, wet en apotheker. Pharmaceutisch Weekblad 2000, 602. Naafs N. De apotheker en euthanasie. Openheid over je standpunt.Pharmaceutische Weekblad 2000:21:752-755.
25. Zie ook de Staatscommissie Euthanasie, 's-Gravenhage, Staatsdrukkerij, 1985.
26. Gemakshalve wordt hier van euthanasie uitgegaan; bij hulp bij zelfdoding hoeft de arts de verpleegkundige niet in te schakelen. Zie over dit onderwerp ook Scheur GG van de, Arend AJG van der. De rol van verpleegkundigen bij euthanasie. Verpleegkunde 1999;1:46-57.
27. Hier wordt gebruik gemaakt van een derde versie, gedateerd december 1996. Deze aanpassing was gewenst in verband met 'de zaak Jet van der Weerd'. Zie Hof Leeuwarden 21 september 1995, TvGR 95/57 (1995, nr.8; 491-495). Zie ook Stroink M. Verpleegkundige voor de strafrechter. TvZ 1995, nr.21, 622-626 met commentaar van FCB van Wijmen en F van Beuge, Verpleegkunde Nieuws 7 december 1995, 32-35. De verpleegkundige Jet van der Weerd was betrokken bij de toepassing van euthanasie. Achteraf bleek dat er in de eerdere versie van de richtlijnen nogal wat onduidelijkheden zaten.
28. Ook apothekers kunnen met gewetensbezwaren zitten, principieel of in een bepaald geval. De arts kan zich dan tot een andere apotheker wenden.
29. Gevers JKM. Plichten en rechten van hulpverleners, I.D. de Beaufort en H.M. Dupuis (red), Handboek Gezondheidsethiek, Van Gorcum: Assen/Maastricht, 1988, 231-239.

30. Bij abortus is deze bescherming wettelijk vastgelegd. Artikel 20 van de Wet afbreking zwangerschap bepaalt dat niemand verplicht is een vrouw een behandeling, gericht op het afbreken van zwangerschap, te geven dan wel daaraan medewerking te verlenen.
31. Staatscommissie Euthanasie. Advies. Staatsuitgeverij: 's-Gravenhage, 1985, 104.
32. Hulp bij zelfdoding in de psychiatrie: het ziekenhuisbeleid, Frank Kortmann, MGV (7-7), 1993, p. 787- 796. Euthanasiebeleid: regels of ruimte ?, FCB van Wijmen, Euthanasie en Zorgvuldigheid. Amstelveen, Stichting Sympoz, p. 33-37. (Ontwikkelingen in de gezondheidszorg, deel 9).

Hoofdstuk 10

VERPLEEGKUNDIGE DILEMMA'S BIJ EUTHANASIE

B.A.M. The

Inleiding

Euthanasie is niet louter een kwestie tussen arts en patiënt. Zo zijn in ziekenhuizen altijd verpleegkundigen aanwezig in de context waarin euthanasie en verwante beslissingen rond het levenseinde worden besproken en uitgevoerd. Zij worden geconfronteerd met euthanasieverzoeken van patiënten, zijn op de afdeling als het besluit over de uitvoering wordt genomen en hebben – of het verzoek nu wel of niet wordt ingewilligd – te maken met de gevolgen. Opvallend is dat in de literatuur wel op het belang van verpleegkundigen bij euthanasie en andere beslissingen rond het levenseinde wordt gewezen, maar dat hiernaar in Nederland nauwelijks onderzoek is verricht[1-3]; in andere landen is hier overigens meer over bekend[4-11].

Dit hoofdstuk is gebaseerd op een tweejarige etnografische studie[12,13] naar de rol en betrokkenheid van verpleegkundigen bij euthanasie op een verpleegafdeling Longziekten van een academisch ziekenhuis. Door langdurig en intensief de praktijk te bestuderen is geprobeerd patronen te ontdekken in de subtiliteiten en ingewikkeldheden van stervenssituaties, die zich nauwelijks in cijfers laten vangen. In wit verpleegsterstenue maakte ik bedden op, hielp met het wassen van patiënten, bracht eten rond, woonde formele besprekingen en informele gesprekken bij, sprak tussen de bedrijven door met betrokkenen en keek hoe stervensprocessen zich voltrokken. Participerende observatie is bij uitstek de onderzoeksmethode om te bestuderen 'hoe het in de praktijk gaat'; mensen handelen vaak, bewust of onbewust, anders dan ze zeggen te handelen. Zeker wanneer het onderwerp van onderzoek gevoelig is – zoals de omgang met de dood – is het een goede onderzoeksmethode, omdat hierover in informele gesprekken meer informatie naar boven komt.

De centrale vragen in het onderzoek waren: Welke rol vervullen verpleegkundigen in de verschillende fasen van euthanasie? Met welke problemen worden ze daarbij geconfronteerd? Hoe verloopt hun interactie met de artsen en wat is de invloed van verpleegkundigen op de medische besluitvorming rond het levenseinde?

Verpleegkundigen en euthanasievragen

Verpleegkundigen worden geconfronteerd met de betekenis die een terminale ziekte heeft in het leven van patiënten en hun familie. Patiënten in de laatste levensfase zijn in veel opzichten kwetsbaar en het zijn verpleegkundigen die dit van nabij meemaken. Zij zijn op voor patiënten moeilijke momenten in de buurt: als ze lijden door pijn of verdriet, na slechtnieuwsgesprekken, 's avonds als het bezoek naar huis is en 's nachts als zij zich zorgen maken en niet kunnen slapen. Verpleegkundigen spelen hier, als de tijd het toelaat, op in. Patiënten praten over het algemeen makkelijker over moeilijke onderwerpen met verpleegkundigen dan met artsen. Het is in dat soort gesprekken dat ze hun zorgen en twijfels over de behandeling uiten en euthanasie aan de orde kan komen.

Voorbeeld 1
Een verpleegkundige:
'In de nachtdienst heb ik enkele keren uitgebreid met mevrouw A. gesproken. Ze lag maar te piekeren en te piekeren. Ik ben op een gegeven moment naast haar bed gaan zitten en zo raakten we aan de praat. Toen bleek dat ze haar twijfels had over de beslissing om de behandeling met chemotherapie te accepteren. Ik heb tegen haar gezegd: 'Het is heel belangrijk dat u zegt wat u zelf wilt. Als u chemotherapie wilt moet u dat zeggen, maar als u geen chemotherapie wilt moet u dat ook zeggen.'
'Ja,' zei ze toen, 'de dokter zegt dat dat het beste is. Maar ik weet niet zeker of dat is wat ik wil. Mijn kinderen willen ook dat ik die behandeling onderga. Die vinden dat ik die kans moet grijpen.'
Ik heb zo een poos met haar zitten praten en ik heb steeds herhaald dat het ook háár beslissing moest zijn. Opeens zei ze: 'Ik wil helemaal geen therapie. Laat mij maar doodgaan, dan heb ik die ellende tenminste niet gehad.'
Later die nacht ben ik weer bij haar gaan kijken en toen zei ze heel duidelijk: 'Weet je, eigenlijk wil ik het allerliefste dood.' We zaten daar midden in de nacht heel stil bij elkaar. Na een tijdje zei ze: 'Ik weet het wel, we hebben het nu over euthanasie.'
'Dat begrijp ik ook wel,' zei ik, 'maar als dat echt is wat u wilt, dan moet u dat met de dokter bespreken.'
'Dat kun je wel zeggen,' zei ze, 'maar ik weet dat euthanasie strafbaar is en daarom durf ik het niet aan de zaalarts te vragen. Ik wil niet dat ze door mij in een moeilijke positie terechtkomt.' Ze vertelde dat ze het erg moeilijk vond om dit met de arts te bespreken.'

Euthanasievragen werden in veel gevallen eerder tegen verpleegkundigen dan artsen uitgesproken. Op de verpleegafdeling was het geen uitzondering dat artsen voor het eerst hoorden van wensen met betrekking tot het staken van de behandeling, ophogen van pijnbestrijding en euthanasie via de verpleegkundigen.

Artsen beschouwden euthanasie als een kwestie tussen arts en patiënt en betrokken verpleegkundigen daarom niet of nauwelijks in de besluitvorming. Het kwam overigens veel vaker voor dat artsen geen gehoor gaven aan een euthanasieverzoek dan dat ze dat wel deden. De redenen die ze hiervoor aanvoerden waren dat de vraag niet 'echt' was en de patiënt eigenlijk iets anders wilde; dat er onvoldoende zekerheid bestond; of dat het onderliggende lijden te verbeteren was; en dat ze geen zin hebben in de met de procedure gepaard gaande juridische gevolgen en administratieve rompslomp. Als een verpleegkundige nauw betrokken was geweest bij het signaleren van een euthanasievraag en het een terecht verzoek vond, kon het spanningen opleveren als de arts besloot om hier geen gehoor aan te geven.

Wat meespeelde was dat de criteria die artsen en verpleegkundigen stelden aan wat zij een 'echte' euthanasievraag noemden nogal eens verschilden.

Voorbeeld 2
Een arts en verpleegkundige over de euthanasievraag van meneer B.:
Arts: 'Meneer B. is een patiënt met reuma en vasculaire klachten. Hij kwam bij ons met longproblemen en onderzoek wees uit dat hij longkanker had die was uitgezaaid. Toen hij dat hoorde zei hij dood te willen. Ik heb erop aangedrongen om nader onderzoek te doen naar het type kanker. Kijk, als deze man een kleincellig bronchuscarcinoom heeft dan zijn er nog allerlei behandelingsmogelijkheden.'
Verpleegkundige: 'Begrijp me niet verkeerd, ik houd absoluut niet van patiënten die zomaar zeggen 'geef me een spuitje, dan ben ik er tenminste niet meer'. Maar als iemand heel serieus zegt niet meer te willen leven – en zoiets voel je gewoon – dan moet je zo iemand niet meer proberen over te halen om behandeld te worden. Ik vind het echt het belangrijkst dat er naar patiënten wordt geluisterd. Niet letterlijk, maar in het geval van meneer B. zou de arts zich moeten realiseren dat hij echt niet meer wil leven. Die meneer is gewoon bang voor de arts. Sterker nog, hij wil de arts tegemoet komen. De arts moet dat toch zien. Maar wat doet zij? Zij zit keurig naast het bed en zegt: 'Ja meneer B., nee meneer B.', maar ze kijkt de patiënt niet aan.'

Misverstanden over een euthanasieverzoek ontstonden ook doordat patiënten zich anders uitlieten tegen verpleegkundigen en artsen. Het kwam bijvoorbeeld voor dat een patiënt tegen een verpleegkundige zei euthanasie te willen, maar hierover met de arts niet sprak of de indruk gaf niet goed te weten wat te willen.

Pijnbestrijding met 'verstrengelde intenties'

Euthanasie en verhoogde pijnbestrijding zijn juridisch gescheiden categorieën medische beslissingen rond het levenseinde. In situaties waarin de technische uitvoering hetzelfde is, wordt het onderscheid bepaald door de intentie waarmee de medicatie wordt gegeven. Als de primaire intentie pijnbestrijding is met als nevengevolg dat het leven van de patiënt wordt bekort (secundaire intentie) is er geen sprake van levensbeëindigend handelen en dus ook niet van euthanasie. In de praktijk bleken echter de primaire en secundaire intenties waarmee pijnbestrijding werd toegediend, niet altijd goed te scheiden.

Voorbeeld 3
Een fragment uit een interview met een arts over een euthanasiecasus:
Onderzoeker: 'Wat zou er zijn gebeurd als een van je collega's deze patiënt in behandeling had gehad?'
Arts (na korte stilte): 'Uiteindelijk zou er waarschijnlijk ook euthanasie hebben plaatsgevonden, maar misschien wel op een andere manier.'
Onderzoeker: 'Een andere manier?'
Arts: 'Meer passief ... ja. Nu we het er toch over hebben, ik vind dat passieve een hopeloos probleem. Niet dat ik er helemaal tegen ben. Patiënten op deze afdeling zijn vaak kortademig en hebben pijn. Ja, natuurlijk kun je zo iemand dan een infuus met morfine en valium geven als adequate pijnbestrijding waarbij je rekening houdt met de mogelijkheid dat de patiënt eerder overlijdt, waarover niemand zich dan rouwig voelt. Mijn probleem is dat deze weg wel gebruikt wordt als ontsnappingsroute om het actieve element te omzeilen. De arts die denkt 'ik wil dat actieve niet, euthanasie, nee, liever niet' en die dan met een infuus met morfine en valium in de weer gaat. Tja, dan hoef je het woord euthanasie niet te gebruiken en niemand kan ontkennen dat er sprake was van pijnbestrijding.'
Onderzoeker: 'Morfine en valium is de combinatie?'
Arts: 'Ja, dat is de combinatie voor passieve euthanasie.'
Onderzoeker: 'Dat is wat in de praktijk gebeurt.'
Arts: 'Ja, dat is wat meestal in de praktijk gebeurt.'

Zoals deze arts schetste deden zich situaties voor waarin het neveneffect van pijnbestrijding, het bekorten van het leven, niet slechts een secundaire intentie was maar een beoogd effect. Toch was er dan ook geen sprake van euthanasie, maar een beleid dat werd gekenmerkt door een verstrengeling van primaire en secundaire intenties. Door veel artsen werd een dergelijk beleid van verstrengelde intenties als uitkomst ervaren om geen euthanasie te hoeven uitvoeren en dan met name in situaties waarin euthanasie niet goed (meer) mogelijk was. Bijvoorbeeld als een patiënt wilsonbekwaam was en vreselijk leed.

Als er euthanasie plaatsvond voerde de arts deze uit en was hij verantwoordelijk voor de gehele gang van zaken; verpleegkundigen boden vooral psychosociale ondersteuning aan de patiënt en de familie. Door deze duidelijke taakverdeling waren er eigenlijk nooit problemen. Bij een beleid met verstrengelde intenties waren echter, in tegenstelling tot euthanasie, verpleegkundigen met de uitvoering belast en was er geen arts aanwezig.

Voorbeeld 4
Verpleegkundige: 'Het was duidelijk dat mevrouw R. snel dood moest gaan en de morfine bij haar fors zou worden verhoogd.'
Onderzoeker: 'Hoe wist je dat?'
Verpleegkundige: 'Dat is een kwestie van aanvoelen. Deze mevrouw lag al dagen in coma en het was duidelijk dat ze hier niet meer uit zou komen. De avond ervoor had ze een aantal keren een hartstilstand gehad, waarvan sommige langer dan 30 seconden. Ik had het morfinebeleid gevolgd en ik kende deze mevrouw van de periode voordat ze in coma raakte, ik kende de familie en wist dat zij euthanasie wilden. Het was gewoon duidelijk.
Die avond bleven haar longen vollopen. Ze rochelde en rochelde en haar longen liepen steeds sneller vol. Ze had een dikke laag op haar tong. Ik probeerde het er met een spatel af te krijgen en op een gegeven moment merkte ik dat er een stuk van haar tong aan de spatel zat. Vreselijk was het.
Om 8 uur die avond kwam dokter G. kijken hoe het ging. Ze gaf een injectie met 180 milligram morfine intraveneus. Mevrouw R. kreeg daarop keer op keer een ademstilstand die langer dan een minuut duurde. We dachten toen dat ze doodging, maar ze krabbelde weer op. De familie was bang dat ze zou stikken en ik dacht ook dat dat zou gebeuren. Dokter G. had gezegd dat ik haar op ieder moment kon bellen. Dus ik belde haar en zei dat we bang waren dat mevrouw R. zou stikken. Dokter G. zei toen: 'Flush maar een paar cc en verhoog de pomp ieder uur met een paar streepjes.' Ik vroeg: 'Hoeveel cc?' 'Ja,' zei ze, 'een paar cc is een paar cc.'
Nou, toen wist ik genoeg. Ik ging terug naar de kamer en de familie vroeg onmiddellijk of wel alles werd gedaan wat kon, omdat ze er niet meer tegen konden. Toen zei ik: 'Ik heb met de dokter gesproken en ze heeft toestemming gegeven om meer morfine te geven. De familie hield de handen van mevrouw R. vast. Ik heb veel geflusht, waarop ze weer een ademstilstand kreeg. Daarop heb ik de pomp een aantal streepjes verhoogd. Tien minuten later was ze dood.
Kijk, dokter G. en ik hebben niets uitgesproken, maar we wisten allebei waarmee we bezig waren. Ik heb haar gebeld en gezegd dat mevrouw R. was overleden. Ik heb gewoon gezegd dat ze gestopt was met ademen en niet over de hoeveelheid morfine gesproken. Zij heeft daar ook niet naar gevraagd. Ze was erg opgelucht. Ze was net naar bed gegaan met de gedachte: oh, wat moet ik doen als mevrouw R. vannacht niet overlijdt?'

Binnen de verpleegkundigen was een tweedeling tussen verpleegkundigen die voorstander waren van een beleid met verstrengelde intenties en verpleegkundigen die hiertegen waren. Veel van de laatstgenoemden vonden dat er eigenlijk sprake was van een stiekeme euthanasie en wilden daar niet aan meewerken. De angst om de 'laatste fatale spuit'[14] te geven en de verwarring niet te weten waar je mee bezig bent, euthanasie of pijnbestrijding, speelde daarbij een rol.

Voorbeeld 5
Een verpleegkundige tijdens de overdracht van de nacht- aan de dagdienst: 'Ik heb een afschuwelijke nacht achter de rug. Gisteravond laat werd meneer D. onrustig. Tussen half drie en vier uur vannacht was hij kortademig en zijn longen waren vol. Ik heb de dienstdoende arts gebeld en hij zei: 'Luister, als je een patiënt in deze situatie morfine geeft, dan moet je het goed doen en geen halve maatregelen nemen. Geef hem een bolus van 10 milligram en verdubbel de hoeveelheid in het infuus.'
Ik dacht: waar heeft hij het over? Ik bel omdat de patiënt benauwd is, niet omdat ik hem dood wil hebben! Ik heb alleen die bolus gegeven en de hoeveelheid in het infuus niet verdubbeld.'

Deze verpleegkundige schreef in het verpleegkundig dossier dat meneer D. na het toedienen van de bolus morfine 'heerlijk rustig werd' en het daarom niet nodig was geweest de morfine in het infuus te verhogen. Hierover ontstond commotie. Het werd gezien als het vooruitschuiven van een probleem waarmee zij haar collega's opzadelde. De daaropvolgende dag diende een andere verpleegkundige de morfine dan ook wel toe. Een verpleegkundige haalde dit voorbeeld aan in een interview om te beschrijven hoe verschillend er onder verpleegkundigen wordt gedacht over de werking van morfine en hoe verschillend ermee wordt omgegaan. Als zijzelf meneer D. die bewuste nacht in zorg had gehad, zou ze zonder enige bedenking de morfine hebben gegeven.

De verpleegkundigen die voorstander waren van een beleid met verstrengelde intenties legden uit dat zo'n beleid afhankelijk is van de juiste combinatie van arts en verpleegkundige: beiden moeten hetzelfde beogen. Dit illustreerden ze met behulp van de voorbeelden 4 en 5 die in dezelfde periode speelden. Als de verpleegkundige uit voorbeeld 5 avonddienst had gehad, was er geen samenwerking met dokter G. uit voorbeeld 4 tot stand gekomen en was het die avond waarschijnlijk anders met mevrouw R. gelopen. Omgekeerd zou de verpleegkundige uit voorbeeld 4 waarschijnlijk wel tot een samenwerking met de arts uit voorbeeld 5 zijn gekomen, wat dan consequenties voor het stervensproces van meneer D. zou hebben gehad.

De verpleegkundigen waren zich ervan bewust hoe afhankelijk patiënten zijn van de op dat moment werkende combinatie van verpleegkundige en arts. Die combinatie kwam niet altijd toevallig tot stand. De teamleider deelde de verpleegkundigen per dienst in, maar vaak werden daar door de verpleegkundigen veranderingen in aangebracht, bijvoorbeeld omdat een van hen een patiënt al kende van een vorige opname. Aanvankelijk was het de bedoeling dat een andere verpleegkundige zorg zou dragen over mevrouw R. uit voorbeeld 4 op de avond dat ze overleed. Gedurende de dag kreeg zij echter een andere verpleegkundige toebedeeld, iemand waarvan bekend was dat ze geen problemen had met het sterk verhogen van morfine en die hierover met de arts durfde te onderhandelen. Dit incident stond niet op zichzelf.

In interviews vertelden verschillende verpleegkundigen hoe er in dit soort situaties werd geschoven met roosters en de opluchting die zij voelden als ze zagen dat een 'juiste' collega zorg droeg voor een stervende patiënt.

De samenwerking tussen arts en verpleegkundige werd overigens nauwelijks geëxpliciteerd. Verpleegkundigen zetten de toon wanneer zij de toestand van de patiënt aan de arts schetsten en hieraan een behandelingsvoorstel koppelden. Artsen op hun beurt vertrouwden op het inzicht van verpleegkundigen wanneer ze hun een opdracht gaven. Dit was vooral het geval wanneer het beleid ruim en vaag was geformuleerd, zoals 'zo nodig morfine' of 'flush maar een paar cc' (zie voorbeeld 4).

Ook voor verpleegkundigen die bewust meewerkten aan een morfinebeleid met verstrengelde intenties waren het confronterende ervaringen.

Voorbeeld 6
De verpleegkundige die ook in voorbeeld 4 aan het woord was: 'Ik heb de nacht nadat mevrouw R. overleed enorm gedroomd. Ik was achter het tuinhuisje van mijn broer aan het werk; het land was overstroomd met water. Ik moest een vrouw verdrinken. En alhoewel ze zich totaal niet verzette, lukte het me niet. Iedere keer als ik haar onder water drukte kwam ze weer boven. Ik dacht: er moet toch een manier zijn dat ze onder water blijft? Maar nee, ik zie haar voor me met dat lange natte haar. Uiteindelijk heb ik een stoeptegel achter haar nek gelegd. Zo bleef ze onder water. Toen was het goed. Ik werd heel raar wakker. Ik had nog nooit gedroomd dat ik iemand aan het vermoorden was. Ik dacht: waarom droom ik dit? Op een gegeven moment drong het tot me door dat ik mevrouw R. steeds meer morfine had moeten geven voordat ze eindelijk overleed.'

Machteloosheid en de sturende invloed van verpleegkundigen

Verpleegkundigen ervoeren de directe confrontatie met lijden en sterven van patiënten als een van de zwaarste aspecten van hun beroep. Regelmatig werden ze overvallen door gevoelens van machteloosheid. Met name in avond- en nachtdiensten, als er geen artsen in de buurt waren, hadden ze het gevoel er alleen voor te staan en op te moeten komen voor de patiënt[15]. De dienstdoende arts kwam alleen als het medisch noodzakelijk was en dat was niet per definitie het geval als een patiënt stervende was.

Voorbeeld 7
Tijdens een intervisiebijeenkomst werd het volgende naar voren gebracht:
Verpleegkundige A.: 'Deze week is er tijdens mijn nachtdienst iemand doodgegaan en het was vreselijk. De patiënt wist nog maar een paar dagen dat hij longkanker had die was uitgezaaid. Hij was heel erg ziek. De dag voor hij overleed had hij een longbloeding die steeds erger werd. In mijn dienst begon hij enorm te hoesten en bloed op te geven. Ik heb de dienstdoende arts een paar keer gebeld en verteld dat

de patiënt kortademig was en gevraagd of hij daar iets voor mocht heben. Maar de arts is niet gekomen en de patiënt is vechtend voor zijn leven gestorven. Ik hoop dat ik nooit meer zoiets hoef mee te maken. Het was afschuwelijk. Ik heb de arts een paar dagen later gesproken omdat ik bang was dat ik niet duidelijk had gemaakt hoe erg de situatie was. Hij zei dat hij het begrepen had, maar niet gekomen was omdat hij toch niets meer kon doen voor de patiënt.'
Verpleegkundige J.: 'Dat laatste stukje van het leven is vaak zo moeilijk voor ons. Artsen zeggen: patiënten hoeven niet te lijden. Maar uiteindelijk lijden patiënten heel vaak wel. Waarom wordt er dan niets gegeven om het te verzachten en draaglijk te maken? Ook al betekent dat dan dat de patiënt iets eerder overlijdt. Ik vind dit soort situaties de moeilijkste en meest emotionele van mijn werk: de angst die artsen hebben voor medicatie die het leven van patiënten mogelijk wat verkort. Het zijn vooral die situaties 's avonds en 's nachts. Dan staan wij verpleegkundigen vaak met onze rug tegen de muur. Wij zien de patiënt lijden, maar kunnen niets doen om hem te helpen.'

Verpleegkundigen zijn wat medisch handelen betreft ondergeschikt aan artsen. Het leverde spanningen op als zij patiënten niet op een in hun ogen juiste wijze konden bijstaan, zoals bijvoorbeeld het verhogen van pijnbestrijding of het inwilligen van een euthanasieverzoek.

Voorbeeld 8
Verpleegkundige E.: Meneer L. leed aan een vergevorderd stadium van kanker. Hij had een tracheostoma en dat zag er onsmakelijk uit. Eerlijk gezegd vonden wij het moeilijk om onze afkeer te verbergen en hij voelde dat. Hij was eenzaam; zijn relatie met zijn vriendin en kinderen was zeer slecht. Het leven had voor hem geen betekenis meer. Dat maakte dat hij niet meer wilde leven. Ik zal nooit de nacht vergeten dat hij bleef zeggen dat hij dood wilde. Hij heeft wel twintig keer op de bel gedrukt en smeekte ons letterlijk: 'Alsjeblieft, maak me dood, alsjeblieft, maak me dood.' Wij zeiden iedere keer dat we dat niet konden doen. We vonden hem op een gegeven moment kruipend op de gang en wij zagen dat als een poging om uit het ziekenhuis te komen. Het enige dat we konden doen was het doorgeven aan de dagdienst zodat zij het met de artsen konden bespreken.'
Verpleegkundige H.: 'Ik heb de dag erop het euthanasieverzoek van meneer L. in de grote visite ingebracht. De artsen vonden dat niet aan de vereisten van euthanasie was voldaan. Zijn lijden was volgens hen nog niet ondraaglijk. Meneer L. bleef om euthanasie vragen. Een tijd later heb ik het weer tijdens de grote visite naar voren gebracht. Een van de artsen zei toen: 'Ja, die man heeft al eerder om euthanasie gevraagd.' En een van zijn collega's zei toen: 'Daar beginnen we niet meer aan, die man weet niet meer wat hij wil. Dat gaat echt niet.' Wij hebben steeds het euthanasieverzoek van meneer L. naar voren gebracht, maar eerst was hij te goed voor euthanasie en daarna te slecht. Hij is een paar weken later op een vreselijke manier overleden. Het was gewoon vreselijk, artsen zouden eens in onze schoenen moeten staan, dan zouden ze wel anders met dit soort kwesties omgaan.'

Verpleegkundigen waren in de dagelijkse praktijk echter niet altijd zo machteloos als zij soms ervoeren. Geregeld oefenden zij invloed uit op de gang van zaken, zoals het in de vorige paragraaf beschreven indelen van bepaalde verpleegkundigen bij stervende patiënten. De invloed van verpleegkundigen had betrekking op concrete zaken, zoals de wijze waarop pijnbestrijding werd toegediend.

Voorbeeld 9
Verpleegkundige: 'Ik heb de indruk dat meneer H. pijn heeft en mijn vraag is of hij daar iets voor mag hebben.'
Arts: 'Geef maar een zetpil MS-contin. Desnoods een paar per dag.'
Verpleegkundige: 'Waarom zetpillen? Hij heeft toch een infuus? We kunnen toch veel beter intraveneus morfine geven?'
Arts: 'Nou, daar ben ik wel voorzichtig mee.'
Verpleegkundige: 'Een zetpil geven? Weet je wel wat dat bij deze meneer betekent? Dan moet ik een patiënt met pijn, die aan het eind van zijn leven is gekomen, een paar maal per dag op zijn zij draaien, zijn broek naar beneden trekken, wat dan niet lukt omdat hij zweet en niet meewerkt. Dat is wel een heel gedoe en absoluut niet prettig voor de patiënt. Waarom zouden we hem dat nog aandoen?'
Arts: 'Ja, ja...'
Verpleegkundige: 'Wij zijn hier op de afdeling gewend om aan iemand die er zo slecht aan toe is een infuus met morfine te geven.'
Arts: 'OK, laten we hem via het infuus morfine geven.'

Verpleegkundigen stuurden ook de grotere beleidslijnen. Het waren bijna altijd verpleegkundigen die het eerste aan de orde stelden of een patiënt moest worden gereanimeerd. Heel vaak waren zij het die zich hardop begonnen af te vragen of het nog wel zinvol was verder te gaan met de behandeling van een patiënt. Ik had wel eens de indruk dat dit soort uitlatingen mede werden gedaan om het denkproces van de arts te beïnvloeden. Een verpleegkundige legde eens uit hoe hij een hoofdbehandelaar van een patiënt, die naar zijn mening geabstineerd zou moeten worden, trachtte te bewerken: iedere dag meegaan tijdens het visitelopen, stukje bij beetje een mening geven, hardop zijn zorgen tentoonspreiden en zo de arts sturend richting zijn eigen oplossing bewegen. 'De kunst is om de persoon die de beslissingen moet nemen het gevoel te geven dat hij de oplossing zelf heeft bedacht', vertrouwde hij me toe.

Slotbeschouwing

Verpleegkundigen en artsen staan, zonder het te willen, regelmatig tegenover elkaar aan het sterfbed van de patiënt. Zo verschillen zij nogal eens van mening over euthanasieverzoeken van patiënten. Een belangrijke verklaring is dat patiënten zich anders tegen verpleegkundigen en artsen uitlaten over hun doodswens. Vaak krijgen verpleegkundigen euthanasieverzoeken eerder te horen dan artsen, omdat zij gemakkelijker te benaderen zijn en patiënten er eerder met hen over durven te praten. Patiënten kunnen vrijblijvender met verpleegkundigen praten, omdat zij geen beslissing over euthanasie mogen nemen en fungeren als een klankbord om nog niet uitgekristalliseerde gedachten tegen te uiten. Een gesprek met de arts die de beslissing moet nemen kan verderstrekkende gevolgen hebben. De ambivalentie van de patiënt speelt ook een rol. Voor patiënten zelf is het namelijk ook niet altijd duidelijk wat zij willen. De situatie deed zich regelmatig voor dat een patiënt enerzijds – als hij bijvoorbeeld stilstond bij de gedachte dat er bij al het lijden nog meer ellende zou komen en dat, wat er ook zou gebeuren, de afloop van het ziekteproces toch desastreus was – alleen maar dood wilde en wel zo snel mogelijk, en dat hij anderzijds, als hij zijn kinderen zag en terugdacht aan alle mensen en dingen die hij zou moeten missen, alles wilde doen om te blijven leven. Die ambivalentie kan ertoe leiden dat hij tegen een verpleegkundige, die openstaat voor zijn euthanasiewens, zegt dood te willen en dat op dat moment ook werkelijk meent. En op een ander moment, als hij de arts spreekt die het besluit over de uitvoering van euthanasie moet nemen en meer tegenwicht biedt, opeens niet meer zeker weet wat hij wil.

Verpleegkundigen en artsen verschillen ook in de argumenten waarvoor zij gevoelig zijn. Ik bracht dit naar voren aan de hand van de beoordeling van euthanasieverzoeken, waarbij de arts zich vooral baseerde op de behandelingsmogelijkheden van de ziekte en voor de verpleegkundigen het gevoel over de echtheid van de vraag doorslaggevend was. Het was een veelvoorkomend contrast: de arts die de röntgenfoto's en labuitslagen bekeek en op basis daarvan concludeerde dat het goed ging met de patiënt, terwijl de verpleegkundige uitriep dat dit niet waar was en de arts eens naar de patiënt in bed moest kijken. Bij de academische opleiding, en zeker bij de medische studie, staat een logische, objectieve wijze van redeneren centraal. Artsen moeten hun beleid verdedigen en de legitimatie wordt gevormd door het feitelijke bewijs. Aan verpleegkundigen wordt meer geleerd op basis van eigen indruk een mening te formuleren. Artsen en verpleegkundigen begrijpen elkaar niet altijd goed omdat ze getraind zijn in andere vaardigheden en hun socialisatieprocessen zich grotendeels los van elkaar voltrekken.

Voor verpleegkundigen is het moeilijk om wel te zien wat bij de behandeling van terminale patiënten nodig is, maar niet te beschikken over de beslissingsbevoegdheid om dit te kunnen bewerkstelligen. Zij dringen daarom aan op een duidelijk en consistent beleid. Persoonlijke variatie van artsen met betrekking tot de interpretatie van euthanasieverzoeken en de wijze waarop zij een morfinebeleid gestalte geven, worden dan ook dikwijls door verpleegkundigen als vervelend ervaren. Daartegenover staat dat het een comfortabele, veilige positie is om niet te hoeven beslissen. Artsen gaven regelmatig te kennen dat verpleegkundigen de neiging hebben snel te zeggen dat 'er iets moet gebeuren', zonder te bedenken wat hiervan de consequenties zijn. De vraag is echter in hoeverre verpleegkundigen daadwerkelijk beslissingsbevoegd en verantwoordelijk willen zijn, en of dat eigenlijk wel een benijdenswaardige positie is. In de praktijk heeft in de luwte opereren grote voordelen en is de kracht van verpleegkundigen, paradoxaal, juist hun positie. De aandacht is immers altijd op de arts annex beslisser gevestigd, wiens beleid met argusogen wordt gevolgd. Hij moet zijn handelingen motiveren en om zijn nek hangt het juk van de verantwoordelijkheid.

Verpleegkundigen staan allereerst dichter bij de arts dan de patiënt. Zij begrijpen de medische taal, zijn vertrouwd met de heersende codes in het ziekenhuis en weten welke wegen te bewandelen. Het contact tussen verpleegkundige en patiënt is vaak laagdrempeliger. Het contact tussen verpleegkundige en patiënt is anders dan dat tussen arts en patiënt. De frequentie verschilt: de zaalarts loopt een keer per dag visite, in tegenstelling tot de verpleegkundige die de patiënt acht uur achtereen enkele dagen achter elkaar meemaakt. Ook de aard van het contact verschilt. Patiënten zijn in hun alledaagse verzorging in meer of mindere mate afhankelijk van verpleegkundigen, wat een teer punt kan zijn daar het intieme zaken betreft die nauw met het gevoel van eigenwaarde samenhangen. Ten slotte is de sociale afstand tussen patiënten en verpleegkundigen meestal minder groot dan die tussen arts en patiënt. Patiënten hebben dikwijls ontzag voor de arts die heeft gestudeerd, waardoor zij het moeilijk vinden aandacht te vragen voor wat zij belangrijk vinden. Daarbij zijn verpleegkundigen in groter getale op de verpleegafdeling aanwezig dan artsen. Regelmatig vindt de zaalarts niet alleen een individuele verpleegkundige tegenover zich, maar wordt hij ook geconfronteerd met een groep verpleegkundigen. Verpleegkundigen hebben, kortom, een netwerk van nauwe contacten waardoor zij in staat zijn tot het bemiddelen en onderhandelen, en op die manier de gang van zaken te sturen[16].

Als *cure* centraal staat, zijn de sleutelwoorden: kwaliteit van zorg, effectiviteit en medisch-technisch handelen. De arts is de primaire figuur en wordt bijgestaan door verpleegkundigen. In de laatste levensfase staat *care* voorop en gaat het om: kwaliteit van leven, verzorging, begeleiding en patiëntgerichtheid. In deze fase is het medisch handelen minder relevant en gaat het erom dat de patiënt zich zo prettig mogelijk voelt. Het ligt vooral op het terrein van verpleegkundigen om dat te begeleiden: zij geven aan wat de patiënt nodig heeft en de arts verleent hieraan zijn medewerking. De ervaringen, opvattingen en emoties van zowel artsen als verpleegkundigen spelen daarbij een rol. De wijze waarop zij in het leven staan, hun gevoelens omtrent leven, lijden en sterven, zijn dan ook relevant voor de manier waarop zij euthanasieverzoeken beoordelen en beslissingen rond het levenseinde tot uitvoer brengen.

Het grote verschil tussen artsen en verpleegkundigen dat artsen weten dat patiënten lijden, maar verpleegkundigen dit van nabij meemaken. De betekenis van een stervende patiënt is voor een verpleegkundige die naast het bed zit anders dan voor de arts aan wie door de telefoon advies wordt gevraagd. Verpleegkundigen en artsen hebben andere taken, posities en werkervaringen in de zorg voor terminale patiënten en dat kleurt hun beeld over hetgeen er gebeurt en zou moeten gebeuren[17]. Zowel artsen als verpleegkundigen zouden hier rekening mee moeten houden, zodat de spanning rond het sterfbed van patiënten zo veel mogelijk beperkt zou kunnen worden.

Literatuur

1. Brug YM van der, Lange J de, Philipsen H. Ervaringen van verpleegkundigen bij AIDS-patiënten. Verpleegkunde 1996;11:143-55.
2. The BAM. 'Vanavond om 8 uur...' Verpleegkundige dilemma's bij euthanasie en andere beslissingen rond het levenseinde. Bohn Stafleu Van Loghum: Houten/Diegem 1997.
3. Scheur A van der, Arend A van der. The role of nurses in euthanasia: a Dutch study. Nurs Ethics 1998;5:497-508.
4. Young MG, Ogden. The role of nurses in AIDS care regarding voluntary euthanasia and assisted suicide: a call for further dialogue. J Adv Nurs 2000;31:513-519.
5. Sjokvist P, Nilstun T, Svantesson M, Berggren L. Withdrawal of life support – who should decide? Difference in attitudes among general public, nurses and physicians. Intensive Care Med 199;25:949-954.
6. Jones T, FitzGerald M. Withdrawal of life-support treatment : the experience of critical care nurses. Aust Crit Care 1998;11:117-121.
7. Viney C. A phenomenological study of ethical decision-making experiences among senior intensive care nurses and doctors concerning withdrawal of treatment. Nurs Crit Care 1996;1:182-187.
8. Matzo ML, Emanuel EJ. Oncology nurses' practices of assisted suicide and patiënt-requested euthanasia. Oncol Nurs Forum 1997;24:1725-32.
9. Cartwright C, Steinberg M, Williams G, Najman J, Williams G. Issues of death and dying: the perspective of critical care nurses. Austr Crit Care 1997;10:81-87.
10. Asch DA, DeKay ML. Euthanasia among US critical care nurses. Practices, attitudes and social and professional correlates. Med care 1997;35:890-900.
11. Asch DA. The role of critical care nurses in euthanasia and assisted suicide. New Engl J Med 1996;21:1374-1379.
12. Mays N, Pope C. Qualitative research: observational methods in health care settings. Brit Med J 1995;311:182-184.
13. Mays N, Pope C. Assessing quality in qualitative research. BMJ 2000;320:50-2.
14. Bosch CFM. De laatste spuit; ervaringen van verpleegkundigen rond het toedienen van pijn-, slaap- en rustgevende medicatie aan terminale patiënten. Verpleegkunde 1994;9:137-146.
15. Henneman EA. Nurse-physician collaboration; a poststructuralistic view. J Adv Nurs 1995;22:359-363.
16. Boissevain J. Friends of Friends. Networks, manipulators and coalitions. Blackwell: Oxford 1974.
17. Anspach RR. Deciding who lives. Fateful choices in the Intensive-Care nursery. Berkeley: University of California 1993.

Hoofdstuk 11

DE RELATIE TUSSEN PALLIATIEVE ZORG EN MEDISCHE BESLISSINGEN ROND HET LEVENSEINDE: FEITEN EN ONTWIKKELINGEN

L. Deliens, R.F.M. van Bokhoven en G. van der Wal

Inleiding

Lang werden alleen levensverlengende behandelingen of het succesvol behandelen van ziekten als de belangrijkste doelstellingen van de medische wetenschappen gezien. Door de vooruitgang van de diagnostiek en therapeutische mogelijkheden wordt het leven van mensen vaak verlengd, maar dit gaat eveneens gepaard met een verlengd stervensproces. De laatste decennia zijn artsen zich er ook van bewust geworden dat het leveren van adequate palliatie, verlichten van pijn, aan terminaal zieke patiënten eveneens een belangrijk doel van de geneeskunde is, zeker wanneer de patiënt curatief uitbehandeld is[1,5]. In de laatste levensfase is dan ook niet de ziekte, maar de patiënt en zijn/haar kwaliteit van leven en kwaliteit van sterven centraal komen te staan.

Palliatieve zorg is in West-Europa vooral ontstaan als reactie tegen de ontmenselijking binnen de medische zorg door overdreven aandacht voor medische technologie, eerder dan voor de zieke zelf. Deze zogenaamde 'palliatieve beweging' zorgde voor een positieve mentaliteitsverandering ten opzichte van ongeneeslijk zieken en de dood. Het omvat een wijze van empathisch denken waarbij de patiënt en zijn/haar noden centraal staan[5,14].

Naast de vier klassieke hoofdtaken van de gezondheidszorg – preventie, curatie, revalidatie en verzorging – zou palliatie als zelfstandige vijfde taak kunnen worden genoemd. Palliatieve zorg is mogelijk een te beperkte term voor de uitdagingen van de geneeskunde aan het levenseinde van patiënten. Van der Maas suggereerde een alternatieve term, namelijk 'geneeskunde van de laatste levensfase'[8]. Het gaat zeker om de inzet van het inmiddels grote scala aan medische mogelijkheden voor het verlichten van lijden, van bijvoorbeeld pijn, benauwdheid en problemen van de darmpassage. Maar het gaat evenzeer om professionele ondersteuning bij zowel de beslissingen om nog wel of niet meer een levensverlengende behandeling te ondergaan als bij verzoeken om euthanasie en hulp bij zelfdoding. Tevens betreft het de ondersteuning van de naasten van de patiënt.

Het is niet de bedoeling in dit artikel een 'state of the art' van de palliatieve zorg inzake pijn- en symptoombestrijding, psychosociale zorg en spirituele hulpverlening te geven; hiervoor verwijzen we de lezer naar goede handboeken[5,14]. Deze bijdrage gaat over de ontwikkeling van palliatieve zorg in

Nederland en over beleidsmatige en epidemiologische aspecten van palliatieve zorg. Meer in het bijzonder exploreren we in dit artikel de relatie tussen palliatieve zorg en euthanasie en andere medische beslissingen rond het levenseinde. Het betreft geen eenvoudige relatie: begripsmatig ingewikkeld, empirisch nog beperkt onderbouwd, emotioneel en ideologisch beladen. Aan de hand van een bespreking van enkele concepten en begrippen, resultaten van epidemiologisch en ander empirisch onderzoek, en enkele morele noties, zal op deze relatie worden ingegaan.

Ontwikkeling van palliatieve zorg in Nederland

In verschillende Europese landen is palliatieve zorg de afgelopen decennia een steeds belangrijkere rol gaan innemen in het gezondheidszorgbeleid en in de organisatie van de gezondheidszorg. In Nederland is palliatieve zorg vooral in de laatste jaren van de twintigste eeuw in een stroomversnelling geraakt. In 1998 heeft de minister van vws besloten om een 'Stimuleringsprogramma palliatieve zorg in de terminale fase' op te starten. Dit programma werd geïnitieerd met twee duidelijk onderscheiden doelstellingen. Ten eerste vond de minister dat in Nederland, net als in de meeste andere Europese landen, palliatieve zorg onvoldoende wetenschappelijke, publieke en politieke aandacht had gekregen. Ten tweede werd door de minister aangevoerd dat zowel de nationale als de internationale discussie over de praktijk van terminale zorg in Nederland te eenzijdig was gefocust op euthanasie en andere medische beslissingen rond het levenseinde, en te weinig op de noden en kwaliteit van de palliatieve zorg.

Door het stimuleringsprogramma is de zorg voor zieke mensen in de laatste fase van hun leven 'op de agenda' van politiek en beleidsmakers gekomen. In het definitieve standpunt van de minister zijn het belang en de inhoud van palliatieve zorg in de terminale fase beschreven; er is een structuur voor de ondersteuning van het veld vastgesteld en ook de bekostiging van deze zorg is op een aantal punten uitgewerkt en in regels vervat[2]. Maar dat is niet het enige. Het onderzoek naar omvang en specifieke behoeften van terminale zorg heeft een hoge vlucht genomen. Er zijn onderwijsprogramma's ontwikkeld voor alle groepen hulpverleners. In het veld zijn lokale netwerken voor palliatieve zorg ontstaan waarin de zorgverleners samenwerken en tot werkafspraken komen. Hospicevoorzieningen hebben een plaats gekregen in het zorgpalet en op vele plaatsen zijn lokale consultatiefuncties voor hulpverleners gecreëerd.

De zes Centra voor ontwikkeling van palliatieve zorg (COPZ) in Amsterdam, Groningen, Maastricht, Nijmegen, Rotterdam en Utrecht en de Projectgroep integratie hospicezorg (PIH) zijn de belangrijkste pijlers van het stimuleringsprogramma geweest. Het waren de adviezen van de Toetsingscommissie COPZ en het eindrapport van de PIH die de bouwstenen voor het toekomstig beleid hebben aangedragen. Nadrukkelijk is gesteld dat palliatieve zorg voor mensen in de laatste levensfase deel uitmaakt van de reguliere zorg en dat alle zorgverleners op enig moment hiermee te maken hebben. Het gaat erom dat alle zorgverleners gezamenlijk proberen de last en pijn zodanig te verminderen dat de patiënt de ruimte krijgt zijn of haar laatste levensfase op een voor hem of haar zinvolle manier in te richten. De plaats waar de patiënt verblijft maakt daarbij in principe niet uit. In lokale netwerken dient men gezamenlijk de voorwaarden te scheppen voor 'de juiste zorg op het juiste moment'[2].

Door het stimuleringsprogramma is ook het onderzoek naar palliatieve zorg (PZ) in het hele land duidelijk op gang gekomen. In alle zes academische centra waar centra voor ontwikkeling van palliatieve zorg (COPZ) actief zijn geworden, werd een onderzoeksprogramma ontwikkeld. Door de COPZ werden in de periode 1998-2002 75 kleine of grote PZ-onderzoeksprojecten opgezet, waaraan werd deelgenomen door 18 verschillende academische afdelingen, zoals sociale geneeskunde/maatschappelijke gezondheidszorg, medische oncologie, medische psychologie, en verder sociale gerontologie, zorgwetenschappen, ethiek, pijnkenniscentra, verpleeghuisgeneeskunde, huisartsgeneeskunde, interne geneeskunde, radiotherapie, longziekten, cardiologie (ongepubliceerde COPZ-notitie).

Een groot deel van het onderzoek heeft een evaluatief karakter (28 projecten). Daarnaast is er veel klinisch en interventieonderzoek (36 projecten), epidemiologisch onderzoek (14 projecten) en ethiekonderzoek (9 projecten). Het onderzoek vindt plaats in de verschillende settings waar palliatieve zorg geleverd wordt: in ziekenhuizen, verpleeghuizen, hospicevoorzieningen, in de thuissituatie, en er is onderzoek dat zich niet beperkt tot één zorgsetting. Het onderzoek richt zich op uiteenlopende patiëntencategorieën: 'alle patiënten' (32 projecten), kankerpatiënten (17 projecten), daarnaast patiënten met hartfalen, kinderen, dementerenden, comapatiënten en aidspatiënten. Veel projecten werden voor een groot deel gefinancierd vanuit de subsidiegelden die beschikbaar kwamen via het stimuleringsprogramma van VWS. Daarnaast zijn er projecten gefinancierd vanuit de eerste geldstroom en subsidies van Integrale Kankercentra, ZonMw, NWO, KWF, EU, VAZ, KNMG, Gezondheidsraad (ongepubliceerde COPZ-notitie).

In de periode 1998-2003 van het VWS-stimuleringsprogramma heeft het onderzoek PZ in Nederland een substantiële ontwikkeling doorgemaakt. De eerste outputindicatoren wekken de verwachting dat Nederland nationaal en internationaal zal doorbreken met publicaties in internationale wetenschappelijke tijdschriften. De eerste samenwerkingsverbanden ten aanzien van internationale Europese onderzoeksprojecten zijn in Amsterdam en Nijmegen tot stand gekomen.

Palliatieve zorg en aanverwante begrippen

In 1990 heeft de World Health Organization het begrip palliatieve zorg als volgt gedefinieerd: 'Palliatieve zorg is de continue, actieve en integrale zorg voor patiënten en hun familie door een interdisciplinair team op het moment dat medisch gezien geen genezing meer wordt verwacht. Het doel is de hoogst mogelijke kwaliteit van leven, zowel voor de patiënt als zijn familie, waarbij de patiënt wordt benaderd als een gelijkwaardige partner. Palliatieve zorg beantwoordt aan fysieke, psychologische, sociale en spirituele behoeften van de patiënt. Zo nodig strekt palliatieve zorg zich uit tot steun bij rouwverwerking.'[18]

Palliatieve zorg kan worden beschouwd als de totaalzorg die gericht is op het verlichten van het lijden van patiënten in de laatste fase van hun leven en op het bieden van ondersteuning aan familieleden. De nadruk ligt op het comfort van de patiënt en diens omgeving, en niet op het aanreiken van curatieve behandelingen. Curatieve zorg bij een patiënt met een potentieel dodelijke aandoening is gericht op genezing of levensverlenging; de symptomatische behandeling van klachten en verschijnselen is daar onderdeel van. Palliatieve zorg is niet meer op genezing of levensverlenging gericht, maar op verlichting van pijn en andere symptomen met veel aandacht voor psychosociale, emotionele en spirituele noden[7].

Met de term 'medische beslissingen rond het levenseinde' (MBL) wordt bedoeld 'alle beslissingen van artsen over handelwijzen die tot doel hebben het levenseinde van de patiënt te bespoedigen of die waarbij de arts rekening houdt met de waarschijnlijkheid of zekerheid dat daardoor het levenseinde wordt bespoedigd'[9]. De arts kan om meerdere redenen een medische beslissing rond het levenseinde nemen. Bijvoorbeeld omdat de patiënt erom verzoekt, de familie erom vraagt, de patiënt ondraaglijk en uitzichtloos lijdt of een ontluisterend sterfbed heeft. De handelwijzen waar het om gaat zijn: het staken of niet-instellen van een behandeling en het toedienen, verstrekken of voorschrijven van middelen.

Bij het staken of niet-instellen van een levensverlengende behandeling gaat het bijvoorbeeld om kunstmatige beademing of kunstmatige toediening van voedsel en vocht; maar het kan ook betrekking hebben op een operatie of antibioticakuur. Bij het verstrekken of voorschrijven van middelen met het doel de patiënt op diens verzoek in staat te stellen zijn leven te beëindigen gaat het om hulp bij zelfdoding. Bij het toedienen van een middel kan het gaan om opzettelijke of onopzettelijke bespoediging van het overlijden. Pijn- en symptoombestrijding kan met zodanige doses morfine en dergelijke plaatsvinden dat daardoor het leven waarschijnlijk wordt bekort, zonder dat dit het doel is. Opzettelijk levensbeëindigend handelen door een arts kan zonder of op uitdrukkelijk verzoek van de patiënt; indien op verzoek noemen we dit euthanasie.

Over de aard van deze medische beslissingen kan meer worden gezegd aan de hand van vragen als: Wat doet de arts of wat laat deze na? Met welke intentie handelt de arts? Wat is het effect van de handelwijze van de arts? Wat is het motief van de arts voor diens handelwijze? Heeft de patiënt om die handelwijze verzocht of daarin toegestemd? Was de patiënt in staat zijn mening over die handelwijze kenbaar te maken? In dit bestek kunnen wij al deze vragen niet systematisch behandelen. Duidelijk zal zijn dat medische beslissingen rond het levenseinde weliswaar als gemeenschappelijk kenmerk hebben dat ze potentieel het overlijden verhaasten, maar voor het overige niet op één hoop mogen worden gegooid – noch klinisch, noch psychologisch, noch moreel, noch juridisch. Dit geldt zeker ook voor de relatie tot palliatieve zorg.

Epidemiologie van palliatieve zorg, curatieve zorg en levenseindebeslissingen

In 2001 was in Nederland bijna 70% van de sterfte niet plotseling en onverwacht. In 44% van alle sterfgevallen werden een of meer medische beslissingen rond het levenseinde genomen (zie figuur 1). In 23% van alle sterfte werden dergelijke beslissingen niet genomen[17]. In deze laatste gevallen werd dus tot het einde toe curatief respectievelijk levensverlengend behandeld (inclusief symptomatische behandeling), of is nooit sprake geweest van curatieve behandeling, maar uitsluitend van palliatieve (of geen) behandeling of zorg. Meer exacte gegevens hierover zijn niet voorhanden.

Figuur 1. De relatie tussen curatieve zorg, palliatieve zorg en medische beslissingen rond het levenseinde (geïllustreerd met overlijdenspercentages in Nederland)

Geen medische beslissing rond het levenseinde	Onverwacht en plotseling overlijden			† (33%)
	Curatieve/levensverlengende zorg tot overlijden			† (23%)
Medische beslissing rond het levenseinde	Curatieve/ levensverlengende zorg		Palliatieve zorg tot overlijden	† (44%)
	Afzien van of afbreken van levensverlengende zorg (20%)	Intensivering pijn- en symptoombestrijding (21%)+ terminale sedatie (4-10%)	Actieve levensbeëindiging (3,4%)	

De verhouding tussen palliatieve zorg en medische beslissingen rond het levenseinde is verschillend voor de verschillende soorten beslissingen. Het niet instellen of staken van een levensverlengende behandeling markeert in beginsel het einde van de curatieve (inclusief levensverlengende) zorg en het begin van de palliatieve zorg. Er is pas sprake van een palliatieve terminale fase nadat de beslissing is genomen om niet (meer) curatief (inclusief levensverlengend) te behandelen. De overgang kan glijdend zijn, met name wanneer wordt afgezien van een behandeling (bijvoorbeeld operatie), maar een andere behandeling nog wordt voortgezet (kunstmatige toediening van vocht). Intensivering van de pijn- en symptoombestrijding kan de gehele palliatieve fase omspannen en/of het einde daarvan markeren als het overlijden erdoor wordt verhaast. Opzettelijke actieve levensbeëindiging, al dan niet op uitdrukkelijk verzoek van de patiënt, sluit per definitie de palliatieve zorgepisode af (zie figuur 1).

In 2001, de meest recent gepubliceerde cijfers, was 2,5% van de sterfte het gevolg van euthanasie en 0,2% van hulp bij zelfdoding. Het percentage waarin levensbeëindigend werd gehandeld zonder uitdrukkelijk verzoek van de patiënt was 0,7%. In 21% van de sterfgevallen vond de pijn- en symptoombestrijding in een zodanige dosering plaats dat daarmee het leven van de patiënt waarschijnlijk werd bekort. Het niet-instellen of staken van een levensverlengende behandeling was in 20% van alle sterfgevallen de belangrijkste medische beslissing rond het levenseinde[17].

De cijfers hierna betreffen 1995, omdat deze voor 2001 nog niet beschikbaar zijn, tenzij anders aangegeven. Waarschijnlijk zijn er echter weinig verschillen. Ongeveer 2% van alle sterfte betrof een grensgebied tussen euthanasie en levensbeëindigend handelen zonder verzoek enerzijds en intensivering van pijn- en symptoombestrijding anderzijds. In 0,6% van de gevallen gaf de arts aan levensbeëindigend te hebben gehandeld zonder uitdrukkelijk verzoek van de patiënt, maar daarbij niet het uitdrukkelijke doel te hebben gehad het levenseinde te bespoedigen. In 1,4% van de gevallen werd pijn- en/of symptoombestrijding geïntensiveerd met het uitdrukkelijke doel het levenseinde te bespoedigen. Qua omvang vormt dit grensgebied een onderdeel van het totaal aantal gevallen van pijn- en symptoombestrijding[16,17].

De percentages waarin medische beslissingen rond het levenseinde werden genomen verschilden niet veel voor leeftijdsklassen en geslacht, maar wel voor de doodsoorzaak. Zo werd in 61% van de gevallen waarin kanker de doodsoorzaak of hoofdaandoening was een medische beslissing rond het levenseinde genomen, terwijl dat maar in 20% van de sterfgevallen als gevolg van hart- en vaatziekten het geval was. Ook waren er verschillen tussen de verschillende soorten medische beslissingen. Zo waren patiënten bij wie euthanasie was uitgevoerd of aan wie hulp bij zelfdoding was verleend relatief jong; euthanasie en hulp bij zelfdoding kwamen bij hoogbejaarden relatief zelden voor. Bij hoogbejaarden kwam het niet-instellen of staken van een levensverlengende behandeling het vaakst voor. Euthanasie en hulp bij zelfdoding betrof voornamelijk patiënten met kanker: 80%, terwijl het aandeel van kanker in de totale sterfte 27% was; voor hart- en vaatziekten bijvoorbeeld waren deze cijfers 3% en 29%[16,17].

De belangrijkste redenen voor patiënten om te verzoeken om euthanasie of hulp bij zelfdoding waren: ondraaglijk en uitzichtloos lijden (40%), voorkomen van ontluistering (24%), pijn (11%), voorkomen van stikken (9%), voorkomen van erger/verder lijden (8%), zinloos lijden (6%) en levensmoeheid (2%)[16].

'Dubbel-effectdoctrine' en pijn- en symptoombestrijding

In de palliatieve zorg wordt vaak een beroep gedaan op de 'dubbel-effectdoctrine' om te beredeneren waarom het een arts is toegestaan om bij een terminale patiënt pijn en andere symptomen met bijvoorbeeld hoge doses morfine weg te nemen, ook al overlijdt de patiënt daardoor eerder[13]. De handeling moet qua aard 'goed' zijn (pijnbestrijding) en niet 'slecht' (levensbeëindiging). De intentie moet gericht zijn op het 'goede' effect en niet op het 'slechte'; de arts mag het overlijden van de patiënt niet beogen. De verhouding tussen het middel en het doel moet proportioneel zijn. Hoe ernstiger het lijden van de patiënt, des te meer valt een (snellere) toediening van een hoge(re) dosis en het risico van (eerder) overlijden te rechtvaardigen. Het eerdere overlijden is dan een niet-bedoeld neveneffect.

De 'dubbel-effectdoctrine' heeft veel artsen geholpen over hun aarzelingen heen te stappen om bij hun terminale patiënten voldoende morfine toe te dienen. Niettemin blijft de 'dubbel-effectdoctrine' conceptueel en psychologisch ingewikkeld. De doctrine leunt namelijk wel erg zwaar op een zwart-witte goed/slecht-invulling van de intentie en houdt onvoldoende rekening met wat de arts doet of nalaat en waarom, met het effect daarvan, en het verzoek daartoe of de instemming van de patiënt. Intentie is soms meerlagig, ambivalent of zelfs tegenstrijdig en is daarnaast moeilijk extern te valideren. Dat blijkt bijvoorbeeld uit het eerdergenoemde onduidelijke grensgebied tussen levensbeëindigend handelen en intensivering van de pijn- en symptoombestrijding, en uit enkele kwalitatieve studies [11,15,16]. Bovendien, niet alleen voor het beoogde maar ook voor het niet-beoogde (neven)effect draagt een arts verantwoordelijkheid. Ook als zo'n neveneffect niet wordt beoogd kan het immers worden voorzien of zelfs verwacht en moet er dus rekening mee worden gehouden.

Ten slotte biedt de doctrine aan andersdenkenden, bijvoorbeeld degenen die onder bepaalde omstandigheden geen tegenstander zijn van een beoogd eerder overlijden op uitdrukkelijk verzoek van de patiënt, geen ruimte. Daardoor is de waarde voor de praktijk van de palliatieve zorg toch beperkt. Dat is met name het geval als er, ondanks de beste palliatieve zorg, toch pijn of benauwdheid blijft of anderszins ondraaglijk en uitzichtloos lijden ontstaat en de patiënt uitdrukkelijk en herhaald en zonder enige druk van derden om euthanasie of hulp bij zelfdoding verzoekt.

Terminale sedatie en palliatieve zorg

Voor situaties waarin de palliatieve zorg tekortschiet, wordt in de 'hospicemovement' de 'terminale sedatie' gepropageerd [10]. In de Angelsaksische literatuur heet dit 'terminal sedation', 'terminal coma', 'opioid coma' of 'anaesthetic coma'[6,10,13]. Meer recent gaan sommige auteurs ook spreken van 'palliatieve sedatie', waardoor de term meer wordt geassocieerd met palliatie[3]. De term terminale sedatie zou te veel worden geassocieerd met het 'termineren' of beëindigen van het leven van de patiënt. Er zijn aanwijzingen dat terminale sedatie in Nederland meer dan incidenteel wordt toegepast; in 2001 in 4-10% van alle sterfgevallen[16]. Men kan het zien als een bijzondere vorm van intensivering van pijn- en symptoombestrijding. De patiënt wordt in een bewusteloze toestand gebracht, meestal door continue toediening van barbituraten of benzodiazepines. Als de sedatie gepaard gaat met het nalaten of stopzetten van de kunstmatige voedsel- en vochttoediening zal de patiënt binnen afzienbare tijd overlijden en hebben we te maken met een afzonderlijke medische beslissing rond het levenseinde. Omdat de patiënt geen voedsel en vocht meer tot zich kan nemen sterft hij als gevolg van uitdroging of een intercurrente complicatie, bijvoorbeeld een longontsteking (mits er geen kunstmatige vochttoediening plaatsvindt of antibiotica worden gegeven). Het overlijden is onontkoombaar maar kan dagen tot weken op zich laten wachten, afhankelijk van de klinische toestand van de patiënt. Omdat de patiënt in bewusteloze toestand verkeert, wordt verondersteld dat hij niet lijdt.

Betoogd kan worden dat het overlijden in geval van terminale sedatie wel kan worden voorzien, maar niet wordt beoogd. Terminale sedatie past dan nog binnen de 'dubbel-effectdoctrine'. Immers, de sedatie is primair bedoeld om het lijden te verlichten, het overlijden is het secundaire gevolg. Het overlijden is echter wel onvermijdelijk. Emanuel geeft, vanwege de bovengenoemde problemen met de 'dubbel-effectdoctrine', er de voorkeur aan om terminaal sederen te rechtvaardigen zonder een beroep te doen op deze doctrine (overigens vermijdt zij liever de term 'terminal sedation' ten gunste van 'anaesthetic coma'). Voldoende basis voor terminaal sederen zijn volgens haar een tweetal algemeen aanvaarde morele principes: dat individuen behandelingen mogen weigeren en dat zij recht hebben op maximale bestrijding van lijden. Systematische en volledige implementatie van deze principes in de palliatieve praktijk moet voorkomen dat eventuele verzoeken om euthanasie en hulp bij zelfdoding worden ingewilligd [6].

Euthanasie en hulp bij zelfdoding

Is de palliatieve zorg voorafgaand aan overlijden zonder euthanasie of hulp bij zelfdoding beter (geweest) dan in sterfgevallen met euthanasie of hulp bij zelfdoding? Er is anekdotische evidentie over verzoeken om euthanasie die verdwijnen na verbetering van de palliatieve zorg, alsook over palliatieresistent lijden zonder ingewilligd euthanasieverzoek. Bekend is dat ten tijde van het besluit om het verzoek om euthanasie of hulp bij zelfdoding in te willigen, de behandeling in circa 90% van de gevallen was gericht op palliatie en in circa 10% op levensverlenging. In 83% van de gevallen van euthanasie of hulp bij zelfdoding waren er volgens de behandelend arts geen reële behandelalternatieven meer; in vrijwel alle overige gevallen (16%) wenste de patiënt af te zien van behandelalternatieven. Er werden meer uitdrukkelijke verzoeken om levensbeëindiging niet dan wel ingewilligd (6100 versus 3600). Van de niet tot uitvoering gekomen verzoeken berustte ongeveer de helft op een weigering van de arts. Bijna een derde van de verzoeken werd geweigerd omdat er volgens de arts nog behandelalternatieven waren[16]. Hoewel er geen aanwijzingen zijn dat de kwaliteit van de palliatieve zorg voorafgaand aan euthanasie en hulp bij zelfdoding systematisch van onvoldoende kwaliteit is, zijn ter beantwoording van de eerder gestelde vraag deze retrospectief door artsen zelf gerapporteerde gegevens van beperkte waarde en is daartoe nader onderzoek nodig.

Is de palliatieve zorg in landen waar euthanasie in het geheel niet is toegestaan respectievelijk veel minder voorkomt beter dan in Nederland? Het is goed mogelijk dat dit hier en daar het geval is, bijvoorbeeld in een gespecialiseerd 'palliative care center'. In andere gezondheidszorginstellingen en in situaties waarin patiënten onvoldoende verzekerd zijn is wellicht juist het omgekeerde het geval. In feite kunnen we ook deze vraag niet beantwoorden zonder goed internationaal vergelijkend onderzoek waarbij gebruik wordt gemaakt van adequate uitkomstmaten en rekening wordt gehouden met verschillen in gezondheidszorgsysteem, sociale verzekering en wetgeving.

Slotbeschouwing

Een empirisch onderbouwde uitspraak over de relatie tussen euthanasie/hulp bij zelfdoding en de kwaliteit van de palliatieve zorg is dus niet zonder meer mogelijk. Naar onze mening is deze waarschijnlijk beperkt. Dit houdt verband met de volgende overwegingen. De belangrijkste beweegredenen voor artsen om euthanasie toe te passen zijn a. compassie met het ondraaglijk en uitzichtloos lijden van de patiënt, en b. het inwilligen van een uitdrukkelijk verzoek uit respect voor de autonomie van de patiënt.

Ondraaglijk en uitzichtloos lijden valt voor een belangrijk deel te verlichten door palliatieve zorg. Goede palliatieve zorg kan een verzoek om euthanasie of hulp bij zelfdoding wegnemen. Het is evenwel de vraag of goede palliatieve zorg, zelfs als dit terminaal sederen in zou houden, (elk verzoek om) euthanasie of hulp bij zelfdoding kan voorkomen[16,4]. Afgezien van het feit dat een arts ook voor het niet-beoogde maar zekere neveneffect van terminaal sederen verantwoordelijkheid draagt, zullen er klinische situaties blijven waar ondanks terminaal sederen bepaalde symptomen aanwezig blijven, zoals wanneer een patiënt met dikkedarmkanker fecaal blijft braken of een aidspatiënt refractaire diarree houdt. Hoewel gesedeerde c.q. comateuze patiënten zich waarschijnlijk niet van zo'n situatie bewust zullen zijn, is een dergelijk sterfbed ontluisterend.

Bovendien zijn er patiënten die weigeren hun laatste dagen iatrogeen gesedeerd door te brengen, omdat ze dit als een zinloze of onwaardige afsluiting van hun leven zien. Er is een toenemende behoefte aan een 'zachte dood' en 'gecontroleerd sterven': men wil creperen voorkomen en waardig en bij vol bewustzijn afscheid nemen. Hier stuiten we op een cultureel-maatschappelijk verschijnsel dat van invloed is op het handelen van de arts die het zelfbeschikkingsrecht van zijn patiënt wil respecteren, waar goede of slechte palliatieve zorg er minder toe doet.

In diverse westerse landen is gedocumenteerd dat een (grote) meerderheid van het publiek het aanvaardbaar vindt dat een arts euthanasie toepast of hulp bij zelfdoding verleent als een terminale patiënt die ondraaglijk en uitzichtloos lijdt daarom vraagt. In Nederland geldt hetzelfde voor artsen. In andere landen zijn artsen over het algemeen terughoudender, hoewel dat, met name in de Verenigde Staten, voor hulp bij zelfdoding minder geldt.

Dezelfde middelen die worden gebruikt bij intensivering van pijn- en symptoombestrijding (meestal morfine) of terminaal sederen (doorgaans barbituraten), kunnen ook bij euthanasie (meestal barbituraten, gevolgd door een curarepreparaat) en hulp bij zelfdoding (doorgaans barbituraten) worden toegepast; in de laatstgenoemde situaties zijn de doses gewoonlijk hoger. Het daadwerkelijk effect hangt af van de toestand van de patiënt, de (eventueel eerder) gebruikte dosering en de wijze en snelheid van toediening. Het motief is meestal hetzelfde, namelijk opheffen van het lijden. De belangrijkste verschillen zijn gelegen in de intentie, namelijk het lijden verlichten en de (eerdere) dood op de koop toenemen versus het (eerder) overlijden bewerkstelligen waardoor het lijden is opgeheven, en de aan- of afwezigheid van informed consent c.q. een uitdrukkelijk verzoek van de patiënt.

Intensivering van pijn- en symptoombestrijding wordt algemeen gezien als normaal medisch handelen en als geaccepteerd onderdeel van palliatieve zorg. In de hospicebeweging geldt hetzelfde ook voor terminaal sederen. Het kan worden betwijfeld of terminaal sederen voor de gemiddelde Nederlandse patiënt en arts een reëel alternatief is voor euthanasie of hulp bij zelfdoding. De laatstgenoemde medische beslissingen rond het levenseinde maken geen deel uit van de reguliere palliatieve zorg. Zij kunnen evenwel worden gezien als een aanvaardbaar sluitstuk van stervensbegeleiding, als ondanks de best mogelijke palliatieve zorg een patiënt toch persisteert in het verzoek om zijn leven te helpen beëindigen.

Literatuur

1. APA. The APA Working Group on Assisted Suicide and End-of-Life Decisions: Report to the Board of Directors of APA. Washington: American Psychological Association, 2000.
2. Borst-Eilers E. Definitief standpunt palliatieve zorg. Den Haag: Ministerie van Volksgezondheid, Welzijn en Sport, 11 maart, 2002.
3. Broeckaert B. Palliatieve sedatie. Nederlands Tijdschrift voor Palliatieve Zorg 2002; 3:70-74.
4. Di Mola G, Borsellino P, Brunelli C et al. Attitudes toward euthanasia of physician members of the Italian Society fot Palliative Care. Annals of Oncology 1996;7(9):907-11.
5. Doyle D, Hanks GW, MacDonald N. Oxford Textbook of Palliative Medicine. Oxford: Oxford University Press, 2001.
6. Emanuel LL. Facing Requests for Physician-Assisted Suicide. JAMA 1998;280:643-7.
7. Francke AL, Willems DL. Palliatieve zorg vandaag en morgen: Feiten, opvattingen en scenario's. Maarssen: Elsevier Gezondheidszorg, 2000.
8. Maas PJ van der. De geneeskunde van de laatste levensfase. TSG. Tijdschrift voor Gezondheidswetenschappen 1999;77(8):447-448.
9. Maas PJ van der, Delden JJM van, Pijnenborg L. Medische beslissingen rond het levenseinde. 's-Gravenhage: Sdu 1991.
10. Mount BM, Hamilton P. When Palliative Care Fails to Control Suffering. J Pall Care 1994;10(2):24-6.
11. Pool R. Vragen om te sterven. Euthanasie in een Nederlands ziekenhuis. Rotterdam: WYT Uitgeefgroep, 1996.
12. Quill TE, Dresser R, Brock DW. The rule of double effect – a critique of its role in end-of-life decision making. New Engl J Med 1997;337: 1768-71.
13. Quill TE, Lo B, Brock DW. Palliative options of last resort. JAMA 1997; 278: 2099-2104.
14. Spreeuwenberg C, Bakker DL, Dillmann RJM, red. Handboek palliatieve zorg. Maarssen: Elsevier Gezondheidszorg, 2002.
15. The AM. 'Vanavond om 8 uur...' Verpleegkundige dilemma's bij euthanasie en andere medische beslissingen rond het levenseinde. Houten/Diegem: Bohn Stafleu Van Loghum, 1997.
16. Wal G van der, Maas PJ van der. Euthanasie en andere medische beslissingen rond het levenseinde. De praktijk en de meldingsprocedure. 's-Gravenhage: Sdu 1996.
17. Wal G van der, Heide A van der, Onwuteaka-Philipsen BD, Maas PJ van der. Medische besluitvorming aan het einde van het leven. Utrecht, De Tijdstroom, 2003.
18. World Health Organization. Cancer pain relief and palliative care. Technical Report Series 804. Geneva, 1990.

Hoofdstuk 12

IS ER TOEKOMST VOOR DE PIL VAN DRION?

B.E. Chabot

Inleiding

Sinds de Wet toetsing levensbeëindiging op verzoek en hulp bij zelfdoding – hierna te noemen de WTL – door het parlement is aangenomen, is de discussie over de 'pil van Drion' opgelaaid.[1] Deze uitdrukking dook in de pers op kort na een publicatie van de jurist H. Drion in 1991 en werd een staande uitdrukking in het euthanasiedebat. Aanvankelijk leek duidelijk welk voorstel met deze uitdrukking bedoeld werd. Dadelijk zal blijken dat de 'pil van Drion' inmiddels zoveel betekenissen heeft dat het een heldere discussie verlamt.

Dit hoofdstuk mondt uit in de ongebruikelijke conclusie dat verstrekking van de pil van Drion weinig of geen toekomst heeft. Ongebruikelijk, omdat die conclusie niet berust op ethische bezwaren dat de 'pil' geen toekomst *behoort* te krijgen. De intrigerende vraag wordt besproken hoe het toch komt dat voor allerlei ethische kwesties telkens weer een maatschappelijke oplossing wordt gezocht waarin de artsenstand een centrale positie krijgt toebedeeld. Artsen hebben die positie gekregen bij levensbeëindigend handelen. Dat zal een onverwacht obstakel blijken te vormen voor de niet-medische verstrekking van dodelijke middelen die de Nederlandse Vereniging voor Vrijwillige Euthanasie (NVVE) bepleit.

Aan het slot van dit hoofdstuk worden twee scenario's geschetst voor de toekomstige rol van artsen bij het zelfgewilde levenseinde van oude mensen: enerzijds een minimale rol voor artsen, anderzijds een ruimere betrokkenheid daarbij. Het voorafgaande betoog maakt het waarschijnlijk dat artsen in de toekomst een minimale rol zullen spelen bij verstrekking van de 'pil van Drion'. De prijs voor deze terughoudendheid zou kunnen zijn dat ouderen zich de dodelijke middelen clandestien gaan aanschaffen.

De pil van Drion: een containerbegrip

De openingszin van het artikel van H. Drion[9] stelde het probleem zó dat het ogenschijnlijk goed oplosbaar lijkt:

'Het lijkt me aan geen twijfel onderhevig dat veel oude mensen er een grote rust in zouden vinden als zij over een middel konden beschikken om op een aanvaardbare wijze uit het leven te stappen op het moment dat hun dat – gezien wat hen daarvan nog te wachten staat – passend voorkomt.'

Drion stelde dat een grote zorg van veel oude mensen is dat er voor hen een moment zal komen waarop zij in de meest elementaire zaken van het leven niet meer voor zichzelf kunnen zorgen. Een extra aanbod van goede verzorging achtte hij essentieel, maar hij zag dit niet als antwoord op het probleem van diegenen die gespaard wensen te blijven voor een leven dat nog slechts met zorg van anderen gecontinueerd kan worden. Hij erkende dat de overheid er belang bij heeft suïcides te voorkomen, maar naar zijn mening gaat dit argument niet op voor oude mensen. Ouderen kunnen goed overzien welk resterend stuk leven in afhankelijkheid hun nog rest, zodat zij ook beter dan andere personen die nog niet hoogbejaard zijn in staat zijn om te beslissen of zij dit resterende stuk leven wel of niet willen meemaken. Met nadruk wees hij het zelfbeschikkingsrecht als fundament voor zijn voorstel af. Hij baseerde zich op een principiële vraag: 'Waaraan ontleent de Staat het recht om aan oude mensen die hun leven willen beëindigen [...] middelen tot een humane levensbeëindiging te onthouden?'[10,11] Tot zover Drion zelf, die zich nooit uitsprak over de praktische uitwerking van zijn idee.

De uitdrukking 'pil van Drion' heeft zich in de jaren na 1991 als een olievlek uitgebreid tot een veelheid aan betekenissen die in de discussie door elkaar heen lopen. Velen zien de 'pil' als iets dat men in eigen beheer krijgt voor later, 'een pil op het nachtkastje', als een geruststellende 'doodsverzekering' voor als de nood ooit aan de man komt. Dit is de oorspronkelijke betekenis waarmee Drion de discussie opende. Realisering van dit voorstel zou leiden tot een ruime verspreiding van dodelijke pillen in de samenleving.

Velen oordelen deze verspreiding gevaarlijk en ongewenst. Vandaar de inperking van de 'pil van Drion' tot iets dat pas verstrekt behoort te worden als de doodswens aanwezig is, een 'pil' voor daadwerkelijk gebruik nú, als de afhankelijkheid een bepaalde, voor de persoon zelf onaanvaardbare grens overschrijdt. Sommigen willen daarbij verstrekking van 'de pil voor nu' beperken tot ouderen. Maar de beperking tot ouderen is door anderen aangevochten, omdat dit in strijd zou zijn met het gelijkheidsbeginsel en leeftijdsdiscriminatie zou betekenen.

Naast het gebruik door elkaar heen van de betekenis van 'pil van Drion' als een pil voor nu en een pil voor later, een pil voor ouderen en een pil voor iedereen, bestaat er onenigheid over de waarborgen waarmee verstrekking omgeven zou moeten worden. Drion zelf wees ieder 'doodsexamen' af: moet ik ook nog gaan bewijzen dat ik niet depressief ben? Vanuit het ideaal van autonomie van het individu wordt binnen de NVVE gepleit voor minimale waarborgen voor verstrekking: het verzoek van een 'wilsbekwaam' persoon is voldoende en een bedenktijd van één maand is voldoende.[2] Daartegenover staat de idee dat bij verstrekking van de 'pil van Drion' voldaan moet zijn aan alle geldende zorgvuldigheidseisen voor hulp bij zelfdoding door een arts. Daarenboven heeft De Hoge Raad in een recent arrest de voorwaarde 'ziekte' geïntroduceerd.

De uitdrukking 'pil van Drion' verlamt de discussie doordat er telkens weer andere voorwaarden voor verstrekking aan worden gekoppeld. De betekenis varieert inmiddels per auteur. Gemeenschappelijk is slechts dat iedereen uitgaat van een *verstrekking* van het dodelijke middel door een arts of door een bevoegde instantie.

Maar verstrekking is niet noodzakelijk. Uit onderzoek blijkt dat ouderen het dodelijke middel soms ook zelf verzamelen, al of niet met hulp van naasten. Zij nemen hun pillenvoorraad in zonder dat een arts daarbij aanwezig is, in aanwezigheid van naasten[6]. Een zelfgekozen en humane dood onder ouderen, zoals bedoeld door Drion, bestaat dus al. Maar deze variant op de 'pil van Drion' wordt in het debat afgedaan als 'elitair'. Elitair, omdat hoger opgeleide personen met connecties makkelijker aan dodelijke pillen kunnen komen dan anderen. Het debat vindt blijkbaar plaats vanuit het democratisch-egalitaire uitgangspunt dat elke oudere die dat wenst, gelijke toegang moet krijgen tot een humaan dodelijk middel.

De diverse gebruikswijzen van de uitdrukking 'pil van Drion' hebben gemeen dat een dodelijk middel wordt verstrekt onder voorwaarden die per auteur variëren. In dit hoofdstuk wordt daarom de betekenis als volgt ingeperkt: de 'pil van Drion' is een dodelijk inslaapmiddel dat door een andere persoon onder nader te specificeren voorwaarden verstrekt zou mogen worden.

Met het gebruik in deze afgeslankte betekenis zou onduidelijkheid voorkomen kunnen worden omdat het dwingt tot explicitering van de voorwaarden waaronder de spreker verstrekking verantwoord acht.

Veilige verstrekking van dodelijke middelen

Behalve in sciencefiction bestaat er niet één 'pil' die een humane dood tot stand brengt; er zijn altijd meerdere (combinaties van) pillen in het spel. De pillen die pijnloos doden via een toestand van diepe slaap of coma zijn door beleid van de overheid ontoegankelijk gemaakt. Met name de milde en doeltreffende barbituraten vallen onder de Opiumwet en zijn bovendien bijna allemaal uit de handel genomen.[3]

Ter voorkoming van impulsieve zelfdodingen heeft Drion gepleit voor de samenstelling van een 'tweetraps-pil': het eerste middel is pas werkzaam als het tweede middel een aantal dagen later wordt ingenomen, zodat de persoon zich heeft kunnen bedenken. Onnodig te zeggen dat de farmaceutische industrie geen aanstalten maakt om een ander middel (naast barbituraten) te ontwikkelen dat de dood brengt via diepe slaap, tweetraps- of anderszins 'beveiligd'.

In de Angelsaksische wereld is door het absolute verbod op euthanasie en hulp bij zelfdoding een tegenstroom opgekomen van een aantal artsen en onderzoekers die tezamen dit verbod bestrijden. Zij hebben zich recent verenigd in de groepering NuTech, die voor een humane dood middelen ontwikkelt die niet of lastig door de overheid zijn uit te bannen [2,24]. Daarbij hebben zij reeds een enkel succes geboekt in de vorm van humane zelfdoding met inerte gassen die vrij verkrijgbaar zijn. Een heikel punt hierbij is dat bij de uitvoering begeleiding door iemand die ervaring heeft met de methode onmisbaar is.[4] Deze persoon loopt enig risico aangeklaagd te worden vanwege strafbare hulp bij zelfdoding, al is dat tot nu toe in de Verenigde Staten niet gebeurd.[5] Nederlandse waarnemers volgen de toepassing van deze 'pil' in gasvorm op de voet. Maar vanwege de WTL, die doktershulp bij levensbeëindiging onder voorwaarden toelaat, is er hier (nog) geen behoefte aan het in praktijk brengen van de kennis die NuTech heeft verzameld. De opkomst van NuTech laat wel zien wat er kan gebeuren als een overheid een repressief beleid voert dat door grote groepen burgers niet gedragen wordt.

Pas tien jaar na Drions publicatie verscheen er voor het eerst een uitgewerkt voorstel van Blad en Bogert voor een veilige procedure om dodelijke middelen te verstrekken aan burgers[3]. Realisering van deze procedure vooronderstelt wel een wijziging van het huidige art. 294 W.v.S. Vanwege de risico's van misbruik van dodelijke (inslaap)middelen hebben Blad en Bogert een procedure uitgewerkt die de bescherming van het recht op leven van andere burgers kan garanderen. Dat brengt onvermijdelijk juridisering van de zelfgekozen dood met zich mee. Maar wie hulp vraagt aan derden bij zelfdoding moet daarvoor 'de prijs betalen van enige juridisering'.

Blad en Bogert hebben hun procedure ontworpen voor situaties waarin een medische beoordeling niet aan de orde is. Zij menen dat bij medische problematiek een overstap naar de medische procedure volgens de WTL overwogen moet worden. Kort samengevat stellen zij de volgende procedurele vereisten voor waaraan een 'kandidaat-zelfdoder' moet voldoen:

1. deponering van het voornemen tot zelfdoding bij een advocaat of notaris gedurende een zekere minimumperiode; dit is van belang met het oog op de duurzaamheid van de doodswens.
2. een consultatiefase, die omvat:
   - een of meerdere gesprekken van de zelfdoder met (een) verkozen naaste(n);
   - begeleiding door een mentor-stervensbegeleider; deze heeft tevens een taak bij het voeren van gesprekken met de naaste(n);
   - een bedenktermijn;
   - een rapportage van de mentor dat de stervenswens weloverwogen is. Weloverwogenheid impliceert dat betrokkene als wilsbekwaam beoordeeld wordt en dat hij of zij goed geïnformeerd is over alternatieven voor zelfdoding. Onduidelijk in dit voorstel is of de mentor in staat is deze informatie zelf te geven of dat hiervoor anderen (een arts?) dienen te worden ingeschakeld. De rapportage van de mentor legt tevens vast dat het verzoek niet onder invloed van socia-

le druk of een tijdelijke depressie staat. Doel hiervan is het buiten twijfel vaststellen van de vrijwilligheid en duurzaamheid van de zelfdodingswens;
3. De uitvoeringsfase vindt plaats met hulp van een arts, nadat zowel de advocaat of notaris bij wie de akte is gedeponeerd als de mentor hebben bevestigd dat aan het bovenstaande is voldaan. Wanneer aldus van beide kanten het licht op groen is gezet, verschaft een arts de dodelijke middelen zonder verder medisch onderzoek, want het is niet de bedoeling dat nu alsnog een 'medisch examen' wordt afgenomen. De arts blijft aanwezig tijdens de inname ervan en verricht eventueel 'aanvullende activiteiten om de zelfdoding te laten slagen'. Vermoedelijk wordt hier gedoeld op het incidenteel noodzakelijk euthanaserend handelen van de arts als de dood lang op zich laat wachten. De arts brengt verslag uit aan de advocaat of notaris.

Mocht de uitvoering niet doorgaan, dan gaan de zelfdodingsmiddelen met de arts terug naar de apotheek.

Tot slot merken Blad en Bogert op dat dit niet-medische regime voor hulp bij zelfdoding 'voor de artsen een enorme verlichting van de druk en verantwoordelijkheid zou kunnen betekenen die in de huidige euthanasieregeling op hen wordt gelegd.' Op de precieze betekenis hiervan kom ik zo dadelijk terug.

Losse zeden verdringen strenge zeden

Elders in dit boek (Legemaate, hoofdstuk 2) zijn de voorwaarden besproken waaraan artsen op dit moment moeten voldoen om straffeloos hulp bij zelfdoding te verlenen. Voor een goed begrip van de kritiek op het voorstel van Blad en Bogert is het van belang om het medische regime onder de WTL te vergelijken met de wijzigingen die zij introduceren voor hun niet-medisch regime voor hulp bij zelfdoding. Hun voorstel wijkt op ten minste vier punten af van de voorwaarden waaraan voldaan moet zijn onder de WTL:
1. ondraaglijk en uitzichtloos lijden zijn niet vereist;
2. geen arts is vereist die informatie geeft (dit gebeurt door de mentor), noch een arts die als consulent optreedt;
3. de wilsbekwame persoon met een doodswens beslist: er is géén *gezamenlijke* overtuiging van mentor en cliënt vereist dat er voor de situatie van de zelfdoder geen redelijke andere oplossing is;
4. toetsing na het overlijden is niet geregeld, of wordt niet nodig geacht.

Deze niet-medische procedure kan weliswaar veilig zijn voor wat betreft de dodelijke middelen, maar het is duidelijk dat het een aanzienlijk lichtere procedure is dan hetgeen onder de WTL wordt gevraagd. Onlangs heeft de ethicus G. den Hartogh[13] betoogd dat de twee hulpregimes voor zelfdoding – met of zonder doktershulp – zich gedragen als communicerende vaten.

Daarmee bedoelt hij dat de persoon met een doodswens die onder het medische regime niet krijgt wat hij wenst, dit zal proberen te krijgen via het lichtere niet-medische regime. Personen met een doodswens zullen vermoedelijk niet eens meer beginnen aan het medische traject maar zich gelijk wenden tot het niet-medische circuit. Eventuele medische aandoeningen die aan henzelf bekend zijn zullen zij verzwijgen of bagatelliseren om niet teruggestuurd te worden naar het 'medische euthanasie-examen'. Slechts bij ernstige terminale ziekten zal hun medische toestand zichtbaar zijn voor de mentor. Maar personen die niet zichtbaar ziek zijn zullen de dodelijke middelen via de niet-medische weg kunnen verkrijgen, zonder enige toetsing vooraf of na het overlijden.

Ook veel artsen voelen zich belast door een uitdrukkelijk en herhaald verzoek om euthanasie of hulp bij zelfdoding buiten de terminale fase. Een belasting die ontstaat door de vele gesprekken, de consultatie, de administratieve zaken die horen bij de melding, maar vooral door de uitvoering: 'iemand doodmaken'. Daarom zullen artsen ertoe overgaan zich die zware weg te besparen door de persoon met een persisterende doodswens te verwijzen naar het niet-medisch circuit. Dat daaronder ook personen zullen zijn met een meer of minder ernstige ziekte hoeft de betreffende arts niet als een probleem te zien. Als hij de ziekte(n) van de persoon met een weloverwogen en duurzame doodswens toch niet kan genezen, waarom zou hij zich dan inspannen en het risico lopen op de kritiek die kan volgen op een toetsing achteraf, als er een andere route bestaat die niet uitmondt in een toetsing, of in een veel globalere toetsing?

Aldus zal van twee kanten, zowel van de zijde van de arts als van de persoon met een doodswens, het bestaan van een niet-medische procedure leiden tot een voorkeur voor de minder streng genormeerde procedure. De ontlasting voor artsen die Blad en Bogert verwachten bij uitvoering van hun voorstel zal inderdaad optreden omdat de beoordeling eenvoudiger is (ondraaglijk lijden noch consultatie door een arts zijn vereist) en een degelijke toetsing ontbreekt. Zoals water altijd stroomt naar het laagste punt, zo wenden personen met een doodswens zich bij voorkeur tot die procedure die de meeste kans van slagen biedt.

Men kan dit proberen te voorkomen door harde criteria te formuleren voor wie zich wel en wie zich niet mag aanmelden bij de niet-medische procedure. Bijvoorbeeld, de oudere die zich aanmeldt bij de niet-medische procedure moet 'gezond' zijn. Bij het vaststellen of aan dat criterium voldaan is zullen medici onvermijdelijk een sleutelrol spelen. Want indien de niet-medische procedure bedoeld is als een alternatief voor een gang door het medische circuit, dan zal men personen met een mogelijk behandelbare medische aandoening willen uitschiften. Dat introduceert een nieuw 'medisch examen' bij de ingang van het niet-medische circuit. Dit is strijdig met de beoogde autonomie rond het levenseinde van waaruit de niet-medische procedure is bedacht.

Het leeftijdscriterium zou een andere voorwaarde kunnen zijn voor wie zich wel en wie zich niet mag aanmelden bij de niet-medische procedure. Bijvoorbeeld, wie tachtig jaar of ouder is mag zich aanmelden bij een procedure zoals door Blad en Bogert voorgesteld. Ook dan zullen artsen ouderen boven de tachtig met een doodswens die tevens lijden aan niet-dodelijke ziekten doorverwijzen naar het niet-medische circuit, om dezelfde redenen als hierboven genoemd. De met zorg door alle maatschappelijke partijen – KNMG, rechters, politici en zelfs de NVVE – opgebouwde medische route zoals uitgekristalliseerd in de WTL, zal door een onbekend aantal eveneens zieke ouderen spoedig vermeden worden omdat het een 'streng examen' inhoudt.

Dit dilemma speelt een rol bij ieder ander voorstel voor verstrekking van een dodelijk inslaapmiddel waarbij de gestelde voorwaarden lichter zijn dan de geldende zorgvuldigheidseisen. Naarmate men de lat voor het verkrijgen van dodelijke middelen lager legt zal de toestroom naar de niet-medische procedure groter worden. Dat geldt voor personen met somatische en met psychiatrische ziekten. Invoering van een leeftijdsdrempel zal de toestroom van mensen boven die leeftijdsgrens die ziek zijn niet kunnen voorkomen.

Deze gang van zaken is bij allerlei morele kwesties bekend. De socioloog A. de Swaan[28] heeft de integratie binnen Europa besproken van, bijvoorbeeld, opvattingen over abortus. In Ierland is abortus verboden maar veel Ierse vrouwen steken over naar Engeland waar zij zich kunnen laten aborteren. Daarmee neemt in Ierland de strenge morele veroordeling van abortus af. Het strenge anti-alcoholbeleid in Zweden en Finland is uitgehold sinds het vrij verkeer van personen het mogelijk maakt dat Zweden en Finnen hun voorraad inslaan in Denemarken.[19] De Swaan herinnert in dit verband aan een oude waarheid: 'Losse zeden verdringen strenge zeden. Dat hebben pastoors, dominees en bovenmeesters altijd gezegd.' Zo zal ook rond levensbeëindiging het strenge medische toetsingsregime verdrongen worden door een 'lossere' niet-medische procedure, zodra die binnen onze landsgrenzen beschikbaar komt.

Op dit moment wil niemand dat. Ook de NVVE niet, die regelmatig benadrukt dat euthanasie en hulp bij zelfdoding door een arts de 'koninklijke weg' is.[6] Dat introduceert een probleem wanneer de NVVE een niet-medische procedure voor de 'pil van Drion' wil invoeren. Want de niet-medische procedure zal de bestaande medische procedure uithollen. We zagen dat dit niet voorkomen kan worden door de toegang tot beide procedures van elkaar af te grenzen met behulp van het criterium ziekte of door een leeftijdsgrens.

De voordelen van een medisch regime

Hoe komt het toch dat voor allerlei morele kwesties telkens weer een maatschappelijke oplossing wordt gezocht waarin de artsenstand een centrale positie krijgt toebedeeld? Bij het zoeken naar oplossingen voor de maatschappelijke problemen rond euthanasie zijn de afgelopen dertig jaar diverse partijen betrokken geraakt: de overheid (met name de rechterlijke macht en het Openbaar Ministerie), belangenorganisaties van burgers (NVVE) en belangenorganisaties van artsen (KNMG). Wat heeft de positie van artsen bij het zelfgekozen levenseinde zo vanzelfsprekend en onaantastbaar gemaakt? Om dat te begrijpen dienen we afstand te nemen en de positie van artsen bij de oplossing van allerlei maatschappelijke conflicten in Nederland te bekijken.

De Swaan[27] heeft besproken hoe allesomvattend de bemoeienissen van artsen zijn geworden en dat de vestiging van een medisch regime niet het werk is geweest van een machtsbeluste voorhoede van artsen. De Swaan ziet de centrale rol van artsen als het onbedoelde resultaat van maatschappelijke tegenstellingen waarvoor artsen een oplossing wisten te bieden die aan alle betrokken partijen voordeel bracht.7

Bijvoorbeeld: de herdefinitie van een arbeidsconflict als een medisch probleem versterkt de onderhandelingspositie van de werknemer omdat zijn ongenoegens nu geformuleerd kunnen worden als medische vereisten. Ze zijn daarmee ook geïndividualiseerd en deze begrenzing van het geschil biedt de bedrijfsleiding kansen op een medische neutralisering van de belangentegenstelling. Deze reductie van maatschappelijke conflicten tot door medici behandelbare problemen, doet zich ook voor bij de selectie van mensen of in de toedeling van mensen aan medische bewaringsinstanties, of het nu gebrekkigen, chronisch zieken of stervenden geldt. Ook in persoonlijke conflictsituaties, waarin ooit zielzorgers uitkomst moesten brengen, kan de medicus een nieuwe formulering bieden van het conflict als een behandelbaar probleem. Als partijen er belang bij menen te hebben om deze rol van de medicus te aanvaarden ontstaat 'een collusie, een verborgen medeplichtigheid van de partijen die met elkaar in conflict zijn'.[27]

Dit inzicht is toe te passen op zelfdoding met medische bijstand. Rond het levenseinde waren in de jaren zeventig en tachtig van de vorige eeuw overheid, artsenstand en belangenorganisaties van burgers (potentiële patiënten) verwikkeld in een conflict over een 'goede dood'.[35] Alle drie partijen hebben in Nederland toenemend belang gekregen bij de positie van de arts als regisseur.

Het belang voor de patiënt is erin gelegen dat zijn verlangen niet langer te hoeven lijden als medisch legitiem wordt geobjectiveerd: het is niet onbegrijpelijk als hij dood wil, hij lijdt écht en het lijden is onopheffaar, de dokter heeft dat vastgesteld. Ook is het in het voordeel van de patiënt met een dodelijke ziekte als de ambities van de arts als genezer moreel aan banden wordt gelegd: artsen moeten bij ernstige ziekten hun machteloosheid erkennen om het lijden te verlichten. Die erkenning maakt de weg vrij om in te gaan op een verzoek om levensbeëindiging. Een deel van de problemen rond een langgerekt sterfbed zijn opgeroepen door medisch-technische ontwikkelingen, zodat het voor de hand ligt om ook van artsen te verwachten dat zij op verzoek het sterven bekorten.

De winst van de overheid is gelegen in de medische isolering van het probleem omdat medicalisering automatisch een uitzonderingstoestand creëert waarin andere regels gelden dan in het overige maatschappelijke verkeer. Dat maakt dodende handelingen voor de Staat enigszins overzichtelijk en daarmee min of meer beheersbaar. Wanneer dodende handelingen een terugkerend en structureel onderdeel worden van het nieuwe sterven, wordt het belang van burger én overheid groter om daar enig zicht op te krijgen via een meldingsprocedure.

Het belang voor de arts van een medische oplossing van problemen rond het levenseinde is dat zijn centrale rol bij het grensverkeer tussen ziekte en dood wordt gehandhaafd. In iedere samenleving is er veel maatschappelijk aanzien verbonden met deze uitzonderlijke positie in relatie tot de dood. Een medische regie bij levensbeëindiging levert de arts status en prestige.

Dit aanzien blijkt een kwetsbaar aspect in het maatschappelijk compromis bij conflicten die grotendeels op levensbeschouwelijk terrein liggen. Want voorzover de praktijk bij levensbeëindigend handelen niet afdoende is te rechtvaardigen op grond van medische kennis, zullen binnen de KNMG evenveel verschillen van opvatting blijken te bestaan als binnen de bevolking als geheel. Dan dreigt een levensbeschouwelijk conflict binnen de artsenstand. Tot op heden is dit door de artsenorganisatie KNMG voorkomen.

In dit licht bezien lijkt het arrest-Brongersma voor de beroepsgroep een geschenk. De Hoge Raad stelt daarin dat hulp bij zelfdoding door een arts slechts gelegitimeerd kan worden als er sprake is van lijden door een ziekte en dat de arts geen deskundigheid heeft inzake vormen van lijden door eenzaamheid en een leeg bestaan zonder toekomstperspectief, die soms komen met de ouderdom. Deze ogenschijnlijk heldere inperking van deskundigheid voorkomt voorlopig interne strijd. Het is nog onduidelijk of deze afbakening van de Hoge Raad door de KNMG en een meerderheid van artsen zal worden overgenomen.[8] Andere inperkingen van de rol van de arts bij levensbeëindigend handelen betreffen levensbeëindiging bij dementie[9] en hulp bij zelfdoding in de psychiatrie.[10] Het arrest-Brongersma biedt overigens aan artsen die wel hulp bij zelfdoding aan iemand als Brongersma zouden willen bieden nog enkele openingen die bij de bespreking van het arrest aan de orde zullen komen.

Bij het zoeken naar een oplossing voor de conflicten rond euthanasie en zelfdoding met medische bijstand hebben artsen in de jaren tachtig van de vorige eeuw, geholpen door de rechterlijke macht, een uitweg geboden die alle partijen voordeel bood volgens het hierboven geschetste patroon. Hun rol bij levensbeëindiging ingeval van somatische ziekten is onomstreden, of artsen dat nu prettig vinden of niet, en of zij met hun nieuwverworven verantwoordelijkheid raad weten of niet.

Dat artsen niet goed raad weten met hun verantwoordelijkheid, blijkt uit de problemen met het aantal meldingen. Het percentage meldingen bedroeg in 2001 54% van de (geschatte) 3800 gevallen van euthanasie en hulp bij zelfdoding. Levensbeëindiging zonder verzoek wordt in feite nooit gemeld[33].

Voor de hand ligt het verwijt van de zijde van de overheid en de politiek dat artsen het in hen gestelde vertrouwen beschamen door externe consultatie en toetsing van hun levensbeëindigend handelen uit de weg te gaan. Toch valt nergens de suggestie te beluisteren dat artsen hun geprivilegieerde positie bij euthanasie en hulp bij zelfdoding moet worden ontnomen wanneer de meldingen onder een maatschappelijk aanvaardbaar percentage blijven. Geen groepering in Nederland wil – of kan – van de medische regie af.

In deze maatschappelijke context komt de NVVE voor het eerst in haar dertigjarige geschiedenis met een voorstel inzake een niet-medische procedure voor de verstrekking van een dodelijk inslaapmiddel aan ouderen. Doordat men in Nederland geen enkele ervaring heeft met een niet-medische route zijn de te verwachten consequenties van dit voorstel voor de wettelijk vastgelegde medische procedure nog niet doordacht. Wie eraan vasthoudt zal er duidelijk over dienen te zijn dat hij ook de uitholling van levensbeëindiging volgens de normen van de nieuwe wet voor lief neemt.

Een niet-medisch regime in Zwitserland

Geen enkele groepering in Nederland wil af van de medische regie over levensbeëindiging. Maar is er überhaupt een alternatief? Het enige land waar hulp bij zelfdoding wordt verleend via een openlijk erkende niet-medische procedure is Zwitserland. Hulp bij zelfdoding is daar niet strafbaar zolang de helper geen belang heeft bij het overlijden.[11] Hoewel precieze onderzoeksgegevens ontbreken, rijst uit de beschikbare gegevens het volgende beeld op.[12]

Zwitserse artsen verwijzen hun patiënten met een uitdrukkelijke doodswens naar de vereniging Exit, die vergelijkbaar is met de NVVE. Een medewerker van Exit bespreekt met de patiënt diens afweging om voor de dood te kiezen. Wanneer de medewerker hierom verzoekt, verstrekt de arts vaak een recept voor een dodelijke dosis barbituraten aan de Exit-medewerker. Indien een arts dit weigert, legt de organisatie Exit contact met een vertrouwensarts die bereid is het recept uit te schrijven. De medewerker houdt de pillen in beheer tot op de dag van het overlijden door zelfdoding. De medewerker blijft daarbij ook aanwezig, samen met een getuige. Hij of zij meldt de zelfdoding bij de lijkschouwer en Justitie[12].

In 2002 vonden er bij de Duitse afdeling van Exit gesprekken plaats met 240 cliënten. Daarvan ontvingen er 90 hulp bij zelfdoding en 30 overleden zonder deze hulp. De overige 120 aanvragen om hulp bij zelfdoding waren aan het eind van het jaar nog in behandeling.[13]

Deze procedure is niet alleen veilig voor wat betreft de dodelijke middelen maar ook voor de Exit-medewerker; zó veilig dat de vereniging Exit geen wetswijziging nastreeft.[14] Want na het overlijden vindt slechts een procedurele toetsing plaats door Justitie: er moet een schriftelijk verzoek aanwezig zijn, maar er wordt niet inhoudelijk gekeken naar de ernst en de uitzichtloosheid van het lijden. Bij vrijwel alle gevallen is er een brief aanwezig van een medisch specialist die verklaart dat er een dodelijke ziekte bestaat die ongeneeslijk is. Toch krijgen onder deze procedure soms ook een oudere zonder dodelijke ziekte en iemand met ernstige invaliditeit op verzoek de dodelijke middelen.[12]

Deze niet-medische procedure maakt levensbeëindigend handelen door artsen vaak overbodig, behalve in die gevallen dat iemand de middelen niet meer kan innemen. Er zijn geen gegevens over de frequentie van medische hulp bij zelfdoding.

Zwitserse artsen belijden een beroepsethiek waarbinnen euthanasie en hulp bij zelfdoding niet tot de taak van een arts behoren. Het voordeel voor hen van de bestaande situatie is dat zij, dankzij de hulp van leken, dit kunnen uitbesteden. Het is voor hen veel minder belastend om een recept voor een dodelijke dosis barbituraten uit te schrijven dan daadwerkelijk aanwezig te zijn en bijstand te verlenen bij een zelfdoding. Exit heeft de ervaring dat een zelfdoding met een overdosis barbituraten altijd slaagt wanneer adequate voorzorgen in acht worden genomen. De aanwezigheid van een arts is daarom ook niet noodzakelijk. Deze hulp op afstand van artsen, door het uitschrijven van een recept, is in Zwitserland niet in strijd met hun beroepsethos.

In Zwitserland lijkt geen concurrentie te bestaan tussen de niet-medische procedure die meestal gevolgd wordt en het onbekende aantal gevallen van medische hulp bij zelfdoding. De niet-medische route heeft hier min of meer een monopoliepositie verworven, zoals dat in Nederland met de medische procedure het geval is. Geen wonder dat de vereniging Exit geen wetswijziging nastreeft.

Ook de Zwitserse overheid heeft belang bij de positie van Exit omdat het aantal gevallen van hulp bij zelfdoding controleerbaar is dankzij de meldingen door de Exit-medewerkers. De meldingen door deze niet-artsen lijken betrouwbaarder dan die door Nederlandse artsen. Dat valt ook te begrijpen, omdat de goede naam van Exit op het spel staat en het vertrouwen dat de vereniging bij Justitie verworven heeft.

Sinds kort is er in Zwitserland een nieuwe organisatie actief, *Dignitas* in Zürich, die openlijk hulp bij zelfdoding met behulp van barbituraten verschaft aan buitenlanders. De Zwitserse autoriteiten volgen deze ontwikkeling op de voet maar kunnen of willen (nog) niet ingrijpen. Tot nu toe gaat het om kleine aantallen, per jaar enkele tientallen merendeels Duitse patiënten met een dodelijke ziekte die in eigen land geen hulp bij zelfdoding kunnen krijgen. Ook een enkele Nederlander heeft deze Zürich-route gevolgd. Wanneer deze mogelijkheid op ruimere schaal zal worden gebruikt ontstaat een situatie die vergelijkbaar is met de abortus die Ierse vrouwen in Engeland krijgen: dit verzwakt de absolute morele veroordeling van abortus in Ierland.[19] Evenzo zal hulp bij zelfdoding aan ouderen als Brongersma, als die in Zwitserland geboden gaat worden, zijn weerslag hebben op de publieke opinie alhier en misschien ook op de opstelling van Nederlandse artsen. Voorlopig is het afwachten of deze uitwijkmogelijkheid voor humane zelfdoding naar Zwitserland een blijvende factor wordt in Europa.

De Zwitserse regulering van hulp bij zelfdoding voor de eigen burgers is leerzaam omdat zij een andere maatschappelijke oplossing toont voor het probleem van levensbeëindigend handelen op verzoek. Niet-medische hulp bij zelfdoding vindt openlijk plaats binnen de wet. Voorzover bekend vindt medische hulp bij zelfdoding minder vaak en in het verborgene plaats.

De niet-medische route in Zwitserland maakt medische hulp bij zelfdoding ogenschijnlijk overbodig. Het lijkt erop dat een medisch en een niet-medisch regime voor levensbeëindiging op verzoek elkaar uitsluiten. Er is althans geen land waar zij openlijk naast elkaar bestaan. Dat valt ook niet te verwachten, omdat de lichtere procedure de zwaardere zal verdringen.

'Ziekte' als nieuwe voorwaarde

Zou medische verstrekking van een dodelijk middel aan ouderen die levensmoe zijn de behoefte aan niet-medische verstrekking zoals bepleit door de NVVE kunnen verminderen? In principe kan dat, maar in de praktijk is medische verstrekking sinds het arrest van de Hoge Raad in de zaak-Brongersma minder waarschijnlijk geworden.[1]

De 86-jarige Brongersma leed volgens zijn huisarts noch aan een somatische noch aan een psychiatrische ziekte. De geconsulteerde arts en een psychiater bevestigden dit oordeel. De huisarts beoordeelde het lijden van de heer Brongersma als ondraaglijk en uitzichtloos omdat Brongersma geen enkele zin meer kon geven aan zijn leven, iedere dag een opgave was voor hem en hij zijn leven als afgerond ervaarde. In de publieke discussie werd zijn toestand gekarakteriseerd als 'levensmoe', 'klaar met leven', of 'existentiële problematiek' zonder dat er sprake was van een medisch (somatisch of psychiatrisch) classificeerbare aandoening.

De Hoge Raad bevestigde het arrest van het hof Amsterdam dat de huisarts als medicus niet gekwalificeerd is om de ondraaglijkheid en uitzichtloosheid van het lijden te beoordelen wanneer er geen ziekte is. De arts dient zich volgens het hof Amsterdam te onthouden van een oordeel over het lijden aan het leven, daarvoor zijn andere deskundigen beter gekwalificeerd. Het hof liet in het vage welke deskundigen dat zijn en op grond van welke wetenschappelijke evidentie een huisarts, die in Nederland bevoegd is om integrale geneeskunde uit te oefenen, minder expertise dan andere deskundigen zou hebben inzake lijden uit andere bron dan ziekten.[15]

In zijn argumentatie verwees de Hoge Raad naar de eigen jurisprudentie[16] en naar de antwoorden van de ministers van Justitie en vws op vragen over het wetsontwerp vanuit de Tweede Kamer: 'In dit wetsvoorstel is inderdaad geen plaats voor klaar-met-het-leven en levensmoeheid'.[17] 'Over lijden dat voortvloeit uit een andere dan een medische context behoort niet door een arts te worden geoordeeld. Een dergelijk lijden gaat het terrein van de medicus te buiten.' Een ruime meerderheid van de Kamer (uitgezonderd D66 en GroenLinks) ging mee met het standpunt van de minister, dat nu ook door de Hoge Raad is ingenomen.[18]

'Ziekte' is met deze uitspraak een gloednieuwe aanvullende eis geworden voor gerechtvaardigd levensbeëindigend handelen door een arts, naast de zorgvuldigheidseisen die in de wet zijn vastgelegd. Het is voorlopig afwachten hoe artsen op dit arrest zullen reageren. De meest voor de hand liggende reactie is dat artsen in meerderheid afwijzend zullen beslissen op een verzoek om dodelijke middelen van een oudere die geen duidelijke (lees: ernstige) ziekte heeft. Die opstelling volgt niet logisch uit het arrest. Want op de eerste plaats is het onderscheid tussen wat ziekte is en wat niet, niet eenduidig.[19] Veelvoorkomende ouderdomsgebreken (niet meer kunnen zien of lopen) berusten meestal op een echte ziekte (netvliesdegeneratie, respectievelijk artrose). Deze gebreken kunnen voor een individu met een bepaalde levensgeschiedenis ondraaglijk lijden betekenen, zo betoogde scen-arts Mensing van Charante[20] in een commentaar op het arrest. De jurist Schalken[25] stelt: 'Onder levensmoeheid kunnen lichamelijke en geestelijke verschijnselen schuilgaan die mogelijk wel, ook in medisch opzicht, de wens tot een vervroegde dood zouden kunnen rechtvaardigen.'

Op de tweede plaats zouden artsen in de toekomst het advies van het hof Amsterdam aan Sutorius, de huisarts van Brongersma, ter harte kunnen nemen en 'zingevingsdeskundigen' in consult kunnen vragen. Sutorius had vermoedelijk met succes een beroep op noodtoestand kunnen doen indien ook een of twee van deze deskundigen het lijden als ondraaglijk en uitzichtloos hadden beoordeeld.

Het arrest van De Hoge Raad laat dus nog ruimte voor hulp bij zelfdoding aan ouderen zonder dodelijke ziekte. Enerzijds door de onduidelijke begrenzing van wat voor één bepaald individu als een ernstige ziekte mag gelden en wat niet. Anderzijds door de mogelijkheid zingevingsdeskundigen in te schakelen die het ondraaglijk en uitzichtloos lijden uit andere bron dan ziekte kunnen beoordelen. Aldus kan een huisarts de behoedzaamheid betrachten die de Hoge Raad Sutorius verweet te hebben nagelaten.

Voor huisartsen, die zich vaak reeds overvraagd of overbelast voelen, maakt dit arrest het wel makkelijk om het verzoek om hulp bij zelfdoding van een oudere als Brongersma naast zich neer te leggen.

Opinieonderzoek

Hoe kijken Nederlanders aan tegen de rol van artsen bij het zelfgewilde levenseinde van ouderen? De politicologen Trappenburg en Holsteyn[31] hebben hier onderzoek naar gedaan en daarbij met name gevraagd naar moeilijke grenssituaties. De vragen werden in 1995 en in 2001 gesteld aan een aselecte steekproef van 2500 Nederlanders (respons ± 39%) in de vorm van vignetten waarin complexe situaties kort werden aangeduid. Twee vragen hebben direct betrekking op het door een arts verstrekken van een humaan dodelijk middel aan ouderen.

De eerste vraag informeert naar de attitude tegenover een dodelijke pil voor gebruik op enig *later* tijdstip. De vraag noemt de belangrijkste elementen uit het voorstel van Drion en vraagt of respondent het eens is met de stelling 'dit is een goed voorstel omdat oudere mensen het recht zouden moeten hebben om hun leven te beëindigen wanneer zij dat wensen'. In 2001 is 43% het oneens met de verstrekking van een doodspil voor later; 29% is het hiermee eens; 17% kiest voor 'weet niet' of geeft geen antwoord. Vergeleken met de antwoorden op dezelfde vraag in 1995 is er geen opmerkelijke verschuiving.

De tweede vraag, die in 2001 voor het eerst werd gesteld, schetst een situatie als die van Brongersma en een huisarts die niet goed weet wat hij zal doen als hem gevraagd wordt om een dodelijk middel om *nu* te gebruiken. Twee samenhangende stellingen werden voorgelegd aan respondenten: 'De arts behoort de dodelijke drank te geven omdat de heer X er dringend om heeft gevraagd.' Slechts 14% is het hiermee eens, 61% is het hiermee oneens, en 19% weet het nog niet of geeft geen antwoord. De tweede stelling luidde: 'De dokter behoort de dodelijke drank niet te geven omdat de heer X niet ziek is.' 66% is het hiermee eens, 18% oneens en 10% weet het niet.

Een oudere die op termijn een dodelijke pil wenst, kan blijkbaar rekenen op steun van ongeveer 3 op de 10 Nederlanders. Zodra het gaat over een dodelijk middel voor onmiddellijk gebruik, slinkt de steun hiervoor tot de helft (14% i.p.v. 29%). Als de dodelijke pil voor later wordt tot een pil voor nu, stijgt de afwijzing van 43% naar 61%, en tot 66% als de oudere met een doodswens niet ziek is.

Het NIPO heeft in april 2002 aan een panel van duizend burgers de vraag voorgelegd: 'Zou u via uw arts de beschikking willen hebben over een medicijn waarmee u zelfstandig uw leven kunt beëindigen op het moment dat u zich levensmoe zou voelen?' Hier wordt dus gevraagd naar de mening over verstrekking van een 'pil' voor gebruik op termijn, zónder leeftijdsgrens. Dit werd door 54% van de respondenten afgewezen, 35% antwoordde bevestigend en 11% koos voor 'weet niet/geen mening'. Dit resultaat is vergelijkbaar met het antwoord op de eerste vraag van Trappenburg en Holsteyn.

Van der Wal c.s. ondervroeg 1390 personen naar hun mening over de pil van Drion *'voor later'*: 45% was hier vóór, 35% ertegen, de overigen wisten het niet of waren neutraal[33]. Deze percentages wijken af van die gevonden door het NIPO en ook van de resultaten van het nauwkeuriger onderzoek door Trappenburg[31].

In opdracht van de NVVE heeft het NIPO in 2001 duizend panelleden bevraagd over de zaak-Brongersma. Van de respondenten vond 63% de handelwijze van de huisarts zorgvuldig en correct; 68% zou wensen dat een arts hen in die situatie op dezelfde manier zou bijstaan. Als het over een individuele oudere gaat, is er mogelijk meer steun voor het verstrekken van een dodelijk middel. Misschien vindt hulp bij levensbeëindiging wel steun in individuele schrijnende gevallen, ook bij een niet-zieke oudere.

Deze onderzoeken wijzen niet op een breed draagvlak voor een humaan dodelijk middel voor ouderen. Wel lijkt er in de Nederlandse bevolking een minderheid te zijn die het idee steunt van een dodelijk middel voor ouderen op hun dringend verzoek, ook als de oudere niet ziek is. Het is deze minderheid die van zich doet horen sinds de NVVE hiervoor actie voert.

Twee toekomstscenario's

In de vorige editie van deze bundel uit 1998[4] heb ik twee toekomstscenario's geschetst. Deze verschilden van elkaar in de mate waarin artsen een rol spelen bij het zelfgekozen levenseinde van ouderen. Het gekozen tijdsperspectief was de situatie in 2010, wanneer de eerste mondige babyboomers de leeftijd van 65 jaar bereiken. Dezelfde scenario's lijken mij ook nu nog steeds van toepassing voor de situatie in 2010. Maar inmiddels, vijf jaar later, lijkt het tweede scenario minder waarschijnlijk.

Het eerste, meest aannemelijke scenario voorziet een ontwikkeling waarbij artsen in meerderheid hun rol bij het zelfgekozen levenseinde van ouderen zullen beperken tot ouderen met een dodelijke ziekte die in de laatste levensfase verkeren. Die inperking is op dit moment een feit, zo blijkt uit recent onderzoek[33]: ongeveer 400 ouderen doen jaarlijks een uitdrukkelijk en herhaald verzoek om levensbeëindiging omdat zij 'klaar-met-leven' zijn. Dat verzoek wordt echter slechts 5 tot 15 keer per jaar door een arts ingewilligd. Dus na slechts 1 tot 3% van alle uitdrukkelijke verzoeken wordt een dodelijk middel overhandigd voor gebruik nú. Deze inperking is bekrachtigd door de recente bestraffing van huisarts Sutorius en zal worden versterkt doordat er geen breed maatschappelijk draagvlak is voor een dodelijk middel voor ouderen die 'levensmoe' zijn. De terughoudende opstelling van artsen zal alleen maar sterker worden naarmate oudere burgers een eisende toon aanslaan omdat zij menen *recht* te hebben op doktershulp bij waardig sterven. Dat strijkt artsen tegen de haren in. Zij bewaken hun grenzen ook nu reeds door hun weigering om deze hulp te verlenen te motiveren met een beroep op de ontbrekende 'terminale fase'. Dat beroep is feitelijk onjuist, want die voorwaarde is door de KNMG, door rechters en de politiek altijd afgewezen. Dat neemt niet weg dat een geringe levensverwachting de altijd lastige beoordeling van het ondraaglijk lijden ogenschijnlijk vereenvoudigt.[13] Volgens Den Hartogh gebruiken artsen een korte levensverwachting in feite als een aanvullende zorgvuldigheidseis voor gerechtvaardigde levensbeëindiging. Dat maakt het verzoek om hulp bij zelfdoding vrijwel kansloos in het geval dat de levensverwachting van een oudere met een of meer ernstige handicaps nog ruim lijkt.

In de ogen van de groep ouderen die zich verenigt in de NVVE maken deze artsen misbruik van hun macht over de medicijnkast. Hierboven is aangegeven waarom de kans klein lijkt dat er de komende jaren (politieke) steun wordt gevonden voor een niet-medische verstrekking van dodelijke middelen. Dat zal tot gevolg hebben dat een deel van deze mondige ouderen een nieuwe koers in zal slaan. Zij verschaffen zich toegang tot informatie over middelen voor humane zelfdoding, zoals die recent is verzameld door de Stichting Wetenschappelijk Onderzoek naar Zorgvuldige Zelfdoding (WOZZ).[20] Mits men goed geïnformeerd is, is het niet erg moeilijk om aan middelen te komen voor een humane dood. In allerlei landen vertoont de wetgeving op de verkoop van farmaca mazen die ruim genoeg zijn om een vakantiereisje te combineren met het hamsteren van een voorraad pillen voor het uur U.

Wie te oud of te stram is om nog te reizen, zal de hulp inroepen van 'Morpheus' koeriers', een geuzennaam voor 'jongere ouderen' die zonder winstoogmerk persoonlijk of via de post het dodelijke middel in de verzorgingsflat zullen afleveren. Chabot[6] vond bij 31 gevallen van humane zelfdoding dat acht keer de middelen waren verkregen uit het buitenland, soms nabij (België), soms via een pakketje uit Zuid-Afrika. Deze 'zwarte markt' hoeft niet in handen te zijn van de onderwereld, die de reputatie heeft middelen van slechte kwaliteit aan te bieden. Ouderen moeten daar niets van hebben. Zowel recent gepensioneerden als personen die zelf het bewust gekozen einde van hun ouders hebben meegemaakt, zullen de rol van koerier op zich nemen. Deze handel verloopt aldus via een netwerk van individuen die gemotiveerd zijn om aan hun burgerlijke ongehoorzaamheid de code te verbinden dat zij doeltreffende waar leveren.

De generatie ouderen die eraan komt is groot geworden met het gebruik van roesmiddelen die eveneens langs illegale weg werden aangeschaft. De stap van een verboden roesmiddel naar een verboden dodelijk middel is dan erg klein. Het gebruik daarvan wordt beschouwd als iets dat behoort tot het privé-leven, tot de meest intieme ogenblikken in een mensenleven waarop eigen keuzes de doorslag mogen geven.

Zoals te verwachten valt gaat deze ontwikkeling nu en dan gepaard met dodelijke ongelukken (het middel zal in handen vallen van een depressieve buurvrouw). Maar ouderen die bij hun huisarts op een onbespreekbaar 'neen' stuiten zijn tot veel bereid om een dodelijke cocktail te verkrijgen. Hoe strenger Justitie hiertegen optreedt, des te meer zullen ouderen hun inventiviteit aanwenden. Eerder werd het voorbeeld gegeven van de organisatie NuTech die in de Verenigde Staten, tegen het restrictieve overheidsbeleid in, een methode heeft ontwikkeld met een gas dat in cilinders vrij verkrijgbaar is en dat een milde dood bewerkstelligt, mits op speciale wijze toegepast. Daarnaast poogt NuTech door samenvoeging van vrij verkrijgbare chemische stoffen in een eenvoudig apparaat aan huis een dodelijk gas als koolmonoxide te produceren. Dergelijke methoden zouden de overheid vrijwel geen andere keus laten dan tot enigerlei vorm van gedogen over te gaan.

Dit betekent een polarisering tussen overheid en artsen enerzijds en een mondige minderheid van burgers anderzijds. In dit scenario zal de samenleving moeten leren omgaan met de laagdrempelige verkrijgbaarheid van dodelijke middelen, zoals de samenleving dat ook heeft geleerd met de gevaren van het autoverkeer.

Welke rol blijft er in dit scenario over voor de arts? Dat hangt ervan af of hij het vertrouwen van ouderen bij hun keuzes rond het levenseinde kan behouden. Er zijn huisartsen die aan een niet-zieke oudere met een uitdrukkelijke en weloverwogen doodswens de informatie verschaffen hoe hij of zij dit zelfstandig kan doen [36]. Uit onderzoek is gebleken dat sommige huisartsen ook bereid zijn in kleine porties een dodelijk middel voor te schrijven[6]. De ervaring en de hoop van deze artsen is dat als iemand de eigen dood eenmaal onder controle heeft, hij of zij voor lange tijd ervan af zal zien om het middel te gebruiken.[21]

Aan artsen die veroordelend reageren op het voornemen van een oudere om een humane zelfdoding te realiseren, zal een oudere niet gauw vertellen dat hij een dodelijke cocktail in huis heeft. Daarmee is de kans verkeken om in gesprek te komen over de motieven van de oudere om voor het einde te kiezen en om te onderzoeken of er ook nog andere oplossingen zijn. De angst dat de arts op het kritieke moment zal proberen tussenbeide te komen, staat dat gesprek in de weg. Als dit scenario onze toekomst wordt, zal de speelruimte van artsen om voor het leven te pleiten kleiner worden.

Het tweede, inmiddels minder waarschijnlijke, scenario gaat ervan uit dat de rol van de arts bij het zelfgekozen levenseinde van ouderen stap voor stap zal worden aanvaard. De ethische disputen zijn in 2010 de wereld niet uit, maar de verschillen van inzicht staan niet meer hoog op de politieke agenda. Zoals dat nu bij abortus niet meer het geval is. Er groeit geleidelijk een acceptatie, die zich zal uitstrekken over groepen hulpvragers die op dit moment veelal vergeefs een beroep doen op de arts: ouderen in een klaar-met-levensituatie en ernstig chronisch zieken of gehandicapten voorzover zij wilsbekwaam zijn. Anderzijds zullen artsen ingeval van dementie nog steeds collectief afwijzend staan tegenover euthanasie, omdat er dan nooit sprake is van een recent verzoek. Maar de vraag om euthanasie bij dementie zou kunnen afnemen wanneer het spontaan stoppen met eten en drinken door dementerenden zal worden geaccepteerd.[29]

Wat zou kunnen bijdragen tot het ontstaan van een dergelijke consensus? Op de eerste plaats nieuwe testcases, waarbij de controlerende instanties consistent blijk geven niet uit te zijn op bestraffing, maar op bevordering van kwaliteit in de besluitvorming. Dit vereist dat de KNMG, de toetsingscommissies en de Geneeskundige Inspectie de eerder besproken ruimte expliciet maken die de Hoge Raad in het arrest Brongersma heeft opengelaten. Ten eerste door relativering van het ziektebegrip bij ouderen, bij wie vaak (niet dodelijke) ziekten bestaan, die voor het individu ondraaglijk lijden kunnen betekenen en daarmee levensbeëindigend handelen kunnen rechtvaardigen. Het inzicht zou bij toetsingscommissies en KNMG kunnen groeien dat zorgvuldig handelen niet synoniem is met betutteling van ouderen rond het levenseinde, maar veeleer met het aanbieden van leefbare alternatieven. Ten tweede kunnen andere deskundigen op het terrein van het verlichten van lijden aan het leven door de huisarts ingeschakeld worden, zoals het hof Amsterdam als eis stelde. Deze 'zingevingsdeskundigen' zullen soms net zo min als de arts een leefbaar alternatief kunnen aanbieden aan iemand in een situatie als Brongersma. Als een oudere dan toch duurzaam en in samenspraak met de naasten wenst te sterven, zou de arts het hoofd mogen buigen en hulp daarbij bieden. Een tolerant klimaat ten opzichte van medische verstrekking van de 'pil van Drion', zou een niet-medische procedure zoals door de NVVE voorgestaan, minder dringend maken.

Consensus zou op de tweede plaats bevorderd worden wanneer burgers meer begrip krijgen voor de belasting van hun arts door hulp bij zelfdoding. Zij kunnen hem soms ontlasten door het opstellen van een wilsverklaring en het benoemen van een vertegenwoordiger. Daarmee legt men vast welke behandelingen men weigert ingeval van toekomstige verminderde wilsbekwaamheid, bijvoorbeeld door een hersenbloeding. Indien het opstellen ervan even gewoon zou worden als het opmaken van een testament, zou dit in veel situaties de vraag om levensbeëindigend handelen kunnen voorkomen, omdat met adequate palliatieve zorg het lijden dragelijk gemaakt kan worden zonder dat levensverlenging wordt bevorderd. Artsen van hun kant zouden kunnen leren – meer dan op dit moment – daadwerkelijk rekening te houden met de bedoelingen van een wilsverklaring. Dat vergroot het vertrouwen van ouderen dat hun wensen serieus genomen worden.

In dit scenario kan toekomstig onderzoek opleveren dat artsen bij ouderen in een klaar-met-levensituatie lang niet alle uitdrukkelijke verzoeken hoeven in te willigen. Net zomin als dat op dit moment gebeurt bij dodelijk zieken die om euthanasie vragen. Het onderzoek in 1995 naar de meldingsprocedure bracht aan het licht dat slechts één op de drie uitdrukkelijke verzoeken wordt ingewilligd.[32] Zo ook bij ouderen: de open bespreekbaarheid van de doodswens maakt dat artsen hen vaak zullen kunnen overtuigen dat er andere oplossingen zijn voor hun problemen.

Als dit onze toekomst zou worden, zal er onder ouderen minder behoefte zijn aan een niet-medische route naar een zelfgewild levenseinde. De strijd zal afnemen over verstrekking van een dodelijk middel op verzoek aan ouderen die niet ziek zijn, doordat de samenleving dit overlaat aan artsen en zingevingsdeskundigen tezamen.

Slot

In beide scenario's zal het jaarlijkse aantal zelfdodingen rond 2010 geleidelijk gaan stijgen. Of preciezer: de optelsom van suïcides (nu ± 1500) en doktershulp bij zelfdoding (in 2001 ± 300) zal stijgen. In het eerste scenario stijgt vooral het aantal zelfdodingen, in het tweede scenario vooral hulp bij zelfdoding.[22] De toename van de som van beiden valt te verwachten indien de culturele acceptatie van het zelfgewilde levenseinde van oude mensen toeneemt. De waardering van deze toename zal zeer verschillen. Sommigen zien dit als het ultieme bewijs van ethisch verval. Anderen zullen het accepteren als de prijs die betaald moet worden wanneer de doodswens gerespecteerd wordt van hen die een overzienbare periode van onstuitbare aftakeling niet wensen te ondergaan.

Het eerste scenario voorziet in 2010 geen gereguleerde verstrekking van dodelijke middelen aan ouderen, geen toekomst voor de 'pil van Drion' volgens een medische of een niet-medische procedure. Waarom niet?

De kans op *medische* verstrekking van de 'pil van Drion' lijkt klein omdat er in Nederland niet kan worden gesproken van een draagvlak voor een humaan dodelijk middel voor ouderen in een situatie als Brongersma. Bovendien heeft de zaak-Brongersma de indruk gewekt dat existentieel lijden van ouderen, dat niet is onderzocht en bevestigd door een zingevingsdeskundige, geen grond kan zijn voor doktershulp bij zelfdoding, zolang er geen (duidelijke) ziekte aanwezig is. Alleen deze nieuwe eis van een 'ziekte' werd door de Hoge Raad onderstreept.[23] Het wachten is op de positie die de KNMG zal innemen op basis van het rapport van de commissie-Dijkhuis. Vooralsnog is onduidelijk of de KNMG het mogelijk zal maken voor artsen als Sutorius om, in overeenstemming met hun geweten, openlijk en zorgvuldig te werk te gaan in overeenstemming met de suggesties van het hof Amsterdam.

Er is naar mijn inschatting ook weinig toekomst voor *niet-medische* verstrekking van de 'pil van Drion'. De onmisbare rol van artsen bij levensbeëindiging geldt in Nederland als vanzelfsprekend en onaantastbaar. Elk ander niet-medisch regime voor hulp bij zelfdoding aan ouderen, dat minder strenge eisen stelt, brengt de regulering van levensbeëindigend handelen door een arts in gevaar. Juist deze medische regulering is in Nederland met brede steun van alle partijen opgebouwd.[35] Elk voorstel dat een uitholling daarvan met zich mee zal brengen, zal op weinig steun kunnen rekenen.

Wanneer artsen zich in meerderheid distantiëren van Drions zelfgekozen levenseinde van ouderen, en wanneer ook een niet-medische verstrekking onhaalbaar blijkt, dan valt er maatschappelijk een polarisering te verwachten. In de Angelsaksische landen is die nu reeds actueel is. NuTech bindt daar de strijd aan met overheid en artsenorganisaties die hulp bij zelfdoding zelfs aan terminale patiënten onthouden. Het is niet ondenkbaar dat in Nederland een vergelijkbare reactie zal plaatsvinden wanneer artsen in meerderheid weigeren om een dodelijk middel te verstrekken aan ouderen die nog niet lijden aan een dodelijke ziekte. Ouderen die de dodelijke middelen per se willen hebben, zijn dan aangewezen op hun eigen initiatief om ze tijdig te verzamelen, al of niet met assistentie van anderen. Dankzij goede informatie, blijkt deze weg niet zo moeilijk begaanbaar. Het eigen initiatief zou de plaats kunnen innemen van de geblokkeerde verstrekking van een dodelijke middel aan ouderen.

Justitie krijgt er in dat geval een probleem bij. Er zal enige handel ontstaan in dodelijke middelen, maar op veel kleinere schaal dan de handel in verboden roesmiddelen, omdat het aantal ouderen dat ze verzamelt, beperkt zal blijven. En ook omdat dit middel voor eenmalig gebruik is bestemd. Maar deze polariserende ontwikkeling is wel voor beide partijen in het debat over de 'pil van Drion' een gedeelde bron van zorg. Zorg, zowel voor allen die de 'pil' afwijzen alsook voor hen die vast willen houden aan niet-medische verstrekking van een dodelijk middel aan ouderen. Zal Drions droom verkeren in een buitenwettelijke nachtmerrie?

Literatuur

1. Arrest Brongersma: Hoge Raad 24 december 2002 NJ 2003, 167.
2. Battin MP. New Life in the Assisted-Death Debate. Scheduled Drugs vs NuTech. In: Klijn A., Otlowski M en Trappenburg M (eds). Regulating Physician-Negotiated Death. Recht der Werkelijkheid, Journal of the Dutch Flemish Association for Socio-Legal Studies. Den Haag: Elsevier bedrijfsinformatie b.v., 2001.
3. Blad JR en Bogert PC. Beschikbaarstelling van zelfdodingsmiddelen. Kan Drion's wens veilig vervuld worden?. In: Delikt en Delinkwent 2002: 32; 446-472.
4. Chabot BE. Het zelfgekozen overlijden van ouderen en de rol van de arts: een toekomstverkenning. In: Legemaate J en Dillmann RJM (red). Levensbeëindigend handelen door een arts: tussen norm en praktijk. Houten/Diegem: Bohn Stafleu Van Loghum, 1998.
5. Chabot BE. Sterfwerk. De dramaturgie van zelfdoding in eigen kring, Nijmegen: SUN 2001.
6. Chabot BE. Zich doden in eigen kring. Een beschrijvend onderzoek. In: Nieuwe knelpunten in een voortgezette discussie, Adams M, Griffiths J en Hartogh G. den (eds). Kampen: Kok, 2003.

7. Dam H van en Peters M. Vluchtroute Zürich. Relevant 2002, 28, nr. 3, 4-8.
8. Dantzig A van. Hulp bij zelfdoding en conflict van plichten. In: Dantzig A van. Is alles geoorloofd als God niet bestaat? Amsterdam/Meppel: Boom 1995.
9. Drion H. Het zelfgewilde einde van oude mensen. In: NRC Handelsblad 19.10.1991, opgenomen in: Drion H. Het zelfgewilde einde van oude mensen, Amsterdam: Balans, 1992.
10. Drion H. Zelfdoding bij oude mensen: een speciale problematiek? In: Rekenschap 1994, nr. 4, 215-216.
11. Drion H. De maakbaarheid van de dood. Trouw 25.2.1995.
12. Fricker G. Aus Freiem Willen. Der Tod als Erlösung. Erfahrungen einer Freitodbegleiterin, Zürich: Oesch Verlag AG, 1999.
13. Hartogh G den. Regulering van euthanasie en hulp bij suïcide: hoe succesvol is het Nederlandse model? Tijdschrift voor Gezondheidsrecht 2002, nr 4, 232-250.
14. Hurst AS en Mauron A. Assisted suicide and euthanasia in Switzerland: allowing a role for non-physicians. British Medical Journal 2003: 326; 271-273.
15. Klijn A. Will Doctors' Behaviour Be More Accountable Under The New Dutch Regime? Reporting and Consultation as Forms of Legal Control. In. Klijn A., Otlowski M en Trappenburg M (eds). Regulating Physician-Negotiated Death. Recht der Werkelijkheid, Journal of the Dutch Flemish Association for Socio-Legal Studies. Den Haag: Elsevier bedrijfsinformatie b.v., 2001.
16. KNMG. Discussienota Levensbeëindigend handelen bij wilsonbekwame patiënten. Deel III Ernstig demente patiënten. Utrecht, april 1993.
17. KNMG. Open brief aan de ministers van VWS en Justitie dd 16-01-2003 (mede namens een aantal andere organisaties).
18. Koerselman GF. In dodelijke omhelzing? In: Achterhuis H. Als de dood voor het leven, Amsterdam: Van Oorschot, 1995.
19. Kurzer P. Markets and Moral Regulation. Cultural Change in the European Union. Cambridge: Cambridge University Press, 2001.
20. Mensing van Charante N. Hoge Raad geeft artsen geen duidelijkheid. NRC Handelsblad 30.12.2002.
21. NVP Hulp bij zelfdoding door patiënten met een psychiatrische stoornis. Richtlijnen voor de psychiater. Utrecht, 1998.
22. NVVA Medische zorg met beleid. Handreiking voor de besluitvorming over verpleeggeneeskundig handelen bij dementerende patiënten. Utrecht, 1997.
23. Dam H van en Peters M. Vluchtroute Zürich. Relevant 2002, 28, nr. 3, 4-8.
24. Ogden R. Euthanasia, Asisted Suicide and AIDS. New Westminster, British Columbia: Peroglyphics Publishing, 1994.
25. Schalken T. Noot bij arrest Brongersma. NJ 2003, 167.
26. Stichting WOZZ. Informatie over humane zelfdoding. Delft: Stichting Wetenschappelijk Onderzoek naar Zorgvuldige Zelfdoding, 2003. (niet in de handel; bestellen: www.wozz.nl)
27. Swaan A de. Het medisch regime deel I, II en III. In: Swaan A de. De mens is de mens een zorg. Opstellen 1971-1981, Amsterdam: Meulenhof, 1982.
28. Swaan A de. Europees Beleid Zonder Europese Politiek. Morele, culturele en sociale zaken in de Europese Unie. Amsterdam: SISWO lezing 10.1.2003.
29. The A-M, Pasman R, Onwuteaka-Philipsen B. et al. Withholding the artificial administration of fluids and food from elderly patients with dementia: ethnographic study. British Medical Journal 2002; 325: 1326-13.
30. Tholen AJ. Levensbeëindiging en psychisch lijden. In: Medisch Contact 2003:58; 64-65.
31. Trappenburg M en Holsteyn J van. The Quest for Limits. Law and Public Opinion on Euthanasia in the Netherlands. In. Klijn A., Otlowski M en Trappenburg M (eds). Regulating Physician-Negotiated Death. Recht der Werkelijk-

heid, Journal of the Dutch Flemish Association for Socio-Legal Studies. Den Haag: Elsevier bedrijfsinformatie b.v., 2001.
32. Wal G van der en Maas PJ van der. Euthanasie en andere medische beslissingen rond het levenseinde. Den Haag: Sdu, 1996.
33. Wal G van der, Heide A van der, Onwuteaka-Philipsen BD, Maas PJ van der. Medische besluitvorming aan het einde van het leven. Utrecht, De Tijdstroom, 2003.
34. Wet van 12 april 2001, houdende toetsing van levensbeëindiging op verzoek en hulp bij zelfdoding en wijziging van het Wetboek van Strafrecht en van de Wet op de Lijkbezorging (Wet toetsing levensbeëindiging op verzoek en hulp bij zelfdoding). Den Haag: Stb. 2001, 194.
35. Weijers H. Euthanasie. Het proces van rechtsverandering. Dissertatie Faculteit Rechtsgeleerdheid Rijksuniversiteit Groningen, 2002.
36. Wibaut FP. Zelfgewild levenseinde: Hulp aan oude mensen bij een waardige dood. Medisch Contact 2002:57;1108-1110.

Noten

1. Ook over andere onderwerpen rondom euthanasie blijft er na de WTLdiscussie: over de achterblijvende meldingen[15]; over de kwaliteit van palliatieve zorg en de invloed daarvan op het aantal gevallen van euthanasie[33]; en ten derde over de melding van levensbeëindiging zonder verzoek, met name binnen de psychiatrie [17,30]. De aandacht voor de 'pil van Drion' overtrof deze onderwerpen in het afgelopen jaar ruimschoots.
2. NVVE, Relevant 29, 2003(1), p. 11.
3. Zie *Informatie over humane zelfdoding*[26]. Dit boekje is uitsluitend verkrijgbaar voor artsen en voor hulpverleners met ervaring bij de begeleiding van mensen met een doodswens.
4. De dodelijke handelingen worden door de persoon zelf uitgevoerd, vaak met assistentie bij de voorbereidingen van naasten. De begeleider geeft aanwijzingen en morele steun.
5. Vergelijk in Nederland de rechtzaak tegen humanistisch raadsman W. Muns, een consulent van Stichting De Einder Noord, die samen met anderen begeleiding verleende bij de zelfdoding van een 83-jarige vrouw met een hersentumor.
6. Zo bijvoorbeeld R. Jonquiere in het Haarlems Dagblad d.d. 30 augustus 2002.
7. Het medisch regiem I: verzieking en verafhankelijking, p. 156[27]; ik citeer hieronder ook vrijelijk uit p. 220-224.
8. De KNMG heeft de commissie-Dijkhuis ingesteld om een standpunt voor te bereiden over de grenzen van het medisch domein, zoals door de zaak-Brongersma aan de orde gesteld.
9. De verpleeghuisartsen hebben levensbeëindiging bij dementie afgewezen, ook bij aanwezigheid van een vooraf opgestelde schriftelijke wilsverklaring die om euthanasie verzoekt[22]. Ook de KNMG-CAL-commissie[16] was hierin terughoudend.
10. Over hulp bij zelfdoding in de psychiatrie is na het behoedzaamheidsarrest van de Hoge Raad (1994) onder meer discussie gevoerd tussen de psychiaters Koerselman[18] en Van Dantzig[8]. Hulp bij zelfdoding aan een psychiatrische patiënt zonder enige somatische aandoening blijft buitengewoon zeldzaam: minder dan 1 op de 100 uitdrukkelijke en herhaalde verzoeken in de psychiatrie wordt ingewilligd[32]. Hoewel het – met grote behoedzaamheid – mag[21], gebeurt het in feite vrijwel nooit.

11. Fricker[12] p. 134: 'Die Beihilfe zum Suizid [beruht] auf geltendem schweizerischem Recht und [ist] völlig legal. Dabei stützt man sich auf den Art. 115 des schweizerischen Strafgesetzbuches. In diesem Artikel ist die Beihilfe zum Selbstmord als straflos erklärt worden, wenn auch in einer verklausulierten Weise: *Wer aus selbstsüchtigen Beweggründen jemanden zum Selbstmord verleitet oder ihm dazu Hilfe leistet, wird, wenn der Selbstmord ausgeführt oder versucht wurde, mit Zuchthaus bis zu fünf Jahren oder mit Gefängnis bestraft*'.[12].
12. Over de Zwitserse situatie zie Van Dam, Fricker en Hurst [7,12,14]. Door P. Admiraal van de Stichting Wetenschappelijk Onderzoek naar Zorgvuldige Zelfdoding is er informatie verzameld bij bestuursleden van de Duitse en de Franse tak van Exit, die de hulp bij zelfdoding in eigen land organiseren. Deze is verwerkt in onderstaande schets.
13. Hurst[14] citeert een woordvoerder van de Franse tak van Exit, die spreekt over 1800 verzoeken per jaar waarvan er ongeveer 300 worden ingewilligd (0,45% van alle sterfgevallen). Volgens mw. E. Baezner van de Duitse afdeling van Exit zijn deze aantallen onwaarschijnlijk hoog.
14. Mondelinge mededeling door mw. E. Baezner, bestuurslid van Exit, september 2002.
15. Zie ook de kritiek van SCEN-arts Mensing van Charante[20] op het arrest.
16. Den Hartogh[13] betwijfelt de 'medische context' van de zaak-Chabot die de Hoge Raad achteraf daarbij aangeeft. Die interpretatie 'lijkt me in strijd met de innerlijke logica die de HR (in 1994) volgt: ondraaglijk lijden is ondraaglijk lijden, ongeacht de oorzaak en het is niet de oorzaak maar de lijdensdruk die euthanasie of hulp bij suïcide rechtvaardigt.'
17. Minister van Justitie Korthals, Handelingen II 23.11.2000, TK 27-2254.
18. De Hoge Raad veroordeelde de huisarts van Brongersma in belangrijke mate op grond van politieke uitspraken die hij niet kon weten toen hij hulp bij zelfdoding verleende.
19. Ook Schalken[25] twijfelt 'hoe duidelijk de grens is die de Hoge Raad met het 'classificeerbare' ziektebegrip heeft aangebracht.'
20. De onafhankelijke Stichting WOZZ heeft in 2003 een handleiding uitgebracht: Informatie over humane zelfdoding. Deze is uitsluitend verkrijgbaar voor artsen, voor hulpverleners met ervaring bij de begeleiding van mensen met een doodswens en voor onderzoekers op dit terrein.[26]
21. Chabot[6] vond bij 9 uit 31 gevallen van humane zelfdoding dat een arts het dodelijke middel in kleine porties had voorgeschreven terwijl hij op de hoogte was van het voornemen tot zelfdoding. Ouderen die niet ernstig ziek zijn, willen hun arts vaak niet belasten met de uitvoering van hulp bij zelfdoding. Wanneer zij precies weten hoe zij doeltreffend de eigen dood kunnen realiseren, zijn ouderen meermalen bereid zelf de verantwoording voor de uitvoering ervan te nemen. De aanwezigheid van dierbaren daarbij kan een grote steun zijn.
22. Althans voorzover dat gemeld wordt. Want hulp bij zelfdoding die niet gemeld wordt zal geregistreerd worden als suïcide.
23. De advocaat generaal bij de Hoge Raad, mr. N. Keizer, bepleitte ambtshalve vernietiging van het arrest van het hof Amsterdam, uitsluitend 'voor wat betreft het oordeel dat het bewezen verklaarde feit strafbaar is', en verzocht cassatie aan het hof te 's-Gravenhage. Dat zou de maatschappelijke discussie, die nog maar nauwelijks begonnen is, enig respijt hebben gegeven. De zaak-Brongersma raakte immers direct vervlochten met de strijd over de WTL omdat de uitspraak van de rechtbank Haarlem samenviel met het Kamerdebat over de politiek zo gevoelige nieuwe wet. Deze samenloop van publiciteit heeft de publieke meningsvorming over de 'pil van Drion' er niet helderder op gemaakt, omdat artsen zelf nog niet de kans hadden gekregen zich hierover een mening te vormen.

Bijlage 1

RELEVANTE WETGEVING

A. De artikelen 293 en 294 Wetboek van Strafrecht

Artikel 293
1. Hij die opzettelijk het leven van een ander op diens uitdrukkelijk en ernstig verlangen beëindigt, wordt gestraft met een gevangenisstraf van ten hoogste twaalf jaren of geldboete van de vijfde categorie.
2. Het in het eerste lid bedoelde feit is niet strafbaar, indien het is begaan door een arts die daarbij voldoet aan de zorgvuldigheidseisen, bedoeld in artikel 2 van de Wet toetsing levensbeëindiging op verzoek en hulp bij zelfdoding en hiervan mededeling doet aan de gemeentelijke lijkschouwer overeenkomstig artikel 7, tweede lid, van de Wet op de lijkbezorging.

Artikel 294
1. Hij die opzettelijk een ander tot zelfdoding aanzet, wordt, indien de zelfdoding volgt, gestraft met een gevangenisstraf van ten hoogste drie jaren of geldboete van de vierde categorie.
2. Hij die opzettelijk een ander bij zelfdoding behulpzaam is of hem de middelen daartoe verschaft, wordt, indien de zelfdoding volgt, gestraft met een gevangenisstraf van ten hoogste drie jaren of geldboete van de vierde categorie. Artikel 293, tweede lid, is van overeenkomstige toepassing.

B. De Wet toetsing levensbeëindiging op verzoek en hulp bij zelfdoding (Wet van 12 april 2001, Stb. 194)

HOOFDSTUK I. BEGRIPSOMSCHRIJVINGEN

Artikel 1
In deze wet wordt verstaan onder:
a. Onze Ministers: de Ministers van Justitie en van Volksgezondheid, Welzijn en Sport;
b. hulp bij zelfdoding: het opzettelijk een ander bij zelfdoding behulpzaam zijn of hem de middelen daartoe verschaffen als bedoeld in artikel 294, tweede lid, tweede volzin, Wetboek van Strafrecht;
c. de arts: de arts die volgens de melding levensbeëindiging op verzoek heeft toegepast of hulp bij zelfdoding heeft verleend;
d. de consulent: de arts die is geraadpleegd over het voornemen van een arts om levensbeëindiging op verzoek toe te passen of hulp bij zelfdoding te verlenen;
e. de hulpverleners: hulpverleners als bedoeld in artikel 446, eerste lid, van boek 7 van het Burgerlijk Wetboek;
f. de commissie: een regionale toetsingscommissie als bedoeld in artikel 3;
g. regionaal inspecteur: regionaal inspecteur van de Inspectie voor de Gezondheidszorg van het Staatstoezicht op de Volksgezondheid.

HOOFDSTUK II. ZORGVULDIGHEIDSEISEN

Artikel 2
1. De zorgvuldigheidseisen, bedoeld in artikel 293, tweede lid, Wetboek van Strafrecht, houden in dat de arts:
   a. de overtuiging heeft gekregen dat er sprake was van een vrijwillig en weloverwogen verzoek van de patiënt;
   b. de overtuiging heeft gekregen dat er sprake was van uitzichtloos en ondraaglijk lijden van de patiënt;
   c. de patiënt heeft voorgelicht over de situatie waarin deze zich bevond en over diens vooruitzichten;
   d. met de patiënt tot de overtuiging is gekomen dat er voor de situatie waarin deze zich bevond geen redelijke andere oplossing was;
   e. ten minste één andere, onafhankelijke arts heeft geraadpleegd, die de patiënt heeft gezien en schriftelijk zijn oordeel heeft gegeven over de zorgvuldigheidseisen, bedoeld in de onderdelen a tot en met d; en
   f. de levensbeëindiging of hulp bij zelfdoding medisch zorgvuldig heeft uitgevoerd.
2. Indien de patiënt van zestien jaren of ouder niet langer in staat is zijn wil te uiten, maar voordat hij in die staat geraakte tot een redelijke waardering van zijn belangen terzake in staat werd geacht, en een schriftelijke verklaring, inhoudende een verzoek om levensbeëindiging, heeft afgelegd, dan kan de arts aan dit verzoek gevolg geven. De zorgvuldigheidseisen, bedoeld in het eerste lid, zijn van overeenkomstige toepassing.
3. Indien de minderjarige patiënt een leeftijd heeft tussen de zestien en achttien jaren en tot een redelijke waardering van zijn belangen terzake in staat kan worden geacht, kan de arts aan een verzoek van de patiënt om levensbeëindiging of hulp bij zelfdoding gevolg geven, nadat de ouder of de ouders die het gezag over hem uitoefent of uitoefenen dan wel zijn voogd bij de besluitvorming zijn betrokken.
4. Indien de minderjarige patiënt een leeftijd heeft tussen de twaalf en zestien jaren en tot een redelijke waardering van zijn belangen terzake in staat kan worden geacht, kan de arts, indien een ouder of de ouders die het gezag over hem uitoefent

of uitoefenen dan wel zijn voogd zich met de levensbeëindiging of hulp bij zelfdoding kan of kunnen verenigen, aan het verzoek van de patiënt gevolg geven. Het tweede lid is van overeenkomstige toepassing.

HOOFDSTUK III. REGIONALE TOETSINGSCOMMISSIES VOOR LEVENSBEËINDIGING OP VERZOEK EN HULP BIJ ZELFDODING

Paragraaf 1: Instelling, samenstelling en benoeming

Artikel 3
1. Er zijn regionale commissies voor de toetsing van meldingen van gevallen van levensbeëindiging op verzoek en hulp bij zelfdoding als bedoeld in artikel 293, tweede lid, onderscheidelijk 294, tweede lid, tweede volzin, van het Wetboek van Strafrecht.
2. Een commissie bestaat uit een oneven aantal leden, waaronder in elk geval één rechtsgeleerd lid, tevens voorzitter, één arts en één deskundige inzake ethische of zingevingsvraagstukken. Van een commissie maken mede deel uit plaatsvervangende leden van elk van de in de eerste volzin genoemde categorieën.

Artikel 4
1. De voorzitter en de leden, alsmede de plaatsvervangende leden worden door Onze Ministers benoemd voor de tijd van zes jaar. Herbenoeming kan eenmaal plaatsvinden voor de tijd van zes jaar.
2. Een commissie heeft een secretaris en één of meer plaatsvervangend secretarissen, allen rechtsgeleerden, die door Onze Ministers worden benoemd. De secretaris heeft in de vergaderingen van de commissie een raadgevende stem.
3. De secretaris is voor zijn werkzaamheden voor de commissie uitsluitend verantwoording schuldig aan de commissie.

Paragraaf 2: Ontslag

Artikel 5
De voorzitter en de leden, alsmede de plaatsvervangende leden kunnen te allen tijde op hun eigen verzoek worden ontslagen door Onze Ministers.

Artikel 6
De voorzitter en de leden, alsmede de plaatsvervangende leden kunnen door Onze Ministers worden ontslagen wegens ongeschiktheid of onbekwaamheid of op andere zwaarwegende gronden.

Paragraaf 3: Bezoldiging

Artikel 7
De voorzitter en de leden alsmede de plaatsvervangende leden ontvangen vacatiegeld alsmede een vergoeding voor de reis- en verblijfkosten volgens de bestaande rijksregelen, voorzover niet uit anderen hoofde een vergoeding voor deze kosten wordt verleend uit 's Rijks kas.

Paragraaf 4: Taken en bevoegdheden

Artikel 8
1. De commissie beoordeelt op basis van het verslag bedoeld in artikel 7, tweede lid, van de Wet op de lijkbezorging, of de arts die levensbeëindiging op verzoek heeft

toegepast of hulp bij zelfdoding heeft verleend, heeft gehandeld overeenkomstig de zorgvuldigheidseisen, bedoeld in artikel 2.
2. De commissie kan de arts verzoeken zijn verslag schriftelijk of mondeling aan te vullen, indien dit voor een goede beoordeling van het handelen van de arts noodzakelijk is.
3. De commissie kan bij de gemeentelijke lijkschouwer, de consulent of de betrokken hulpverleners inlichtingen inwinnen, indien dit voor een goede beoordeling van het handelen van de arts noodzakelijk is.

Artikel 9
1. De commissie brengt haar gemotiveerde oordeel binnen zes weken na ontvangst van het verslag als bedoeld in artikel 8, eerste lid, schriftelijk ter kennis van de arts.
2. De commissie brengt haar oordeel ter kennis van het College van procureurs-generaal en de regionaal inspecteur voor de gezondheidszorg:
   a. indien de arts naar het oordeel van de commissie niet heeft gehandeld overeenkomstig de zorgvuldigheidseisen, bedoeld in artikel 2; of
   b. indien de situatie zich voordoet als bedoeld in artikel 12, laatste volzin van de Wet op de lijkbezorging.
   De commissie stelt de arts hiervan in kennis.
3. De in het eerste lid genoemde termijn kan eenmaal voor ten hoogste zes weken worden verlengd. De commissie stelt de arts hiervan in kennis.
4. De commissie is bevoegd het door haar gegeven oordeel mondeling tegenover de arts nader toe te lichten. Deze mondelinge toelichting kan plaatsvinden op verzoek van de commissie of op verzoek van de arts.

Artikel 10
De commissie is verplicht aan de officier van justitie desgevraagd alle inlichtingen te verstrekken, welke hij nodig heeft:
1°. ten behoeve van de beoordeling van het handelen van de arts in het geval als bedoeld in artikel 9, tweede lid; of
2°. ten behoeve van een opsporingsonderzoek.
Van het verstrekken van inlichtingen aan de officier van justitie doet de commissie mededeling aan de arts.

Paragraaf 6: Werkwijze

Artikel 11
De commissie draagt zorg voor registratie van de ter beoordeling gemelde gevallen van levensbeëindiging op verzoek of hulp bij zelfdoding. Bij ministeriële regeling van Onze Ministers kunnen daaromtrent nadere regels worden gesteld.

Artikel 12
1. Een oordeel wordt vastgesteld bij gewone meerderheid van stemmen.
2. Een oordeel kan slechts door de commissie worden vastgesteld indien alle leden van de commissie aan de stemming hebben deelgenomen.

Artikel 13
De voorzitters van de regionale toetsingscommissies voeren ten minste tweemaal per jaar overleg met elkaar over werkwijze en functioneren van de commissies. Bij het overleg worden uitgenodigd een vertegenwoordiger van het College van procureurs-generaal en een vertegenwoordiger van de Inspectie voor de Gezondheidszorg van het Staatstoezicht op de Volksgezondheid.

Paragraaf 7: Geheimhouding en verschoning

Artikel 14
De leden en plaatsvervangend leden van de commissie zijn verplicht tot geheimhouding van de gegevens waarover zij bij de taakuitvoering de beschikking krijgen, behoudens voorzover enig wettelijk voorschrift hen tot mededeling verplicht of uit hun taak de noodzaak tot mededeling voortvloeit.

Artikel 15
Een lid van de commissie, dat voor de behandeling van een zaak zitting heeft in de commissie, verschoont zich en kan worden gewraakt indien er feiten of omstandigheden bestaan waardoor de onpartijdigheid van zijn oordeel schade zou kunnen lijden.

Artikel 16
Een lid, een plaatsvervangend lid en de secretaris van de commissie onthouden zich van het geven van een oordeel over het voornemen van een arts om levensbeëindiging op verzoek toe te passen of hulp bij zelfdoding te verlenen.

Paragraaf 8: Rapportage

Artikel 17
1. De commissies brengen jaarlijks vóór 1 april aan Onze Ministers een gezamenlijk verslag van werkzaamheden uit over het afgelopen kalenderjaar. Onze Ministers stellen hiervoor bij ministeriële regeling een model vast.
2. Het in het eerste lid bedoelde verslag van werkzaamheden vermeldt in ieder geval:
    a. het aantal gemelde gevallen van levensbeëindiging op verzoek en hulp bij zelfdoding waarover de commissie een oordeel heeft uitgebracht;
    b. de aard van deze gevallen;
    c. de oordelen en de daarbij gemaakte afwegingen.

Artikel 18
Onze Ministers brengen jaarlijks ter gelegenheid van het indienen van de begroting aan de Staten-Generaal verslag uit met betrekking tot het functioneren van de commissies naar aanleiding van het in het artikel 17, eerste lid, bedoelde verslag van werkzaamheden.

Artikel 19
1. Op voordracht van Onze Ministers worden bij algemene maatregel van bestuur met betrekking tot de commissies regels gesteld betreffende
    a. hun aantal en relatieve bevoegdheid;
    b. hun vestigingsplaats.
2. Bij of krachtens algemene maatregel van bestuur kunnen Onze Ministers met betrekking tot de commissies nadere regels stellen betreffende
    a. hun omvang en samenstelling;
    b. hun werkwijze en verslaglegging.

C. Artikelen 7, 9 en 10 Wet op de Lijkbezorging

Artikel 7
1. Hij die de schouwing heeft verricht geeft een verklaring van overlijden af, indien hij ervan overtuigd is dat de dood is ingetreden ten gevolge van een natuurlijke oorzaak.
2. Indien het overlijden het gevolg was van de toepassing van levensbeëindiging op verzoek of hulp bij zelfdoding als bedoeld in artikel 293, tweede, onderscheidenlijk artikel 294, tweede lid, tweede volzin, van het Wetboek van Strafrecht, geeft de behandelende arts geen verklaring van overlijden af en doet hij van de oorzaak van dit overlijden onverwijld door invulling van een formulier mededeling aan de gemeentelijke lijkschouwer of een der gemeentelijke lijkschouwers. Bij de mededeling voegt de arts een beredeneerd verslag inzake de inachtneming van de zorgvuldigheidseisen, bedoeld in artikel 2 van de Wet toetsing levensbeëindiging op verzoek en hulp bij zelfdoding.
3. Indien de behandelende arts in andere gevallen dan die bedoeld in het tweede lid meent niet tot afgifte van een verklaring van overlijden te kunnen overgaan, doet hij hiervan onverwijld door invulling van een formulier mededeling aan de gemeentelijke lijkschouwer of een der gemeentelijke lijkschouwers.

Artikel 9
1. De vorm en de inrichting van de modellen van de verklaring van overlijden, af te geven door de behandelende arts en door de gemeentelijke lijkschouwer, worden geregeld bij algemene maatregel van bestuur.
2. De vorm en de inrichting van de modellen van de mededeling en het verslag, bedoeld in artikel 7, tweede lid, van de mededeling bedoeld in artikel 7, derde lid en van de formulieren bedoeld in artikel 10, eerste en tweede lid, worden geregeld bij algemene maatregel van bestuur op voordracht van Onze Minister van Justitie en Onze Minister van Volksgezondheid, Welzijn en Sport.

Artikel 10
1. Indien de gemeentelijke lijkschouwer meent niet tot afgifte van een verklaring van overlijden te kunnen overgaan, brengt hij door invulling van een formulier onverwijld verslag uit aan de officier van justitie en waarschuwt hij onverwijld de ambtenaar van de burgerlijke stand.
2. Onverminderd het eerste lid brengt de gemeentelijke lijkschouwer, indien sprake is van een mededeling als bedoeld in artikel 7, tweede lid, door invulling van een formulier onverwijld verslag uit aan de regionale toetsingscommissie bedoeld in artikel 3 van de Wet toetsing levensbeëindiging op verzoek en hulp bij zelfdoding. Hij zendt het beredeneerd verslag als bedoeld in artikel 7, tweede lid, mee.

D. Vaststellingsbesluit formulieren (Besluit van 6 maart 2002, Stb. 140)

Artikel 1
Het modelformulier van de mededeling van de behandelende arts aan de gemeentelijk lijkschouwer betreffende het overlijden ten gevolge van levensbeëindiging op verzoek of hulp bij zelfdoding, bedoeld in artikel 7, tweede lid, van de Wet op de lijkbezorging, luidt als volgt:

Aan de gemeentelijk lijkschouwer der gemeente .... ;

De ondergetekende .... ,

arts te .... ;

verklaart te zijn behandelend arts van

(naam en voornamen voluit) ....

geboren op .... te .... ,

gewoond hebbende te .... , overleden op .... ;

verklaart het lijk persoonlijk te hebben geschouwd;
verklaart geen verklaring van overlijden af te geven;
verklaart dat de dood van de overledene is ingetreden ten gevolge van de toepassing van levensbeëindiging op verzoek/het verlenen van hulp bij zelfdoding*;
verklaart in verband met dit overlijden wel/geen* schriftelijke wilsverklaring van de overledene te hebben ontvangen;
verklaart in verband met dit overlijden wel/geen* schriftelijke verklaring van een geconsulteerde arts te hebben ontvangen;
verklaart bij dit formulier te hebben overgelegd een verslag inzake de inachtneming van de zorgvuldigheidseisen, bedoeld in artikel 2 van de Wet toetsing levensbeëindiging op verzoek en hulp bij zelfdoding, volgens het model in de Bijlage bij besluit houdende vaststelling van de formulieren, bedoeld in artikel 9, tweede lid, van de Wet op de lijkbezorging betreffende het overlijden ten gevolge van een niet-natuurlijke oorzaak, niet zijnde levensbeëindiging zonder uitdrukkelijk verzoek;
verklaart, indien ontvangen, de schriftelijke wilsverklaring van de overledene en de schriftelijke verklaring van de geconsulteerde arts te hebben overgelegd;

(datum).............................. (ondertekening)..

Krachtens artikel 6, tweede lid, van de Wet op de lijkbezorging is het de behandelende arts niet toegestaan als lijkschouwer op te treden, indien tussen hem en de overledene bloed- of aanverwantschap tot in de derde graad of huwelijk bestond of bestaat.

* doorhalen hetgeen niet van toepassing is

Artikel 2
Het modelformulier van de mededeling van de behandelende arts aan de gemeentelijke lijkschouwer betreffende het overlijden ten gevolge van een niet-natuurlijke oorzaak niet zijnde levensbeëindiging op verzoek of hulp bij zelfdoding, bedoeld in artikel 7, derde lid, van de Wet op de lijkbezorging, luidt als volgt:

Aan de gemeentelijk lijkschouwer der gemeente .... ;

De ondergetekende .... ,

arts te .... ;

verklaart te zijn behandelend arts van

(naam en voornamen voluit) ....

geboren op .... te .... ,

wonende* te .... ,

uit wie op .... te .... ;

een zoon/dochter* dood is geboren;

verklaart het lijk persoonlijk te hebben geschouwd;
verklaart geen verklaring van overlijden af te geven;
verklaart dat de reden van het niet afgeven van de verklaring van overlijden niet is gelegen in de uitvoering van levensbeëindiging op verzoek of hulp bij zelfdoding.

(datum) .... (ondertekening) ....

Krachtens artikel 6, tweede lid, van de Wet op de lijkbezorging is het de behandelende arts niet toegestaan als lijkschouwer op te treden, indien tussen hem en de overledene of de moeder van de doodgeborene bloed- of aanverwantschap tot in de derde graad of huwelijk bestond of bestaat.

* doorhalen hetgeen niet van toepassing is

Artikel 3
Het modelformulier van het verslag van de gemeentelijke lijkschouwer aan de officier van justitie, bedoeld in artikel 10 van de Wet op de lijkbezorging, betreffende het overlijden ten gevolge van een niet-natuurlijke oorzaak, niet zijnde levensbeëindiging zonder uitdrukkelijk verzoek, luidt als volgt:

Aan de officier van justitie in het arrondissement

De ondergetekende .... ,

lijkschouwer der gemeente .... ;

verklaart gedurende de laatste twee jaar geen handelingen op het gebied van de geneeskunst te hebben verricht ten aanzien van:

naam .... ;

voornamen (voluit) ....

geboren op geboren op .... te .... ,

gewoond hebbende* te .... , overleden op .... ;

wonende* te .... ,

uit wie op .... te ....

een zoon/dochter* dood is geboren;

verklaart het lijk persoonlijk te hebben geschouwd;
verklaart er niet van overtuigd te zijn, dat de dood ten gevolge van een natuurlijke oorzaak is ingetreden; in verband waarmee hij de in artikel 14 van de Wet op de lijkbezorging bedoelde ambtenaar van de burgerlijke stand heeft gewaarschuwd;

Bijzonderheden:

(datum)............................... (ondertekening)..

Krachtens artikel 6, eerste lid, van de Wet op de lijkbezorging is het de gemeentelijke lijkschouwer niet toegestaan als zodanig op te treden, indien hij gedurende de laatste twee jaar ten aanzien van de overledene of de moeder van de doodgeborene handelingen op het gebied van de geneeskunst heeft verricht en indien tussen deze en hem bloed- of aanverwantschap tot in de derde graad of huwelijk bestond of bestaat.

* Doorhalen hetgeen niet van toepassing is

Artikel 4
Het modelformulier van het verslag van de gemeentelijke lijkschouwer aan de regionale toetsingscommissie, bedoeld in artikel 10, tweede lid, van de Wet op de lijkbezorging, betreffende het overlijden ten gevolge van de toepassing door een arts van levensbeëindiging op verzoek of het verlenen van hulp bij zelfdoding, luidt als volgt:

Aan de toetsingscommissie in de regio ....

De ondergetekende .... ,

lijkschouwer der gemeente .... ;

verklaart gedurende de laatste twee jaar geen handelingen op het gebied van de geneeskunst te hebben verricht ten aanzien van:

naam .... ;

voornamen (voluit) ....

geboren op geboren op .... te .... ,

gewoond hebbende* te .... , overleden op .... ;

verklaart het lijk persoonlijk te hebben geschouwd;
verklaart dat de behandelend arts van de overledene hem heeft medegedeeld dat de dood is ingetreden ten gevolge van de toepassing van levensbeëindiging op verzoek/ het verlenen van hulp bij zelfdoding*;
verklaart te hebben geverifieerd hoe en met welke middelen het leven is beëindigd;
verklaart van de behandelend arts te hebben ontvangen een beredeneerd verslag inzake de inachtneming van de zorgvuldigheidseisen, bedoeld in artikel 2 van de Wet toetsing levensbeëindiging op verzoek en hulp bij zelfdoding, volgens het model in de Bijlage, die een onderdeel vormt van dit besluit;
verklaart in dit verband van de behandelend arts met dit overlijden wel/geen* schriftelijke wilsverklaring van de overledene te hebben ontvangen;
verklaart in dit verband van de behandelend arts met dit overlijden wel/geen* schriftelijke verklaring van een geconsulteerde arts te hebben ontvangen;
verklaart bij dit formulier te hebben overgelegd een verslag inzake de inachtneming van de zorgvuldigheidseisen, bedoeld in artikel 2 van de Wet toetsing levensbeëindiging op verzoek en hulp bij zelfdoding, en, indien ontvangen, de schriftelijke wilsverklaring van de overledene, en de schriftelijke verklaring van de geconsulteerde arts;
verklaart er niet van overtuigd te zijn, dat de dood ten gevolge van een natuurlijke oorzaak is ingetreden; in verband waarmee hij de in artikel 14 van de Wet op de lijkbezorging bedoelde ambtenaar van de burgerlijke stand heeft gewaarschuwd;

Bijzonderheden: --

(datum) .... (ondertekening) ....

Krachtens artikel 6, eerste lid, van de Wet op de lijkbezorging is het de gemeentelijke lijkschouwer niet toegestaan als zodanig op te treden, indien hij gedurende de laatste twee jaar ten aanzien van de overledene handelingen op het gebied van de geneeskunst heeft verricht en indien tussen deze en hem bloed- of aanverwantschap tot in de derde graad of huwelijk bestond of bestaat.

* Doorhalen hetgeen niet van toepassing is

Artikel 5
(...)

Artikel 6
Het besluit van 19 november 1997, Stb. 550, houdende vaststelling van de formulieren als bedoeld in artikel 10 van de Wet op de lijkbezorging betreffende het overlijden ten gevolge van een niet-natuurlijke oorzaak, niet zijnde levensbeëindiging zonder uitdrukkelijk verzoek, wordt ingetrokken.

Artikel 7
(...)

Bijlage. Modelverslag voor de behandelende arts in verband met een melding aan de gemeentelijke lijkschouwer van het overlijden als gevolg van de toepassing van levensbeeindiging op verzoek of hulp bij zelfdoding, bedoeld in artikel 7, tweede lid

Bij melding aan de gemeentelijke lijkschouwer van een niet-natuurlijke dood als gevolg van levensbeëindiging op verzoek of hulp bij zelfdoding verstrekt de behandelende arts aan de gemeentelijke lijkschouwer een beredeneerd verslag dat is opgesteld volgens onderstaand model.

NOTA BENE: Opdat de toetsingscommissies een goed oordeel kunnen geven, wordt U verzocht de antwoorden op de gestelde vragen te motiveren. Daarbij kan nadere informatie in bijlagen een waardevolle bijdrage leveren. Indien de ruimte voor beantwoording van een vraag tekortschiet maakt U dan ook gebruik van een bijlage. Vergeet niet op de bijlage duidelijk aan te geven op welke vraag of vragen deze betrekking heeft.

GEGEVENS BETREFFENDE DE ARTS

Achternaam:

Voorletters: geslacht: M/V

Functie:
huisarts
verpleeghuisarts
specialist: (naam specialisme)
andere arts, namelijk

Instellingsnaam (voorzover van toepassing):

Werkadres:

Postcode/Plaats:

GEGEVENS BETREFFENDE DE OVERLEDENE

Achternaam:

Voorletters: geslacht: M/V

Leeftijd op moment van overlijden:

Gemeente waarin overleden:

Waar heeft het overlijden plaatsgevonden?
thuis
ziekenhuis
verpleeghuis
verzorgingshuis
anders, namelijk

I   DE ZIEKTEGESCHIEDENIS

1. Aan welke aandoening(en) leed de patiënt en sinds wanneer?

2. Welke medische therapieën zijn beproefd?

3. Was genezing van de patiënt nog mogelijk?

4. Waarin bestond het lijden van de patiënt?

4a. Kan het lijden van patiënt als ondraaglijk worden aangemerkt? (a.u.b. uw antwoord motiveren).

4b. Kan het lijden van patiënt als uitzichtloos worden aangemerkt? (a.u.b. uw antwoord motiveren).

5a. Wat is er op het gebied van palliatie gedaan?

5b. En wat was daarvan het resultaat?

5c. Waren er nog (andere) mogelijkheden om het lijden van patiënt te verlichten?

5d. Zo ja, hoe stond de patiënt tegenover deze alternatieven?

6. Op welke termijn werd naar schatting het overlijden verwacht indien niet tot levensbeëindiging op verzoek of hulp bij zelfdoding was overgegaan?

7. Op welke wijze is de patiënt voorgelicht over het ziekteproces (huidige situatie, verloop, de prognose, enz.) ?

II   VERZOEK TOT LEVENSBEËINDIGING OF HULP BIJ ZELFDODING

7a. Wanneer heeft de patiënt voor het eerst concreet om levensbeëindiging of hulp bij zelfdoding verzocht?

7b. Wanneer is dit verzoek herhaald?

7c. Ten overstaan van wie werd dit verzoek geuit?

7d. In het bijzijn van wie werd dit verzoek geuit?

8. Is al eerder over levensbeëindiging of hulp bij zelfdoding gesproken? Zo ja, in welk verband?

9a. Is een schriftelijke wilsverklaring aanwezig?

9b. Zo ja, van welke datum? (s.v.p. deze verklaring bij het verslag voegen)

9c. Weet u of de patiënt al eerder een wilsverklaring heeft opgesteld? Zo ja, hoe vaak en van welke datum?

9d. Indien er geen schriftelijke wilsverklaring is, wat is daarvan de reden?

10. Zijn er aanwijzingen dat het verzoek door de patiënt is geuit onder druk of invloed van anderen?

11. Was de patiënt zich ten tijde van het verzoek ten volle bewust van de strekking van zijn/haar verzoek en van zijn/haar lichamelijke situatie?

11a. Uit welke omstandigheden kan dat worden opgemaakt?

NB: Levensbeëindigend handelen ten aanzien van patiënten wier lijden van psychische oorsprong is en niet in een medische context geplaatst kan worden, alsmede patiënten wier vermogen tot het uiten van een weloverwogen verzoek gestoord geweest kan zijn, bijvoorbeeld als gevolg van een depressie of dementie, behoort te worden gemeld volgens de procedure voor gevallen van levensbeëindiging zonder uitdrukkelijk verzoek. Volgens die procedure behoort ook de melding van levensbeëindigend handelen ten aanzien van minderjarige patiënten die jonger zijn dan twaalf jaar plaats te vinden.

12a. Is er over de levensbeëindiging overleg geweest met verplegend of verzorgend personeel?

12b. Zo ja, met wie en wat waren hun opvattingen?

12c. Zo nee, waarom niet?

13a. Heeft u over de levensbeëindiging overleg gehad met naasten?

13b. Zo ja, met wie en wat waren hun opvattingen?

13c. Zo nee, waarom niet?

III CONSULTATIE

14. Welke arts(en) is/zijn geraadpleegd?

15a. Wat is/zijn hun hoedanighe(i)d(en)?
 huisarts
 SCEN-arts
 specialist
 anders, namelijk

15b. Was/waren deze medebehandelaar?

15c. Wat is/zijn hun verhouding tot u?

15d. Heeft de geraadpleegde arts een familieband met de patiënt?

16. Wanneer heeft/hebben de geraadpleegde arts(en) de patiënt gezien?

17. NB: U wordt verzocht het schriftelijk verslag van de geconsulteerde arts(en) betreffende zijn/hun oordeel met betrekking tot
 a. de uitzichtloosheid en ondraaglijkheid van het lijden van de patiënt;
 b. de vrijwilligheid en weloverwogenheid van het verzoek van de patiënt;
 c. de voorlichting aan de patient over diens vooruitzichten;
 d. de overtuiging dat geen redelijke andere oplossing meer aanwezig was;
 e. zijn/hun relatie met de patiënt en de arts.

bij dit verslag te voegen.

IV DE UITVOERING VAN DE LEVENSBEËINDIGING OP VERZOEK OF DE HULP BIJ ZELFDODING

18a. Kruis aan:
Was sprake van:
levensbeëindiging op verzoek (ga naar vraag 18b.)
of
hulp bij zelfdoding?

18b. Door wie werd de levensbeëindiging op verzoek feitelijk toegepast?

19. Met welke middelen en op welke wijze werd het leven beëindigd?

20. Wie waren, behalve uzelf, bij de levensbeëindiging aanwezig?

V OVERIGE OPMERKINGEN

22. Zijn er nog punten die u onder de aandacht van de regionale toetsingscommissie wilt brengen en die u bij de beantwoording van de vragen niet kwijt kon?

Datum: .... Handtekening: ....

Naam: ....

GPSR Compliance

The European Union's (EU) General Product Safety Regulation (GPSR) is a set of rules that requires consumer products to be safe and our obligations to ensure this.

If you have any concerns about our products, you can contact us on

ProductSafety@springernature.com

In case Publisher is established outside the EU, the EU authorized representative is:

Springer Nature Customer Service Center GmbH
Europaplatz 3
69115 Heidelberg, Germany

www.ingramcontent.com/pod-product-compliance
Lightning Source LLC
LaVergne TN
LVHW010256260326
834688LV00044B/1317